身体療法の生理学とボディワーク

ダニエル・マードン式
フィジオセラピー
メソッド

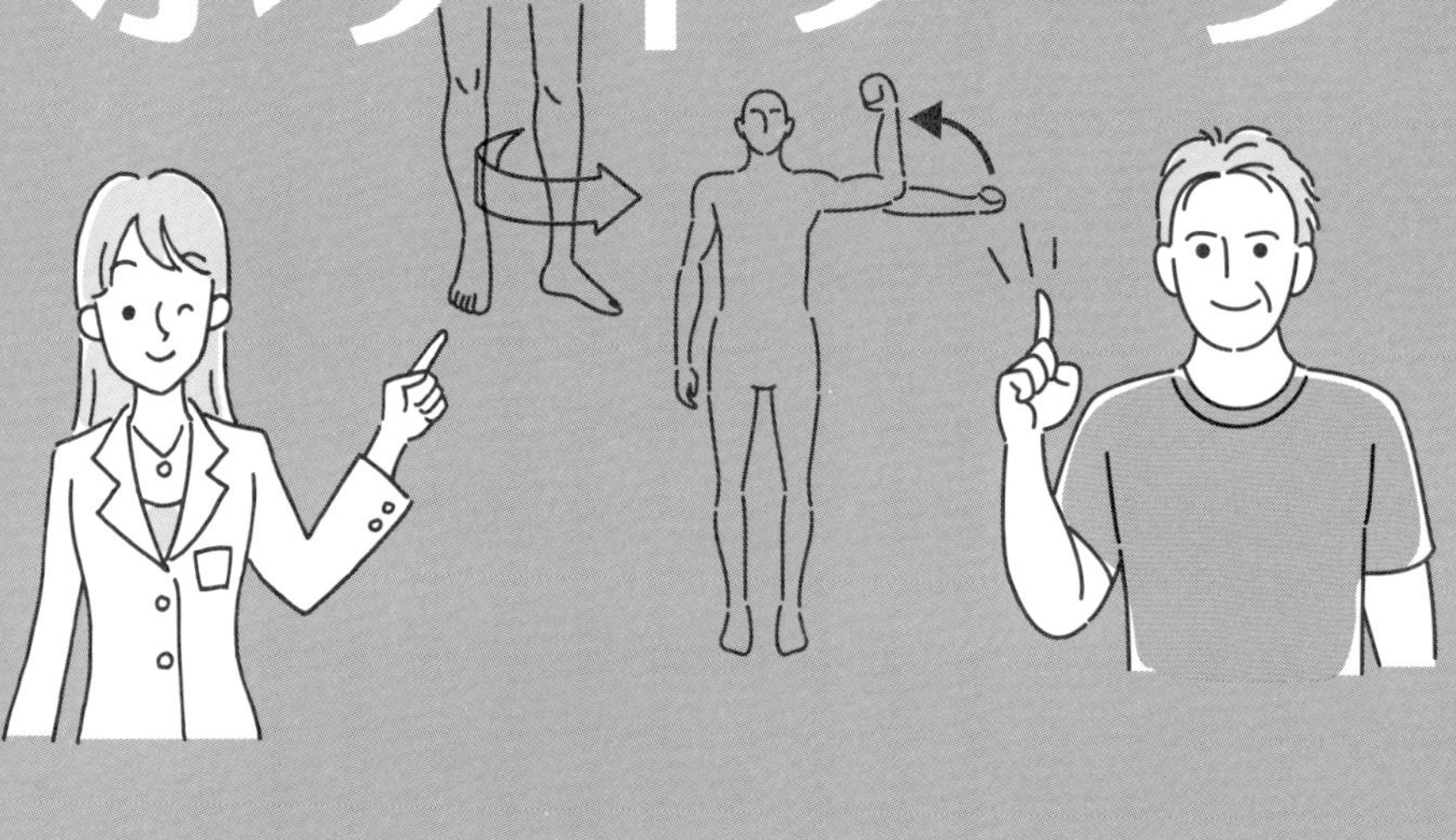

ダニエル・マードン
（フィジオセラピスト）
高橋結子
（フィジオセラピスト）

BAB JAPAN

序文

最初に、これまでアロマプレッシャーについての本を読まれたすべての人々、私たちがトレーニングした多くの受講生、そしてアロマプレッシャーのセラピーを受けられた何万人ものクライアントと患者の皆さまに感謝します。

『リンパの解剖生理学』『リンパとホルモンの解剖生理』では、高橋結子を通じて、リンパドレナージュについてもお伝えしてきました。それは、日本のマッサージ療法について、よりわかりやすく説明する必要があるからです。

私がハワイで初めて日本人受講生に教えてから、２０２1年で20年以上が経ちました。今、メディカルマッサージに対する人々の新しい意識が、ようやく日本に広がるのを感じています。

フランス人である私の、文化も考え方も社会の構造もまったく異なった地への（人生の）旅は、非常に困難なものがありました。マッサージ療法の有効性について、患者さんだけでなく、医療の専門家にも知ってもらおうと、情熱をもって努力してきました。時に、無関心さや冷笑といったリアクション（反応）に直面することもありました。

しかし、そうした人のほとんどは、マッサージについて間違った考えを持っていた人たちでした。

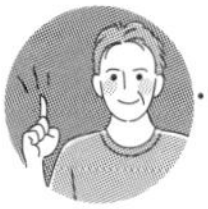

INTRODUCTION
序文

本書の共著者である高橋結子からの、貴重なサポートと専門知識のアドバイスがなかったら、私がフランスで培った経験と知識を日本人にシェアし、役立ててもらうための努力は、おそらくずっと前にあきらめていたでしょう。

アロマプレッシャーが今日、ハイレベルなボディセラピーを教える教育モデルとして知られることをうれしく思います。もちろん大規模なセミナーも開催されますが、そのほとんどは講演会や基本レベルのトレーニングです。クオリティの高い内容を提供するためには、クラスは少人数でのみ行っています。

この新しい本を書くことにした理由は、「健康」をさらに探求するためです。理学療法士としての私の専門は、主に手による技術を使い、治癒またはよい状態へ導くことです。

コンセプトは「ボディワーク」です。

私はこのシンプルな英語が好きです。それは、「ボディへアプローチ」することです。まず、セラピストが【体】へアプローチすること、次に、セラピーを受け取った体が体全体へアプローチし、作用することを表しています。

ボディ、マインドのコンセプトに対する私の強い気持ちは、『リンパとホルモンの解剖生理』でも説明しています。

私は、体がよくなるにしたがって、メンタルも健康になっていく患者さんを目にするたびに、うれしくなります。ボディ（体）、マインド（心）、そしてスピリット（精神）がつながっていることを、よく理解しているからです。

肉体的な痛みや問題を抱える人々のケアをして気づいたことがあります。それは、ほとんどの肉体的な病気や長期的なハンディキャップは、遅かれ早かれ、患者のメンタルな病気につながるということです。

つまり、まず体の不調が起きると、その後メンタルの不調（病気）を引き起こす可能性があるということ。これはまた、逆も起こりうるという事実です。

多くのメンタルの問題は、身体（肉体）的な病気の原因になります。そしてそれは、非常に深刻な病気にもなり得ます。しかしながら、サイコセラピー／精神療法と呼ばれる治療法は私の仕事の範疇を超えています。

私たちの前著（『リンパとホルモンの解剖生理』）が出版されたあと、その本で私が言及した「マン・マシーン」のデカルト哲学について、多くの方から質問がありました。

（『リンパとホルモンの解剖整理』小社刊より）

1637年、フランスの哲学者ルネ・デカルトは「機械、動物、人の体は、すべて環境の物理的法則の影響下にあり、実体、物質、そして、機械のある世界のなかに存在する。それに反して、魂や霊は抽象的であり、非物質的であり、神の法の下にあるだろう……」ということを論文で発表しました。

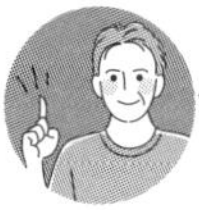

確かに東洋人にとっては、なじみのない言葉で驚いたかもしれないので、さらに説明する必要があると感じました。

私は東洋の哲学に反対しているのではありません。

私が心配するのは、エキゾチックで抽象的なオリエンタル（東洋）の概念に、ただ心酔してしまう西洋人です。オリエンタルな瞑想やオリエンタルのダイエット、オリエンタルなライフスタイルなどに、正しい知識をもたずに夢中になってしまう人々です。それと同時に、そのような西洋人に対して、簡単になびいてしまう日本の人やアジアの人のことも心配になります。そこには、体や感覚を、弱体化させるものがあるからです。

彼らは、「心」が体をコントロールしていて、心がすべてであるように主張します。そういった主張を、これまで何度も聞いてきました。そして今、やっと真実を説明するときが来たのを感じています。その抽象的な概念は、複雑ではなく簡単です。しかし、「体」を学ぶことは、簡単ではありません。

だからこそ、（しばしば外国から入ってくる）すべてに効果のある万能薬のようなものと、「メディカルな療法」とは、分ける必要があるのです。

私は空手家で、今年で46年トレーニングを続けています。空手は万能薬のような嘘をつきません。心と体、両方のバランスを保つのに非常に優れています。フィジカルな一方で、私は、

「メンタルでスピリチュアル」な人間でもあります。常に真実と絶対的なものを考えて探求しています。

私は、幼いころから、多くのスピリチュアルな経験をしています。以前、『スピリットとの対話』という本を日本語で書きました。

私の人生を動かし続けてきたものは、哲学と科学です。私は哲学と科学を常に平行に存在させています。時には二つを分けることもします。それゆえ、体と心を別々にアプローチすべき(扱うべき)というデュアリティ(二元性)の概念を提案するのです。

私が、「心」に言及するときは、非物質的な「魂・精神」とは分けています。しかし、「見えるもの」と「見えないもの」に分けるとすると、

見えるもの：体
見えないもの：心、精神、魂

になるでしょう。多くの人々は、この「見えないもの」に畏敬の念をもっているようで、見えるものである「体」へもつ念とは違うように感じます。

しかし、多くの科学者や哲学者によると、心は体の一部と考えられ、脳の機能と同義であり、精神、魂より体に関連しています。

偉大な哲学者、科学者、数学者であるデカルト(ルネ・デカルト1596~1650)は、体という機械は、心と相互作用することをはっきりと述べています。

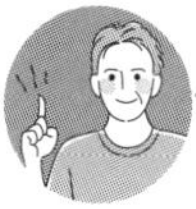

彼が強調したのは、心が体に指令を与えると、体も心に大きな影響を与えるということです。デカルトは、私たちの体の感覚やホルモンなどについても考えていたかもしれません。

彼の「体」の定義は物理法則に依存する、私たちの体のすべての部分を指しています。

物理法則は、力学、物質、環境、すべて具体的に存在するものです。それらは、私たちの生活の中で心に影響を与えています。それには五感も含まれます。

反対に、「魂ー精神」は、数学のような無形の次元、抽象的なもの、または思考の領域、理性、理由などに属します。そして、これらすべては宇宙の法則の下にあります。

デカルトは、体を精神から切り離す場合、常にそれら（体と精神）を一つとして合わせるための解決策を見つけるようすすめています。

デカルトの言葉は、現在に至っても引用されますが、非常に残念なことに、「体-マシーン（機械）」が強調されて、心と体はバラバラであるとデカルトがいったような解釈になっています。そして、この解釈が独り歩きして、デカルトへの人々の反論が今も起こっています。体と心の全体をとらえていたデカルトにとって、なんと皮肉なことでしょうか。

先述した私のスピリチュアルな経験から申し上げると、多くの人が同じようなものだという「魂」と「精神」……これについても、個人的にはさらに分けます。

ラテン語の魂 soul は「アニマット」といい、私たちを生き生きと描き出すという意味があります。そう、それは、同じラテン語に由来する日本語の「アニメ」のように。

魂は、生命を吹き込む火花、または生命のエネルギーであるといえます……。

精神は実在の本質です。体の肉体的死を超えて存在することができる、転生していない個々の人格……。

結論として、私は「マシーン」の治療にのみフォーカスすることができます。

私の専門は、基本的に体の部分をケアすることです。足の骨折、脳卒中、または、がん治療を受けることに付随する損傷が、私の分野です。腹部の筋肉の不均衡によって引き起こされるか悪化することが多い、逆流性食道炎などの消化器系の問題の手助けもできます。


本書では、メンタルヘルスについても、正しく理解してもらいたいと思っています。しかし、私と高橋結子はメンタルヘルスの専門家ではありません。そこで、保坂サイコオンコロジー・クリニックの院長で医学博士の保坂隆先生に、特別にご寄稿いただきました。

保坂先生は、サイコオンコロジー（精神腫瘍学）を専門とする精神医学の優れた専門家であり、精神的アプローチを通じて体を癒やしていく、日本国内でのパイオニアです。多数の本の著者でもあり、東京の聖路加国際病院精神腫瘍科を退職されてから、現在は病院の近くにプライベートクリニックを開院し、患者さんのケアをされている素晴らしいドクターです。

「ボディワーク」の開発と普及を支援し、セミナーをサポートしてくださっているすべての医療関係者（医師、看護師、助産師、理学療法士など）にも感謝します。より個人的には、私が健康でいられるようサポートしてくださっている素晴らしい医師、看護師、セラピストに心から感謝します。医学博士の大湾一郎先生と彼のチームの整形外科の専門知識がなければ、私は空手を続けることができませんでした。

デカルトは、私のように日本を発見して、陰・陽の概念を探求することが大好きだったろうと思います。完全に黒または白であるものはなく、相互作用が存在する……この陰・陽が心と体（肉体）の相互作用を説明する最良の方法でしょう。

個々は、存在し、交流し、つながり、相互作用が存在する。

本書が、読者の新しい学びの扉を開きますように。

Daniel Mardon ダニエル・マードン

身体療法の生理学とボディワーク　もくじ

CONTENTS
もくじ

CHAPTER 3

「動き」の解剖学（byダニエル・マードン）
ANATOMY OF MOVEMENT

CHAPTER 4

エクササイズのパワー（byダニエル・マードン）

THE POWER OF EXERCISES

CHAPTER 5

ハイドロセラピーと治癒（byダニエル・マードン）

HYDROTHERAPY AND CURE

CONTENTS
もくじ

特別寄稿

特別寄稿　心の痛みとフィジオセラピー（by保坂隆）
SPECIAL CONTRIBUTION

CHAPTER 6

フィジオセラピーの実践（byダニエル・マードン　高橋結子）
LET'S PRACTICE！

※本文で使用している「アロマプレッシャー」は、アロマプレッシャー・インクの登録商標です。

CHAPTER 1

フィジオセラピーとは？
WHAT IS PHYSIOTHERAPY?

by ダニエル・マードン

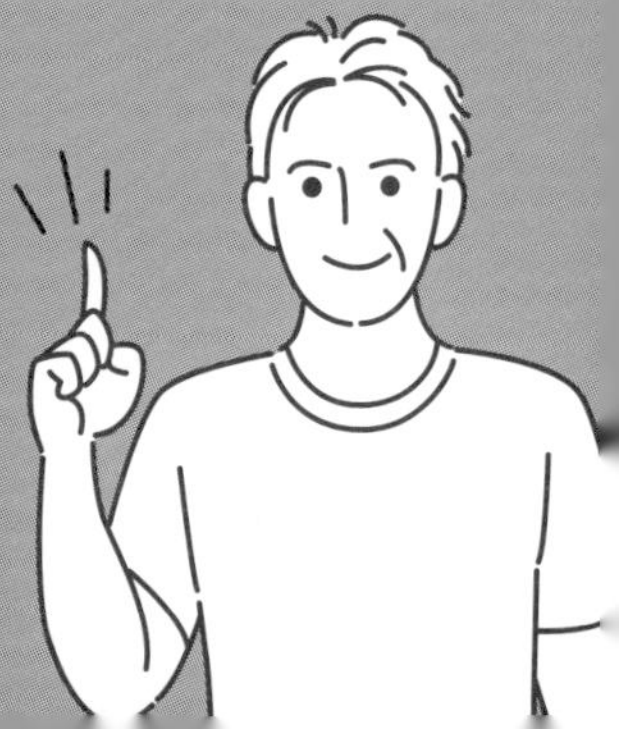

「フィジオセラピー」という言葉を聞いたことがありますか?

フィジオセラピー（Physiotherapy）とは、薬や手術ではなく、マッサージ、運動、水治療法、温熱、電気などの物理的方法により、疾患、損傷、または変形などの障害に対して行われる治療です。

フィジカルセラピー（Physical Therapy）ともいわれます。フィジオセラピー（またはフィジカルセラピー）という言葉は、次の二つの意味を持ち合わせています。

第一に、体（肉体）への療法であること。**体が受ける。**

第二に、私たちの体もまた、治療のための主体やツールになるということ。**体が体を治療する。**

これは内科に対して、「外科的」、非侵襲（※）的で自然なアプローチです。

※非侵襲：医学では、投薬・注射・手術など、皮膚や体の開口部へ器具の挿入をしない手技や医療行為を指す。

フィジオセラピーという言葉をたどると、ラテン語、フランス語の「フィジオセラピー（Physiothérapie）」が、原語だということがわかります。フランス語は、ラテン語を先祖とする言葉なので、非常に多くのラテン語がフランス語になっています。Physiothérapie は、英語の Physiotherapy にも使われています。

「フィジオセラピー」という言葉は、「フィジカル」と「セラピー」という二つの単語をつなげて、一つの単語になったものです。

ラテン語は、科学および医学の世界共通の学術語として使用されている言語で、アルファベットの「o」は、二つの単語をつなげ、一つの単語にすることを可能にします。

これは、1文字かそれ以上の文字を省略して単語や言葉を表す「短縮形」です。英語では、アポストロフィ（'）が、省略を示します（I am → I'm）。

もし、あなたが、フランス人と日本人のハーフということを、ラテン語で言い表すとするなら、Franco-Japonais または Japono-Francais と、とてもシンプルに言い表せます。

フィジカルセラピー（Physical Therapy）、フィジカルセラピスト（Physical Therapist）は、アメリカや日本で使われている名称です。日本は、アメリカの影響を強く受けているため、この言葉が使われているようです。

しかし、同じ英語圏でも、イギリスやオーストラリアなどは、ラテン語圏と同じ「フィジオセラピー」を使っています。これについては、のちほど解説します。

スマートフォンをスマホと呼ぶように、日本人は、言葉を省略するのが好きな傾向があると感じます。これは、日本で使われる外国語でも多くみられます。けれど、なんでも省略するのは、あまりよくない習慣だと感じることがあります。特に、外国からきた言葉について、そう思います。

日本で「P.T.」というと、フィジカルセラピー(Physical Therapy)、フィジカルセラピスト(Physical Therapist)の両方を指します。理学療法と理学療法士のことですが、もし、あなたが英語で外国人と話す場合、これは相手を混乱させることになるかもしれません。

なぜなら、アメリカでは、「P.T.」は、むしろ「体のトレーニング(Physical Training)」の意味で使うからです。

たとえば、アメリカ海兵隊員が、日本人のP.T.(理学療法士)に「私は毎朝P.T.をします!」と言ったとしましょう。これは、毎朝、理学療法をしているのではなくて、ジョギングや筋トレのような体のトレーニングをしていることを意味します。

この話をすると、「P.T.」をごく自然に使っている、日本の学生さんや理学療法士さんは、「そうなのですか!」と驚かれます。「理学療法」という言葉についても、日本はまた、ほとんどのヨーロッパや、アフリカ、カナダ、南米、イスラエルなどの国が使っている「ファンクショナル リエデュケーション(機能再教育)」ではなく、アメリカ式の「リハビリテーション」の言葉を選択しています。

最近では「リハビリ」という言葉が広く使用されているので問題ありませんが、「なぜ?」と思われますよね。説明しましょう。

「リハビリテーション」という言葉も、ラテン語に由来します。

意味は、「再適応」「本来あるべき(元の)状態への回復」で、**「以前知っていたことを、再び学ぶ」**

という意味になります。これは、フィジオセラピストのミッションを表す言葉としてかなり受け入れられています。

しかし、リハビリテーションという言葉は、ヨーロッパでは、アルコール依存、薬物乱用、または囚人など、それらの治療を受けた人（受けている人）を、ソサエティ（社会）へ、再び戻すことを指す言葉として使われてきました。たとえば、「評判」も、リハビリテーションすることができます。

事故、障害、病気などの身体的な問題に対しては、「ファンクショナル・リエデュケーション」という言葉が使われます。「ファンクショナル」とは、体の機能に関するものであることを示し、「リエデュケーション」は、再び教育するという意味もあり、まさに適した言葉といえます。つまり、「機能（の）再教育」です。

リハビリテーションの言葉が望ましい場合で、言葉を正しく使うのであれば、本来は「ヘルス（健康）リハビリテーション」のように、より具体的にする必要があります。

NOTE

言葉の使い方についての私の考え方を、批判と受け取らないでください。私はグローバリゼーションが想像すらできなかった世代の人間であり、物事を古い慣習に従ってとらえる環境で育ちました。フランスの教育は、他国のそれとは大きく異なり、一つのことを言い表すのに、言葉の選択、表現方法などに最大の注意を払うことを必要としたのです。そんな中で世界の「アメリカ化」は、多くの物事をずっとシンプルに変えていきました。伝統的なやり方を重んじる中で育った私には、今日の近代的な学校や教育システムを、むしろうらやましく感じるほどです。

大切なミッション　An important mission

フィジオセラピーには、体のさまざまな器官と関係する、多くの専門分野があります。バイオメカニクスだけに限定されません。

私たちの体はいくつかの器官系（循環器系、神経系、呼吸器系、消化器系、骨格系、筋系、内分泌系、泌尿器系、生殖系、感覚器系など）で構成されており、これらの機能をどう使うかということは、生まれてから経験的に学習してきました。

食べ物を噛んだり、飲み込んだり、呼吸したり、匂いを嗅いだり、話したり、排泄したり、感じたり、触れたり、そして歩いたりする方法……これらの体の機能はすべて、病気や事故などによる怪我のあとに「低下したり（遮断されたり）」、「忘れられたり」してしまうことが起こります。

「忘れられた」というのは、「存在しているのに上手に使えない、上手につながらない状態」

といったらわかりやすいかもしれません。

フィジオセラピストは、人間の自立性を維持、または回復させるというミッションを担う重要な医療従事者です。「機能が低下したり（遮断）」、「忘れられたり」という状態に対して、神経系と筋肉を協調させたり、回復させたりするという難しい技術が必要とされます。

フランスのフィジオセラピストは、日本の理学療法士にあたりますが、日本との違いは、運動療法のほかにメディカルマッサージや水治療法を学ぶ長いカリキュラムがあることです。

フィジオセラピーは、非侵襲的な方法で行われる必要があります。切らずに可能な限りのあらゆる方法で、病気・怪我・または障害のある人が自立して、仕事や日常の生活に戻ることを可能にする、または、可能性を最大限に発揮できるようにします。

フィジオセラピーは、外側からの行為（アクション）によって、内側を刺激する方法で達成しなければなりません。フィジオセラピストは、生命エネルギーの流れを自然に回復できるいくつかの方法を知っています。神経系を介して、車をジャンプスタートさせるように体をよみがえらせることもします。

フィジオセラピーにおける感覚のスター☆触れる・感じる

「フィジカルセラピー」または「ボディワーク」という言葉は、体がヒーリング（マッサージ、ハイドロセラピーなどを受けるための）のレシピエント（受ける者）でありながら、自分自身にヒーリング作用（運動、セルフマッサージ）があることを示しています。セラピストの「体」が、クライアントの「体」へワークする、または自分の「体」で自分の「体」へワークするともいえます。

体は癒やしを与え、また癒やしを受けることもできます。この反射的な反応は、私たちの現実と環境に最も関連している感覚を思い出させます。

それは触れる感覚です。

たとえば、夢のような現実が起こったとき、私たちは、「(私を) たたいてみて!」とか「つねってみて」と言いませんか? 自分自身でも、状況を確認するためにつねったり、触れてみたりすることがありますよね。

触覚は私たちに二重のコミュニケーションを与える唯一の感覚です。

意識に、与え、受け取る、影響を与え、影響を受ける……。

人は、それがどのような感覚（冷たい、熱い、柔らかい、かたい、形は？など）であるかを知りたいとき、触れることを介してコミュニケートします。毛足がフワフワなかわいい犬が歩いてきたら、犬好きの人であれば、眺めているだけでなく、触れてみたくなるはずです。

英語では、「連絡を取り合う」ことを“Keep in touch!”“Stay in contact”などといいます。タッチやコンタクトという触れることを表すことばで、連絡を取り合うことを意味するのは、フレンドリーで温かささえ感じます。

アロマプレッシャーは、セラピーに言及する際に「タッチ」という言葉を使用することには、非常に気をつけています。

触れる、触れられることには喜びがあり、あらゆるスタイルのボディセラピーが心地よいのは事実ですが、タッチは、人それぞれ異なる反応を引き起こす可能性があります。人は皆、個人の経験や文化に応じて、その境界線が違います。

触れるセラピーは、セラピストとクライアントがきわめて密接な距離感になるので、それを双方が理解していることが非常に重要になります。

日本は、互いに触れ合うという習慣はあまりないようです。

フランス、イタリア、スペイン、ポルトガルなどのラテンの国は、互いに触れ合うことに非常に熱心であり、それは文化でもあります。

人間のフィジカルコンタクト（体接触）は、体、思考する心を癒やすために自然に適用されるパワフルなテラピューティックツール、強力な治療法です。

なぜ動物や人間にとってコンタクトとタッチがそれほど重要なのか?

失う最悪の感覚は触覚だといわれています。目の不自由な人も、聴覚障がい者も、匂いや味を失った人も、ほぼ健康に生きることができます。

実際、嗅覚や味覚を失った人は、「障がい者」とは見なされません。

触覚を完全に失った人は、幽霊(触れようとしても触れることができない)のように、この世界からつながりが遮断されているように感じます。それは非常に心が傷つく経験で、生きていくうえでは、とても危険な状態です。

刺激は主に皮膚で発生し、筋肉のように、より体の深い組織でも起こります。

皮膚は体の最大の感覚器官であり、外部からのあらゆる刺激は最初に皮膚に触れなければなりません。

私たちは以前の本で、すでに皮膚の解剖学とさまざまな感覚神経受容体の場所、名前、作用について説明しています。皮膚を動かす圧、振動、温度、または筋肉の動きの違いをどのように認識するかについても説明しています。

コミュニケーションとして触れることは、言葉を話す、あるいは、言葉を書くよりも、感情面により強く訴えます。スピーチや文字の場合は、それぞれの単語にはメッセージを伝えるための明確な意味があります。発声する人の声のトーン（調子）に影響はされますが、それにもかかわらず、言葉そのものは、私たちが学校で子どもの頃から学んできた理解するためのコード（暗号）を開くための鍵のような働きをします。

実際に触れることは、それとは異なる、より自由な解釈をもたらします。

それは過去の経験に関連します。アロマプレッシャーのクリニカルアロマセラピーで刺激される嗅覚も、触れることと同様に過去の経験につながります。

触れることは、私たちへ直接的に影響を及ぼし、気持ちを変えることができます。

接触する人の気分が触れる方法に影響を及ぼす

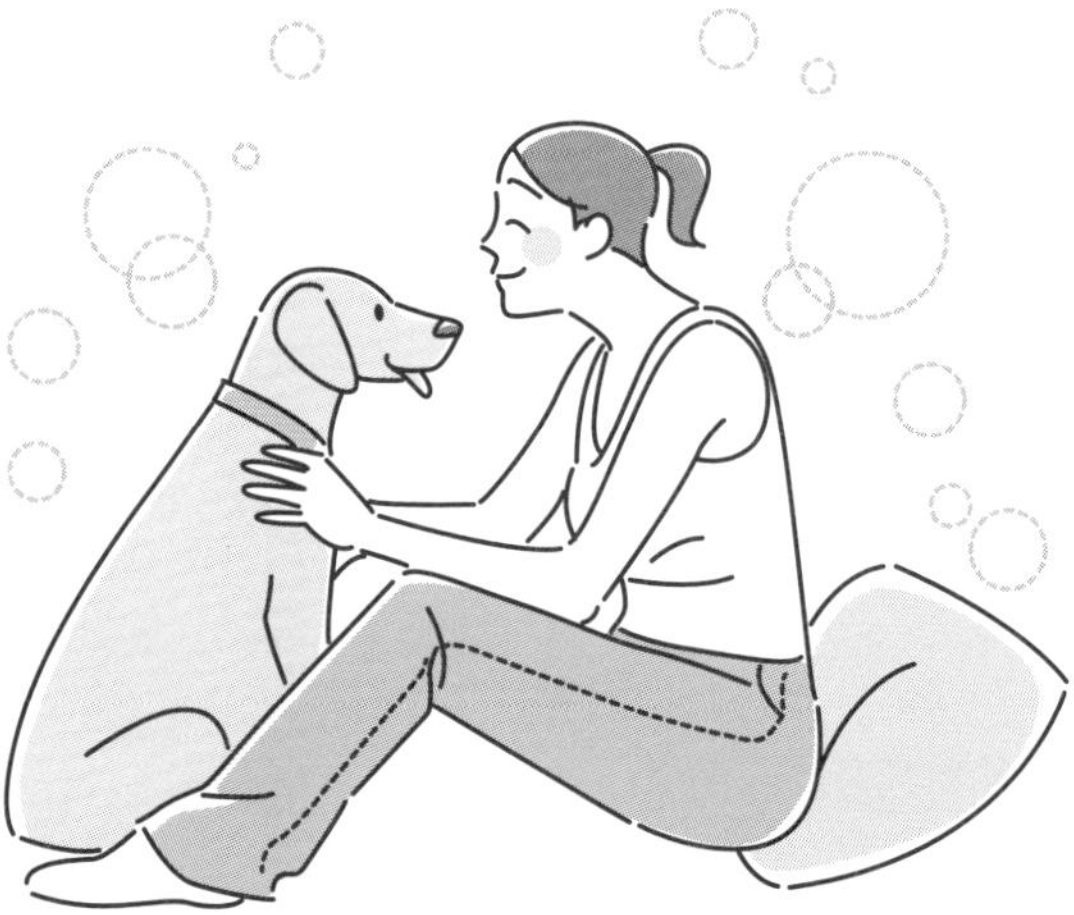

のと同じくらい、受け手の気分を変えます。

フィジオセラピーは、中枢、末梢、自律神経系に強く影響し、ホルモン産生とその放出を促進します。エンドルフィン、オキシトシン、ドーパミン、セロトニンは、その素晴らしく心地よい楽しい効果で最もよく知られ、人々に好意的に受け止められているホルモンです。

ヨーロッパのフィジオセラピー　European Physiotherapy

技術について書かれている本が「よい書物」と見なされるためには、歴史的なことについて言及されているべきであるというのは事実です。テーマは科学的であっても、歴史がなければ最良の科学の本ではないと私は思います。私はよく文章を書くのですが、歴史についての章はとても緊張します。

歴史家は、客観性（事実と日付を収集する）と主観性（個人的な感情、好み、意見）の両方の面を使い分けながら、素晴らしいストーリーを語る素晴らしい才能を持っています。しかし、国や文化、その時代によっては、必ずしも発表する内容が同じでなかったり、残念ながら、時にはストーリーがなかったりすることもあります。しかし、科学は、国や文化によって変わることはありません。

もしあなたが、何か特定のテーマの歴史的なことについてインターネットで調べる場合（これは現在ほとんどの人が行っていることです）、あなたが得ている情報は、あなたの国に都合のよい情報に限定されているかもしれません。つまり、情報は使用する言語にリンクされています。複数の言語を読むことができれば、さまざまな情報にアクセスできるということです。私は、歴史は常に人口の大多数を占めている無名の人々についても研究すべきであると考えています。そこには、多くの目撃者や証言があって、事実とは別の側面が隠れている可能性があるからです。

私たちの前著『リンパとホルモンの解剖生理』では、「マッサージの歴史」について詳しく説明し、今まで日本では知られていなかったことを書きました。ヨーロッパのフィジオセラピーでは、使用される技術の大きな部分を、治療レベルのマッサージが占めています。そのため、マッサージとフィジオセラピーは、密接にリンクしています。

古代ギリシャは、体に対して、高い関心と**カルト的ともいえる強い興味**があることで有名でした。

「医学の父」といわれているヒポクラテス（約B.C.460~B.C.370）は、体の部位のマッサージ、マニピュレーション、リエデュケーション（日本語でリハビリの意）に基づいた、いくつかの治療法を開発ました。

はるか後の1096年に、フランスはエルサレムへの最初の十字軍の派遣を始め、それはエルサレムでは1291年まで、活動は1312年まで続きました。

このほぼ200年の間に、教皇と十字軍の指導者たちは、さまざまな軍隊や宗教集団を生み出しました。彼らは兵士であり、修道士でした。戦いに特化したグループもあれば、病人や負傷者の保護とケアのためにつくられたグループもあります。

オリエント（東洋）がイスラム教諸国から聖地エルサレム奪還への戦いの地であったほかに、フランスとイギリスから来る巡礼者たちにとって、エルサレムへの道は、険しく長かったことを思い浮かべてみてください。

ホスピタル騎士団（聖ヨハネ騎士団。Ordre de l'hopital de saint-Jean de Jérusalem）は、1070年（十字軍派遣より前）にフランスで生まれましたが、実際には1099年にエルサレムの攻囲戦で公式に設立されました。

その後、1310年にロードス騎士団（Ordre des chevaliers de Rhodes）と名前を変え、その後1530年にマルタ騎士団（Ordre des chevaliers de Malte）になり、今日に受け継がれています。フランスでは、病院、クリニック、ケアセンターなどとして、数千名のスタッフとボランティアにより運営されています。これは、2021年で922年になる世界で最も古い人道組織です。


フランスの歴史には、多くの人々が傷つけ合った戦いがとても多いのです。ヨーロッパ中、そしてあらゆる気候下でも同様でした。これらの劇的な戦争が引き起こしたよい面（ともいえるの）は、よりよい医学が研究されて、つくり出されたことです。同時に、多くの医療専門家を訓練／育てる必要性も高まってきます。

フランスでは、１１８２年以来、医師と外科医が正式に存在しています。最初の病院は、巡礼者のために、１０４８年にエルサレムにつくられました（最初の十字軍よりも前）。今よりも、およそ１０００年も昔のことです。このとき、ほとんどの外科的治療は、体の損傷に関係しており、フィジオセラピーが使用されていたことは明らかです。

16世紀になると、戦争は鉄砲などの火器を使い始め、医者は新しい種類の傷に直面しなければなりませんでした。ニュートン（１６４２〜１７２７）でさえまだ存在していなかった時代、ガリレオ（１５６４〜１６４２）から、「王の外科医」「戦場の外科医」と呼ばれていたフランスの医師がいます。アンブロワーズ・パレ（Ambroise Paré １５０９〜１５９０）です。

近代外科学の父とされる彼は、出血を止めるための動脈結紮《どうみゃくけっさつ》を発明し、非常に高い温度の熱によって血管を閉じる焼灼《しょうしゃく》（止血）法を改善しました。また、外科用器具を発明し、外科治療を大幅に近代化しました。

パレ医師は、（損傷による）不自由な体の兵士に取り付けた義肢（義手／義足）の創案者であると同時に製作者でもあります。そのため、フランスの多くの専門家は、パレ医師は、近代外科学の父であるだけでなく、**「作業療法」**および**「理学療法」の創始者**と考えています。

中世フランスの宗教的信念では、病気はしばしば悪の勢力の現れと考えられ、医師の治療にも影響を与えていたといえます。また、時代は、錬金術師と魔女の時代でしたが、幸いなことに、**けがや戦いによる外傷の身体的な問題については、これらの「魔法」は使われませんでした。この時代に生きたパレ医師は、科学的根拠により、医学の考え方も大きく改革**し、身体的（主に外傷）分野を大きく進歩させました。

当時の病院のスタッフは、リエデュケーションおよびリハビリテーションについて概念から学ばなければなりませんでした。そうして、医療スタッフの知識も増えて、人数も増やされていきました。アンブロワーズ・パレの著書は、オランダ語訳を経て、江戸時代の外科医 華岡青洲の手に渡り、日本の外科医療に大きな影響を与えたといいます。

そして、時代は19世紀、フランス・ドイツ戦争（1870年）へと移ります。微生物と病気を関連づけて、病原菌説を立証したルイ・パスツール（1822～1895）は、内科的治療、薬、ワクチンなどをもたらし、医学界に大変革を起こしました（パスツールレボリューション）。アレクサンダー・フレミング（1881～1955）によるペニシリンの発見も、この時代です。これらは、ヘルスケアが製品になるという新たな意識の高まりへの道をつくりました。

それから、ヨーロッパでは、第一次世界大戦（1914年~1918年）が起こりました。歴史上最大で死亡者数の最も多いの戦争の一つthe Great Warと呼ばれるその戦争では、史上はじめて戦車や機関銃、化学兵器などの武器が使われ、おびただしい数の死傷者を出しました。医療では、今日、エルゴセラピー（作業療法）と呼ばれるフィジオセラピーの新しい一部門が公式につくられ、負傷した数千人の若い兵士のための義肢の製造が行われました。

フランスの病院には、循環器科や泌尿器科のような診療科を開設する前に、マッサージとフィジオセラピーの部門があったことは非常に興味深いことです。

残念ながら、その専門は第一次世界大戦と第二次世界大戦（1939~1945）の間で、近代医学の発展に伴い、徐々に姿を消しました。

考え方は投薬と手術へと向かっていきました。従来の肉体的で、手による治療の代わりになっていったのです。したがって、医学的アプローチは劇的に変化しました。ある意味、哲学的な変化が起こったといえるかもしれません。

1000年の間、キリスト教下にあった医学、つまり伝統的な医学は、ビジネス活動になりつつありました。マッサージとフィジオセラピー（理学療法）は、それ自体が命を救うものではありませんでした。それは医療スタッフにとって、疲れて時間がかかるものであり、ぜいたくなものとされ、時代遅れになっていきました。

研究所は、薬でお金を稼ぐ新たな可能性を見出し、機械や手術器具を製造する工場が発展します。そして、医学学校はブームになります。まったく新しい時代は、近代主義という進化の名の下にあります。

20世紀半ば、まさに新たな歴史のページがめくられました。そこには、長い間、カトリック教会がフランス医学の発展に大きな役割を果たしてきた事実があります。1905年に成立した政教分離法（世俗主義にに関する法律）にもかかわらず、フランスのシスター（修道女）は、1960年代までは（特に1968年の五月革命まで）、いつの時代も伝統的に「看護師」でありました。

「シスター・ナース」のはじまりは、十字軍遠征より前、12世紀でした。シスターでありながら、看護師としての教育も受けていた医療専門職としての長い歴史は、その革命で消されたのです。医療や病院の発生やその発展のしかたの背景が、日本とは大きく違うことをおわかりいただけたと思います。

ここまで、フィジオセラピーの歴史的英雄についてお伝えしてきましたが、現代のフィジオセラピーの発展に大きく関与したスウェーデン出身の平和的な男性を紹介します。

彼の名前はパー・ヘンリック・リン（Per Henrik Ling　1776~1839）。私たちの本やクラスでは、いつも彼の仕事や研究について言及しています。パー・ヘンリック・リンは「スウェーデン体操」を考案し、「スウェーデン式マッサージの父」としても知られています。

なぜ、リン氏がアロマプレッシャーにとって特別なのか、その理由は、彼は、リンパ系を発見した先駆者の一人、解剖学者オロフ・ルドベック（1660~1740）の子孫だからです。

彼の「マッサージと体操」は、ヨーロッパで、そしてイギリスに至るまで有名になりました。1894年、イギリスでは、リンメソッドでトレーニングを受けた4人のイギリス人看護師の影響を受けて、フィジオセラピーが看護の1部門として認められました。

彼女たちは、現在も存在する、公認のフィジオセラピー協会を設立しました。

設立時の名前は「Society of Trained Masseuses」でしたが、別の職業のサービスで「masseuse（マッサージ）」という言葉を使用されたため、すぐに名前を変更しました。

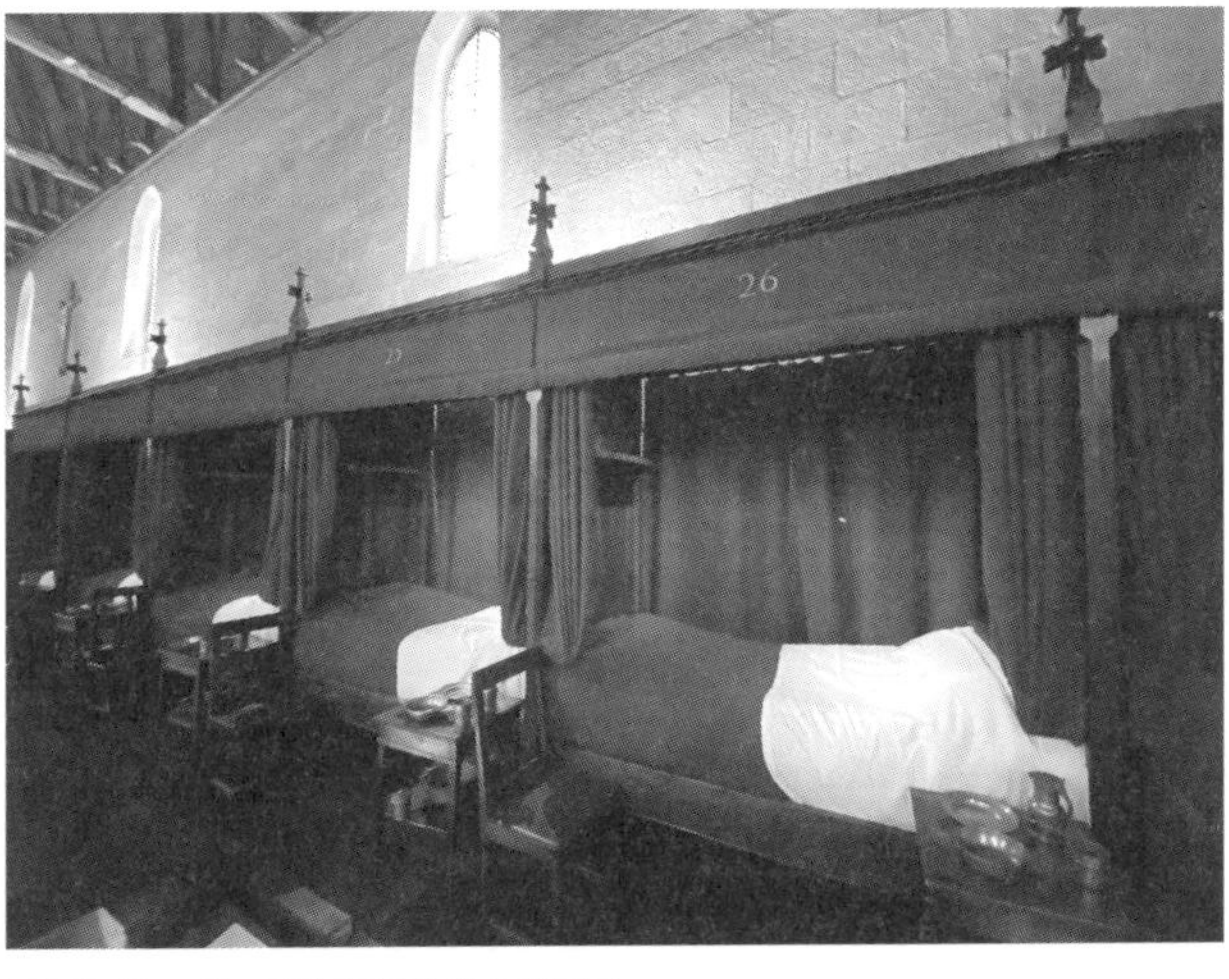

フランス、ボーヌ地方にあるホスピス。

アメリカのフィジオセラピー

当時、「新世界」であったアメリカは、1917年に、第一次世界大戦へ参戦し、フランスへ来たときにフィジオセラピーを知ったともいわれています。

第一次世界大戦後のアメリカで、フィジカルセラピー physical therapy という名前で、負傷した兵士を回復させるために女性が採用されました。

1918年に、新しい職業につけられた名前は、「"Reconstruction Aide" 再建・看護助手」でした。アメリカで最初のフィジカルセラピー Physical therapy の学校は、1920年に陸軍病院に設立されました。

1921年に「アメリカ　ウイメンズ・フィジカルセラピューティック協会 The American Women's Physical Therapeutic Association」が設立され、イギリスでトレーニングを受けたメアリー・マクミランが会長になりました。

1922年、「アメリカ　フィジオセラピー協会 the American Physiotherapy Association」と名称を変え、その後、1940年代後半に、アメリカ　フィジカルセラピー協会 The American Physical Therapy Association へ名称を変更し、現在に至ります。最初の国家試験は1954年に行われました。1967年、フィジカルセラピーは、外来患者のためのメディカルケアプログラムとして許可されました。そして、ほとんどの州で、

１９６８年までに認可されています。

日本のフィジオセラピー

日本については、歴史のある温泉文化とともにフィジオセラピーが進化しているという期待がありました。ほとんどの外国人の心に描かれている日本は、美しい山々、温泉と露天風呂です。多くの外国人は、日本はマッサージと体のヒーリングの国であると信じています、その身体治療のメッカ（聖地）と考えていた国から、フィジオセラピーを教えるためのオファーをいただき、「ヘッドハント」されたことは、驚きでした。

ＷＨＯ（世界保健機関）からの要請を受けて、１９６５年（昭和40年）に、「理学療法士及び作業療法士法」が制定されました。最初の国家試験は、１９６６年に実施され、理学療法士という医療専門職が誕生しました。私は日本の理学療法の学校で、数年間教えていますが、日本の理学療法がアメリカの影響下で開発されたことがよくわかります。

世界を見てみると、実際には、「フィジカルセラピー」（または「P.T.」）という名前は、アメリカ、フィリピン、サウジアラビア、タイ、台湾、韓国、カンボジア、モンゴル、および日本で使用されています。

「フィジオセラピー」は、基本的には、ほとんどのヨーロッパとアフリカのほか、英語圏であるイギリス、スコットランド、ウェールズ、アイルランド、カナダ、オーストラリア、ニュージーランドなどの国々も使用しています。

学校の数が増え、超高齢社会となって必要性が高まっていることから、日本のフィジオセラピーが、**私の理想とする形に変化、発展を遂げることができると確信しています。**

CHAPTER 2

マッサージセラピー
MASSAGE THERAPY

by 高橋結子

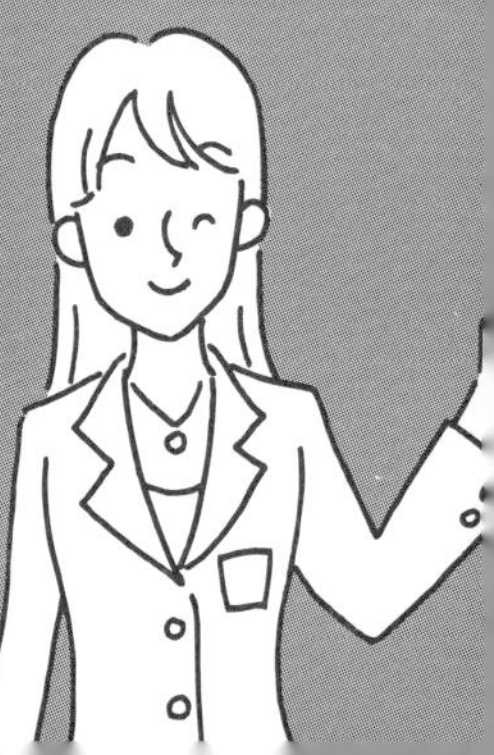

治療としての「マッサージ」に対する意識が低い日本

前章では、フィジオセラピーについて、歴史を絡めながら、どのようなものかをみてきました。今を生きている私たちにとって、現在と未来はとても大切です。そこ（現在・未来）に、過去の歴史がプラスされると、目の前にある世界が、フラット（平面）から、立体化されて、ちょっとワクワクしませんか。

近代外科医学の父、アンブロワーズ・パレ医師が、義肢を考案したのは、武器に鉄砲が加わった頃、今から約500年前のことでしたね。それは、九州の種子島に、ポルトガル人により鉄砲が伝来した頃でもあります。時を同じくして、日本も、ヨーロッパと同じように戦いの方法（戦法）が変わって、負傷した兵士の傷が変わった時期でもあるのです。

この章では、フィジオセラピーの大切な要素であるマッサージセラピーについて、みていきましょう。

フィジオセラピーは、フランスで成文化され、メディカルなフィジオセラピーとして確立・発達してきました。それが、世界へ広がっていったのです。しかし、広がり方はさまざまでした。

たとえば、乳がんに対する考え方についても、違いがあります。

日本では、乳がんの治療（腋窩《えきか》リンパ節の郭清《かくせい》や放射線療法）を受けたあと、リンパ浮腫になる可能性があるにもかかわらず、自分で行うマッサージの方法が書かれた紙をただ渡されて、退院する場合が多いのです。実際のところ、リンパ浮腫を発症する方は少なからずいます。

リンパ浮腫以外でも、見過ごさずにケアしなければいけないこともあります。傷や皮下組織の痛み、つれる感覚、全身の倦怠感など、何かしらの不調です。これは、長期にわたって残りますし、それらを日々感じながら、「もしも不調が起きたら……」という不安を抱きながらの生活では、精神的な苦痛がどんどん蓄積されてしまうはずです。

紙切れ1枚で病院を放り出されるのではなく、いつでもメディカルリンパドレナージュを受けられるような体制を組んでほしいと思います。そして、日本のどこに住んでいても、適切なケアができるレベルのセラピストがいることが望ましいです。

フィジオセラピーが発達したヨーロッパと日本の、もっとも大きな違いは、医療的にも一般の人々にとっても、マッサージセラピーに対しての認識が低いことです。

マッサージは、皮膚に直接手をあてて施す手技により、痛みなどの不調を改善させる徒手療法です。日本の理学療法士さんは、患者に直接徒手療法ができるポジションであるにもかかわらず、マッサージは自分たちの仕事ではないと考えている方が多くいます。これは、とても残念なことです。確かに、理学療法士は、運動療法のスペシャリストですが、マッサージもまた、れっきとした「治療法」の一つです。マニュピレーションや、モビリゼーションのオプションではないことが、認識されていないと感じます。

理学療法士を養成する専門学校に、フランスのようにメディカルマッサージが学べるカリキュラムが十分にないことも、マッサージに対する関心の低さを助長する原因ではないかと思います。学校を卒業し、仕事をしながら外部セミナーに通って、さまざまな技術を修得するモチベーションの高い理学療法士さんも多くいます。それでもやはり、「マッサージは業務外」という感覚の人が多いのが事実です。フランスの理学療法士のように、運動療法もマッサージ療法も水治療法もできる理学療法士さんがもっと増えたら、喜ぶ患者さんも増えることでしょう。

そして、一般のセラピストの方の中でも、リラクゼーションを超えたケアができる人が増えると、レベルの高いケアの提供が増えることにつながります。医療マッサージだけでなく、サポートのできるセラピーがありますから。

一方、マッサージを受ける方について、むくみを鍼治療で解消しようという人がいます。しかしこれは、よい選択とはいえません。鍼治療や指圧のような押圧も、筋肉・筋膜マッサージも、整体も、それぞれ得意とするものがありますが、これらはむくみに適しているとはいえません。

このようなことからも、医療としてのマッサージの存在に対し、日本の意識は低いということがみえてきます。

一般的なマッサージに対して多くの人がもつイメージは、もみほぐしの施術、または、リラックスミュージックが流れて、エフルラージュのような手技が繰り返されて、ウトウトと眠ってしまう……というものでしょう。それもあってマッサージは、どれもストレス解消のためのものと認識されがちなのでしょう。

そのためよけいに理学療法士さんが「自分の仕事」と思わないのでは、と感じます。

マッサージの目的　The purpose of massage

ここで、マッサージを大きく二つに分けてみます。メディカルマッサージと伝承マッサージです（42ページの図右）。

フィジオセラピーのメディカルマッサージは医療であり、治療法の一つです。伝承マッサージとは、タイマッサージや、ロミロミマッサージ、アーユルヴェーダマッサージ、フィリピンのヒロットマッサージなどのような、各国で長く受け継がれてきた伝統的なマッサージです。他の伝統的なマッサージも右に含みます。

このように分けてみると理解しやすいと思います。次に、マッサージの目的や目指すゴールで分けてみましょう（42ページの図左）。

医療または治療のマッサージは、病気やけが、不調の改善・治癒を目指して行います。特にリンパ浮腫に対して行うリンパドレナージュは、それだけで症状を軽減できる治療法です。リハビリを受けている患者さんへ行えば、リハビリの効果を促進し、投薬中であれば、薬の効果を促進します。

フランスや多くのヨーロッパの国では、医師とのチームワークの中で、理学療法士が症状に最適な方法を選び、施術を行います。肩関節や、骨盤、膝関節といった手術のあとも、マッサージ療法と、5章のハイドロ・キネジセラピーが非常に積極的に施されます。

日本の街中で見かけるマッサージは、ほとんど「リラックス」が目的です。そのため、浮腫の症状を抱えた方がマッサージを受けられたとしても、残念ながら、期待する効果は得られないかもしれません。

医療を目的としたマッサージとリラクゼーションを目的とするマッサージ。これらのどちらが優れているのか、ということ

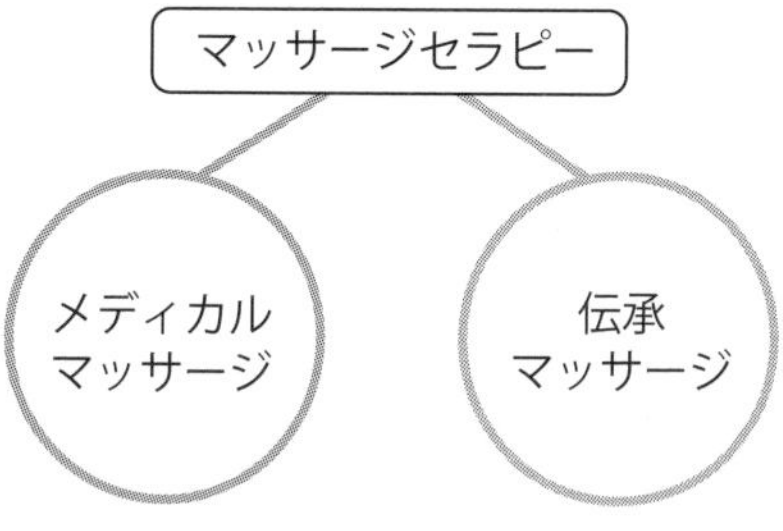

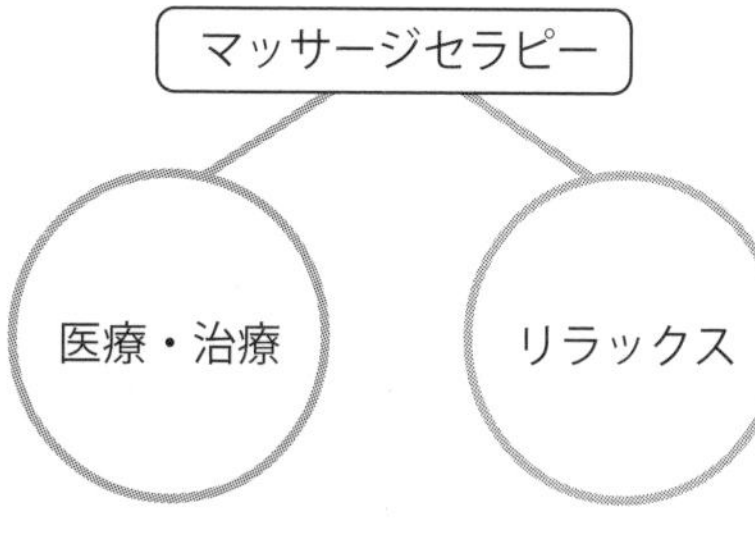

ではありません。マッサージは「医療」と「リラックス」……この二つの側面があることを知っていてほしいのです。

むくみや、何かしらの不調が軽減されたりすると、体が楽になって、精神的にもリラックスしてきます、という声をクライアントからよく聞きます。

メディカルマッサージは、リラックスできないのか？というと、私は、「もちろんできますよ」と答えます。（発痛物質が取り除かれるなどで）痛みが軽くなると、ストレスホルモンも減って、心にリラックスが訪れるからです。

体がよい状態になれば、心にリラックスは訪れる、私はそう考えています。

次に、体のどこ（何）をターゲットにマッサージするか？という視点で分けてみましょう。世界的に見て、圧倒的に多いのは、筋肉マッサージです。アロマプレッシャーの技術は、これらのすべてにアプローチします。

1．筋肉マッサージ
2．循環マッサージ
3．腹部マッサージ

筋肉マッサージ　Muscle massage

マッサージで最も一般的な、筋肉に焦点を当てたマッサージに使う主な技術は、ペトリサージュ（英語ではニーディング）、ラビング、スクイージング、押圧、フリクションなどです。ほとんどの伝統的なマッサージ（ロミロミマッサージ、タイマッサージなど）は、これらの手技を使い、主にもみほぐすことで、筋肉の緊張をゆるめます。

筋膜へのアプローチは、どの筋膜を対象にするかにもよりますが、主な手技としては、筋膜に対してソフトなタッチで持続的なストレッチ（縦・横方向など）をかけます。緊張した筋膜をストレッチすることで適切な組織の状態へ戻すことを目的とします。

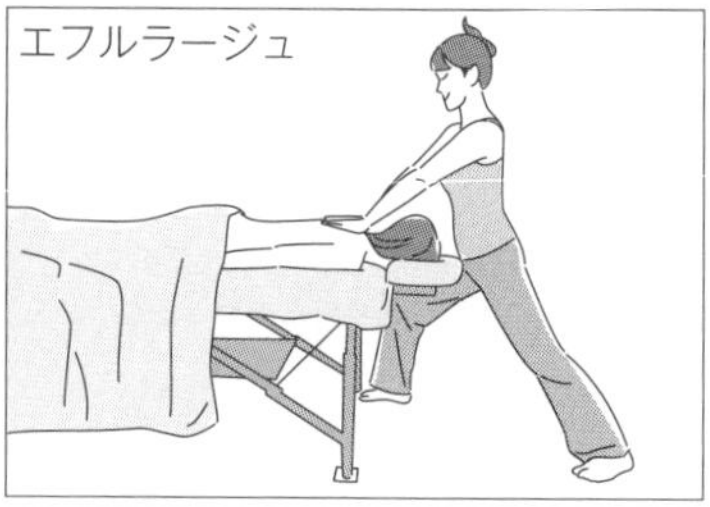
エフルラージュ

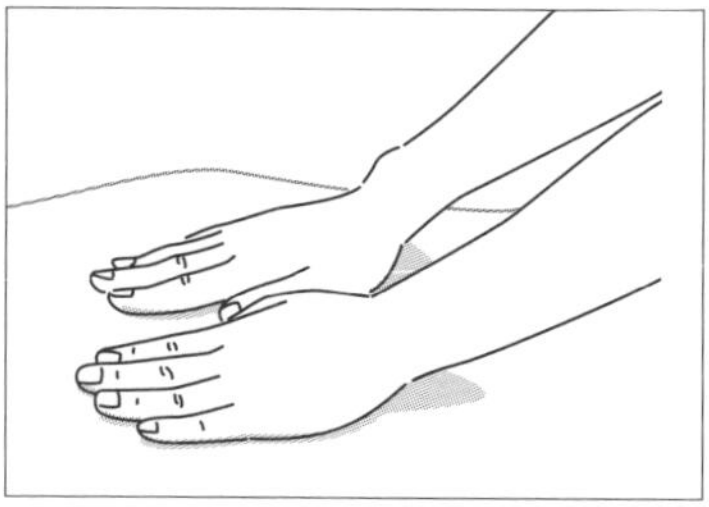

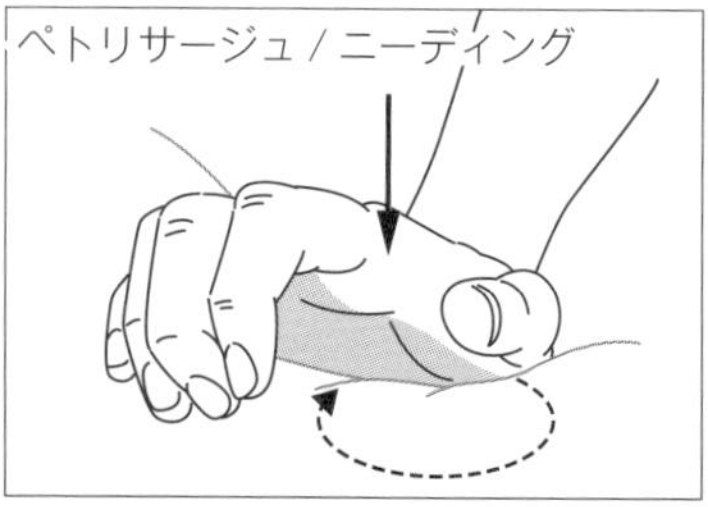
ペトリサージュ / ニーディング

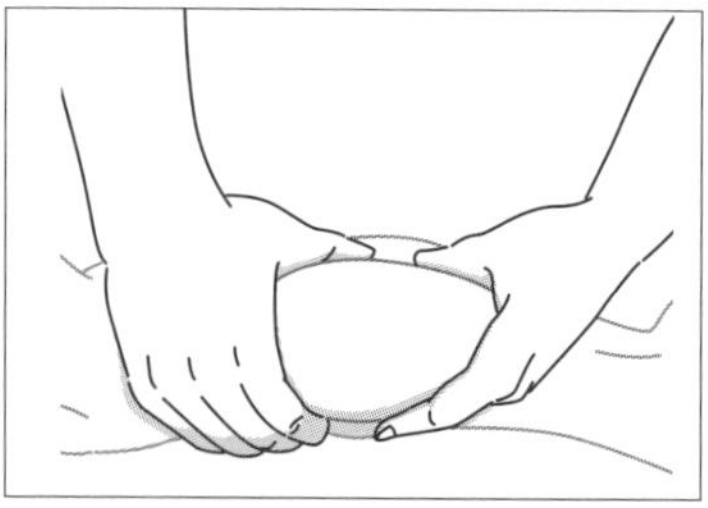

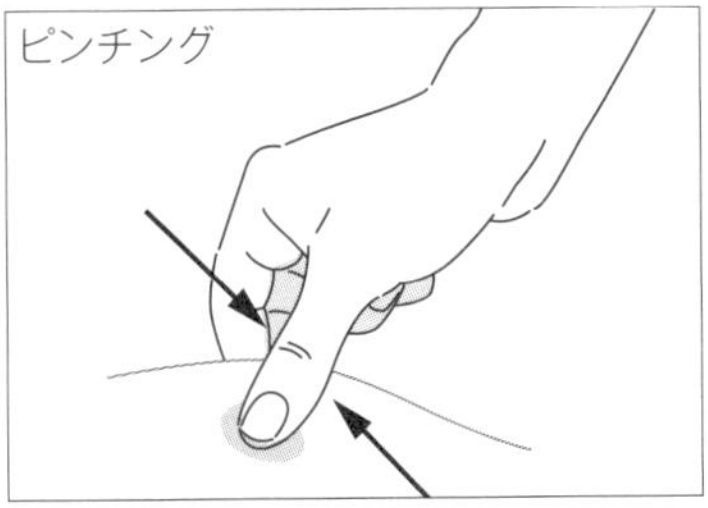
ピンチング

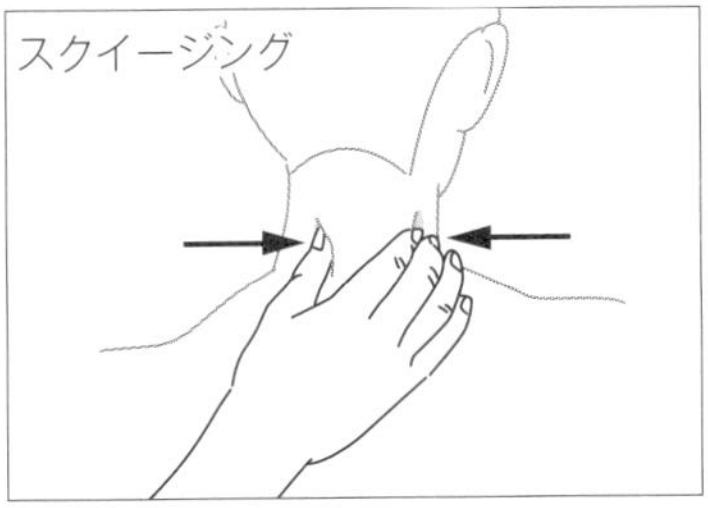
スクイージング

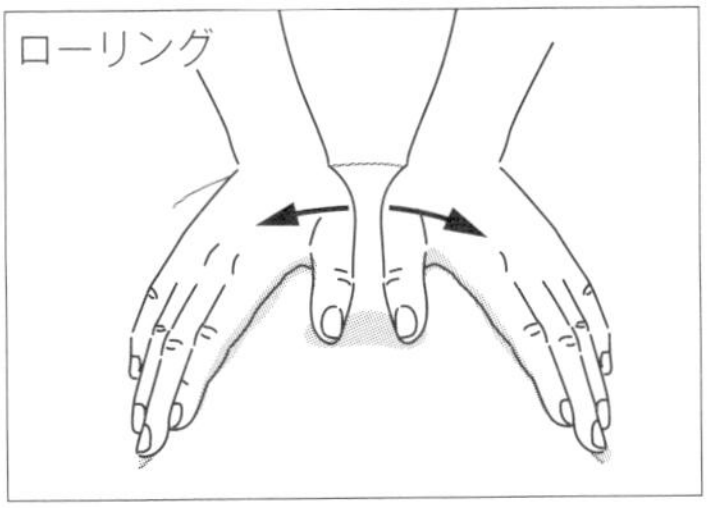
ローリング

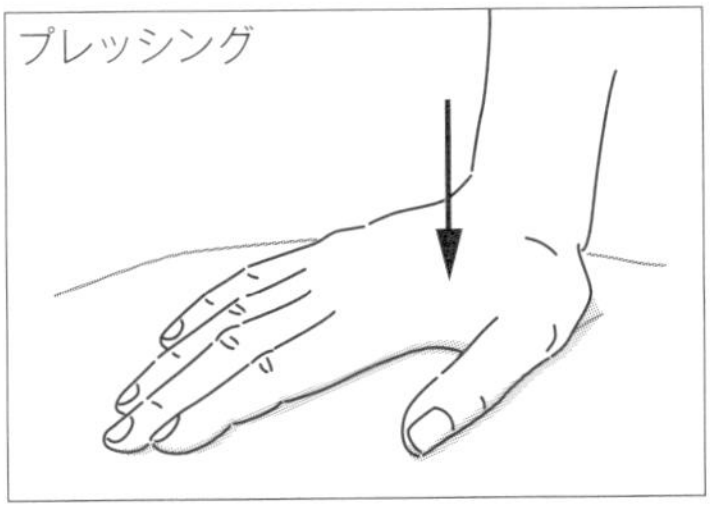
プレッシング

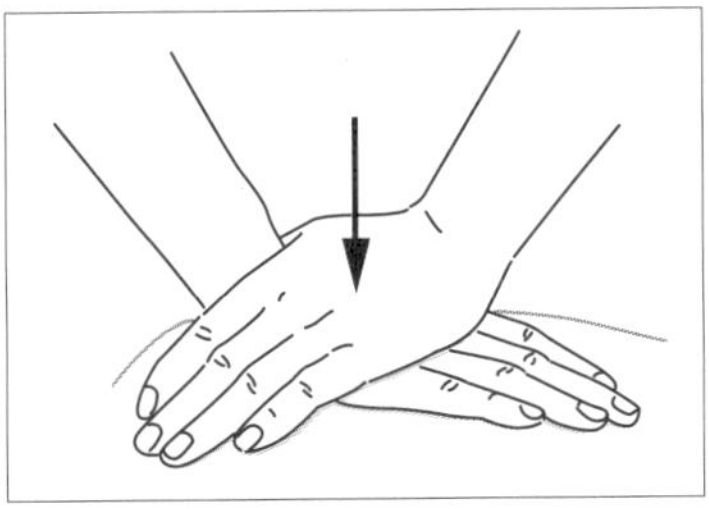

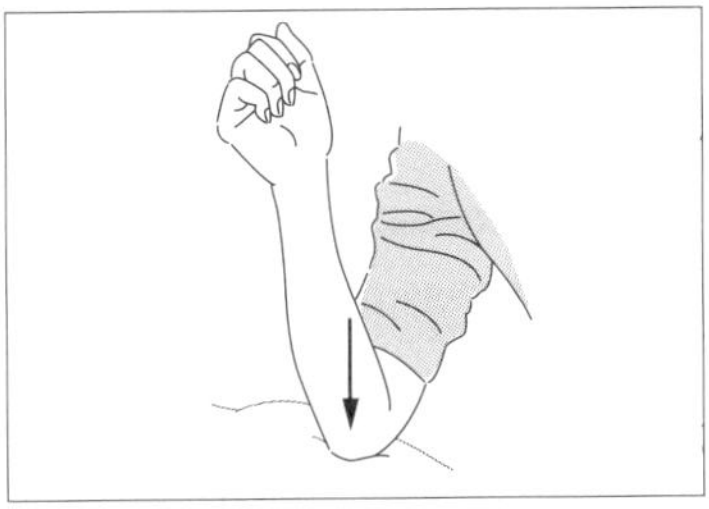

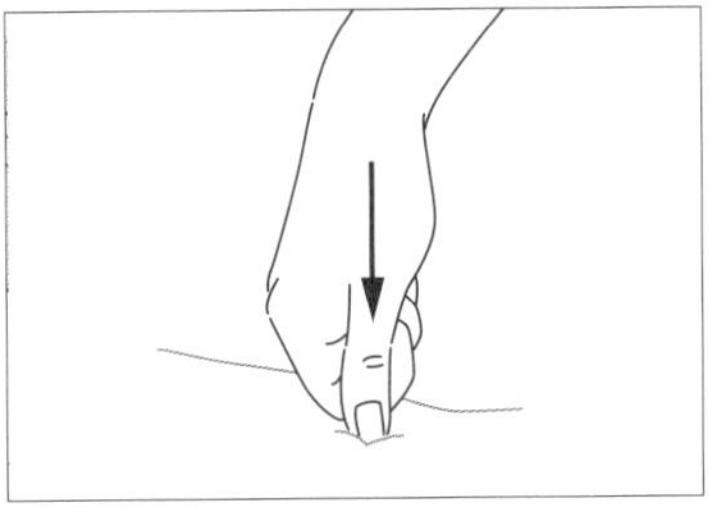

フリクション

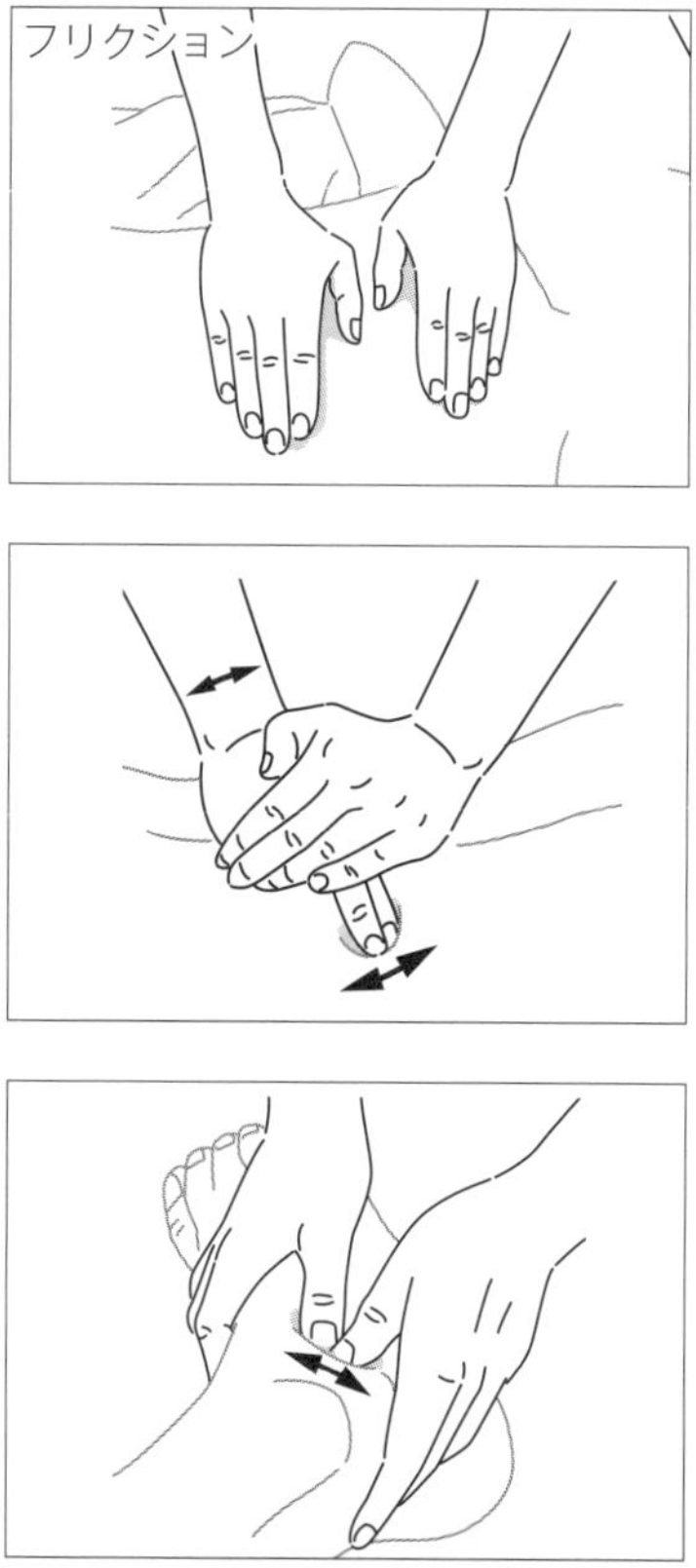

タポートメント / パーカッション

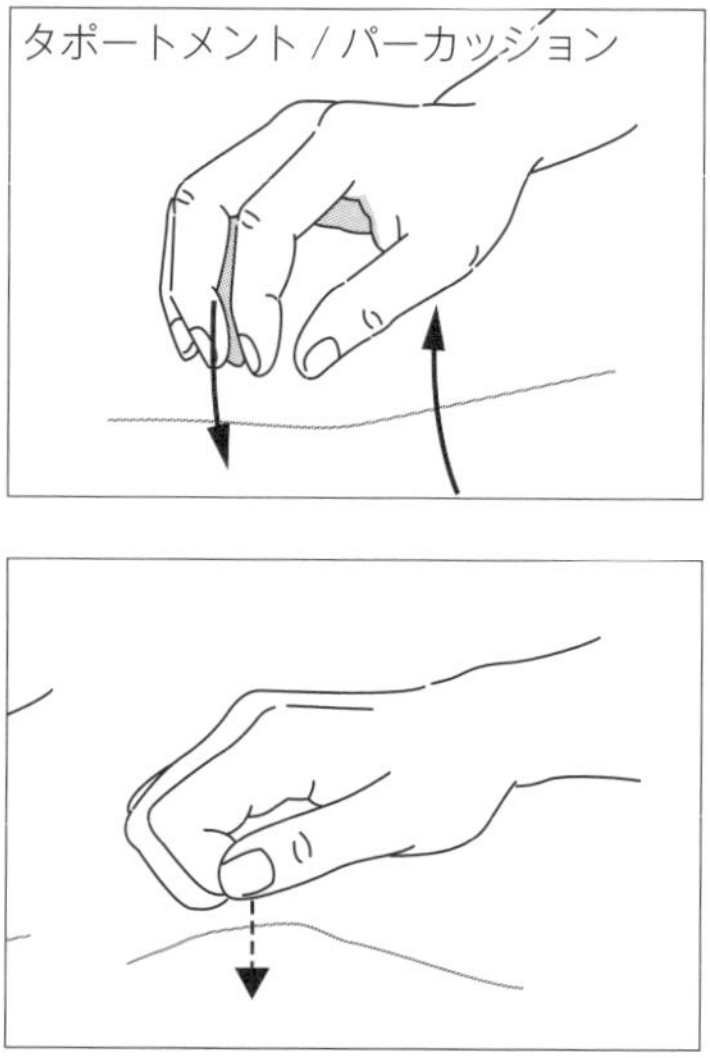

循環マッサージ　Circulatory massage

循環マッサージは、あまり有名ではありません。実際、このマッサージの存在をまったく知らない、という人も多いはずです。技術には、数種類のペトリサージュも使いますが、筋肉マッサージのペトリサージュとは異なります。

フォーカスするのは、体循環であり、筋肉の形や構造についてではありません。循環マッサージの目的は、血液、リンパ液、細胞間液の循環（ミクロ循環）を促進することです。さまざまな圧によるエフルラージュやポンピングが主な技術です。

フランスでは、病院など医療施設のフィジオセラピー（理学療法）や、タラソテラピーセンター、メディカルスパ（治療）などでも、よく使われています。スウェーデンマッサージは筋肉マッサージと、主に血液循環を促すマッサージの組み合わせといえます。

循環マッサージは、さらに、ａリンパドレナージュ　ｂマトリックスマッサージ（マニュアル・スティムレーション）の二つに分けられます。

a　循環マッサージ「リンパドレナージュ」

循環マッサージには、さらにより異なる明確な技術があります。リンパ系と、細胞間液の循環（ミクロ循環）に焦点を当てるL．D．（リンパドレナージュ）です。リンパドレナージュは、特に浮腫、リンパ浮腫、（何らかの原因により）患っているリンパシステムに対して施されます。そのため、強い圧は、決して使用しません。強い圧は、管に損傷を与える可能性があり、危険だからです。

一般的な循環マッサージと組み合わせて使うと、静脈血が心臓に戻ることを助けます。リンパシステムは、循環器系と免疫系の両方に属するので、リンパドレナージュは、治癒を促進し、免疫を高めることも、重要なポイントです。

他の形式のマッサージと比較すると、使用する技術には正確さが要求されます。アロマプレッシャーでは、フラットハンドサークル、8フィンガー・ステアマスター、シングル・ダブルポンピングなどのほか、セラピストにとっては難しい手技が増えます。

b　循環マッサージ「マトリックスマッサージ（マニュアル・スティミュレーション）」

さらに繊細な手技が要求されるアロマプレッシャーメソッドです。

アロマプレッシャーは、L．D．（リンパドレナージュ）の技術としてのほうが知られています。しかし、それだけでなく、皮下組織と関節レベルの軟部組織全体をリリース（解放）する重要さを常に提唱してきました。というのは、症状の軽減、改善をより促すには、リンパドレナージュだけでは、限界があるからです。

マトリックスマッサージは、血液やリンパ液、神経伝達などの循環を圧迫し、閉塞させる可能性がある結合組織のリリースを目的とした技術です。すべての体細胞の間で連携して、骨組みとなるような支持フレーム（構造体）として存在しているマトリックスですが、そのひだには、病気を引き起こす毒素や病原体が集まる（溜まる）可能性があることが、最近の研究でわかっています。

組織間液または浮腫液を、毛細リンパ管へ導く道である新しいチャネル（経路。アロマプレッシャーでは「プレリンファティックチャネル」と呼ぶ）の産生を促すためにも、浮腫液をよりスムーズに移動させるためにも、マトリックスを理解することが大切です。

ここでは、パルペローレやアルタネイトフラットハンドツイストほかの技術を使います。

痛い施術ではなく、気持ちよいと感じているうちに、かたくて痛かったところが、いつの間にか細く軽く柔らかくなった、施術のあとにトイレに行く回数や尿の量が増えたという声を、クライアントから多く聞きます。

このように、リンパドレナージュとマトリックスマッサージは、**①浮腫の軽減　②免疫力向上　③デトックスの効果**があげられます。

腹部のマッサージ　Abdomen massage

腹部はとても大切な部位です。

腸内環境がよい状態であれば、腸内のホルモンや菌が潤滑に分泌されたり、合成されたりできるからです。すると、病気と闘ってくれる免疫細胞も活性化し、免疫力のアップにもつながります。これらは同時に、精神面にもよい影響をもたらします。

内臓ドレナージュ、内臓スパズムのためには、中程度の圧でアプローチしますが、これは高い技術が要求されます。

それぞれの効果について詳しく知りたい方は、拙著（『リンパの解剖生理学』『リンパとホルモンの解剖生理』）をご覧ください。

column

セルフマッサージというケア方法

フランスやアメリカで、セルフマッサージのセミナーを開催していたダニエル先生は、日本では、2004年頃から、東京、名古屋、静岡、長野、沖縄などでセミナー（講習会）

を開催してきました。セミナー内容は、足、腕（リンパ浮腫）、顔などで、実習の時間を多めにとるようにしています。

一般向けの講習会であっても、足のむくみや鈍痛などに悩んでいる方が多く、ご家族にリンパ浮腫の症状があるという方も、今まで多数参加してくださいました。

セルフマッサージのよい点は、いつでもどこでもできることです。

正しくできれば、足が軽くなるなどの効果を実際に感じることができます。加えて、顔はすっきり小顔に！

一回の講習会では覚えきれなかったからと、同じプログラムに数回参加される方もいます。何回か一緒に練習することで、前回、気がつかなかったという疑問点も理解して、できるようになります。

アロマプレッシャーのスクールでは、数年前からセルフマッサージを教えられる講師を育てています。基本的には、メディカルリンパドレナージュを修得したセラピストの方々です。理論と技術をマスターできると、正しいセルフマッサージを教え、伝えることができるからです。さらにマタニティマッサージもできるよう

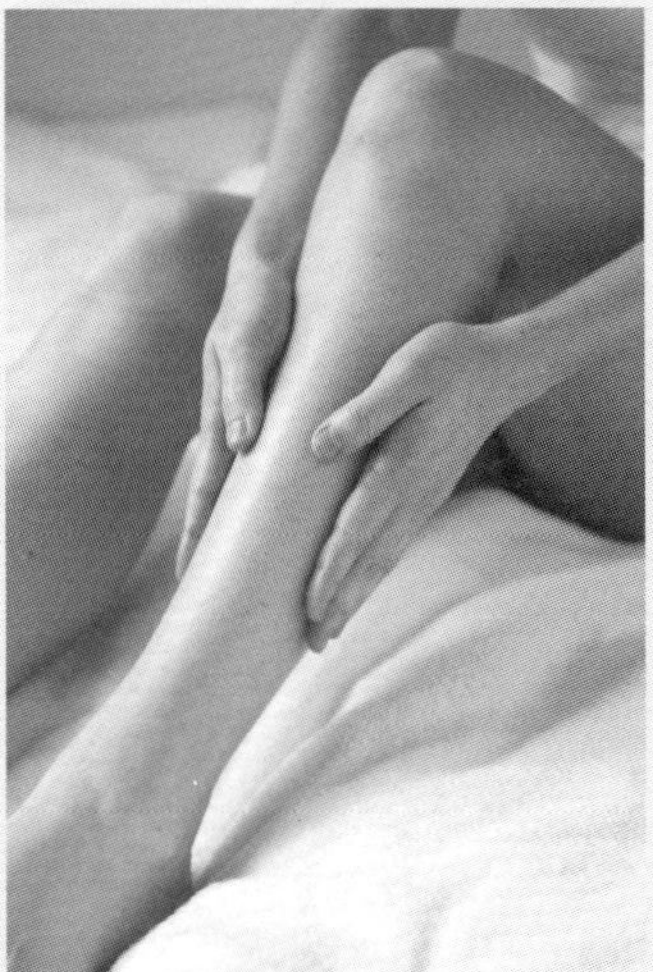

になっていただきます。

全国に、講師の方を増やしていきたいと思っています。

column

スポーツマッサージとは？

ダニエル先生が、プロサッカーチーム・パリサンジェルマンの選手、ボクシング、キックボクシングの選手へスポーツマッサージを施していた経験から、アロマプレッシャーではスポーツマッサージを大きく二つに分けています。それは、「プレパレーション」と「レキュパレーション」です。

この二つは目的が違います。両方を行うことで、クライアントにトータルでよい結果をもたらします。このように、常に複数の手法でアプローチするという方法は、アロマプレッシャーメソッドの「核」ともいえます。


では、二つのスポーツマッサージを紹介しましょう。

一つめは、試合や練習の前に行うものです。これは、ウォーミングアップ的なもので、プレパレーションと呼んでいます。準備です。

これからはじまる試合や練習でよい成果を出すため、またけがを防止する目的で、選手の疲労しやすい筋肉や、心肺機能にかかわる胸部・背部・腹部をマッサージします。そして、筋肉をウォームアップして活動しやすい状態にします。アロマプレッシャーでは、ビゴロスタッピングやカッピングを主に使います。交感神経を刺激し、比較的強く早いスピードで、短時間でおこないます。

二つめは、試合や練習の後に行うもの。レキュパレーションと呼んでいます。回復です。筋緊張をゆるめたり、疲労物質を体外へ排出させたりなどして、体を疲労から回復しやすい状態にします。そのためには、a循環マッサージにある「リンパドレナージュ」、bの「エクストラセルラー（細胞外マトリックスマッサージ）」を主に行います。

ここでは、プレパレーションよりも、長い時間をかけてやることができます。体だけでなく、精神的にもリラックス&クールダウンさせることも大切です。

状態によっては、アイシングの使用、急性の炎症や外傷には、医師の診断を仰ぐなど、専門性が要求されるケースもあります。

日本では、ヨーロッパのようなメディカルマッサージというものへの認識が、まだまだ遅れています。競技者が適切なマッサージを受けることさえ、一般的（日常的）にはなっていません。

日本は、さまざまなスポーツ活動が盛んな国です。

高齢者へ対しても、ウォーキングだけでなく、筋力アップすることも推奨もされていて、筋肉をつけることの大切さを認識している人は、実際に増えていると感じます。

私は、スポーツを愛する多くの人が、マッサージの価値と必要性を知って、日常的なメンテナンスとして受けることを習慣化してほしいと願っています。よいコンディションを保つことで、けがも減り、よい結果も出ます。そして、なによりも、楽しくスポーツを続けていくことができるはずです。

筋肉の種類　About muscle

次に、筋肉についてお話しします。ここでは、マッサージをするうえで、セラピストに知っていてほしい筋肉の基本について見ていきましょう。

体には、いくつの筋肉があるでしょうか？　なんと600を超える筋肉があります。一般的に私たちが筋肉というときは、骨格筋をさしますが、筋肉には、骨格筋、心筋、平滑筋の三つがあります。骨格筋は、骨に付着して，体幹や体肢の姿勢や運動に関わる筋肉で、全身には400以上あり、体重の約50％を占めています。

骨格筋の主な働きは、次の三つです。

①運動をつくる
②姿勢の維持
③エネルギーの生産と体温の保持

骨格筋は、自分の意志でコントロールできる随意筋で、「動かそう！」という脳の指令によって動きます。

一方、内臓の筋肉には、心筋と平滑筋があります。心筋は、心臓壁の心筋層を構成する筋肉です。心臓を収縮させて心臓の活動を調節しています。平滑筋は、血管やリンパ管、胃腸管、子宮、膀胱など内臓諸器官の壁を構成する筋肉です。

内臓の筋肉は、骨格筋のように意識的にコントロールできない筋肉で、不随意筋になります。自律神経系によって、管理されています。

また、骨格筋と心筋は、縞模様（横紋）をもつ横紋筋細胞からなる横紋筋で、心臓以外の内臓は、平滑筋細胞からなる平滑筋という組織の構成からの分類もあります。

次に、骨格筋の各部の名前を確認しておきましょう。

一般的な骨格筋は、両端が細く中央が太い紡錘形（紡錘状筋）という形をしています。体の中心に近い端を筋頭、中央の太いところを筋腹、体の中心から遠い端を筋尾といいます。

筋頭が骨に付着している部分を起始、筋尾が骨に付着している部分を停止といいます。起始部と停止部を知っておくと、筋肉へのアプローチがしやすくなりますね。

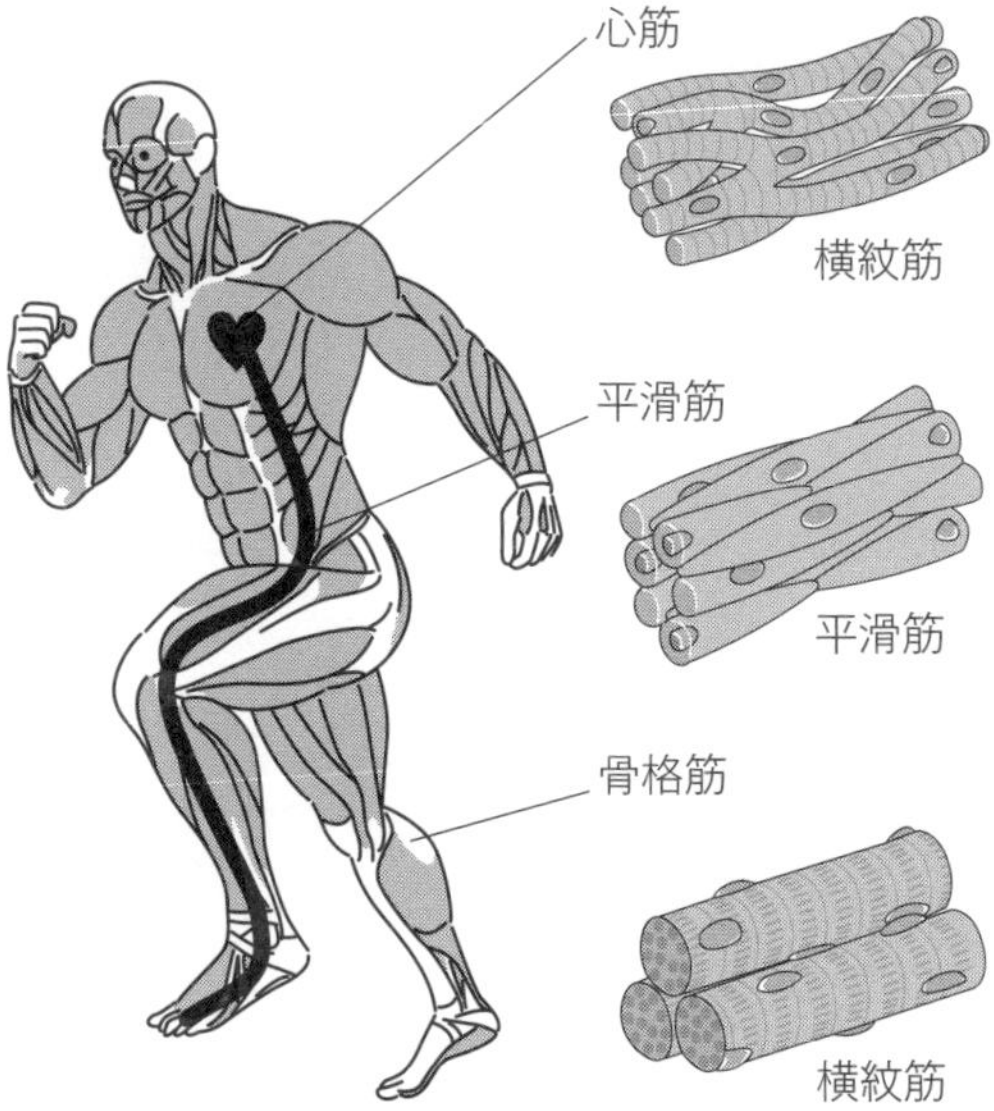
心筋
横紋筋
平滑筋
平滑筋
骨格筋
横紋筋

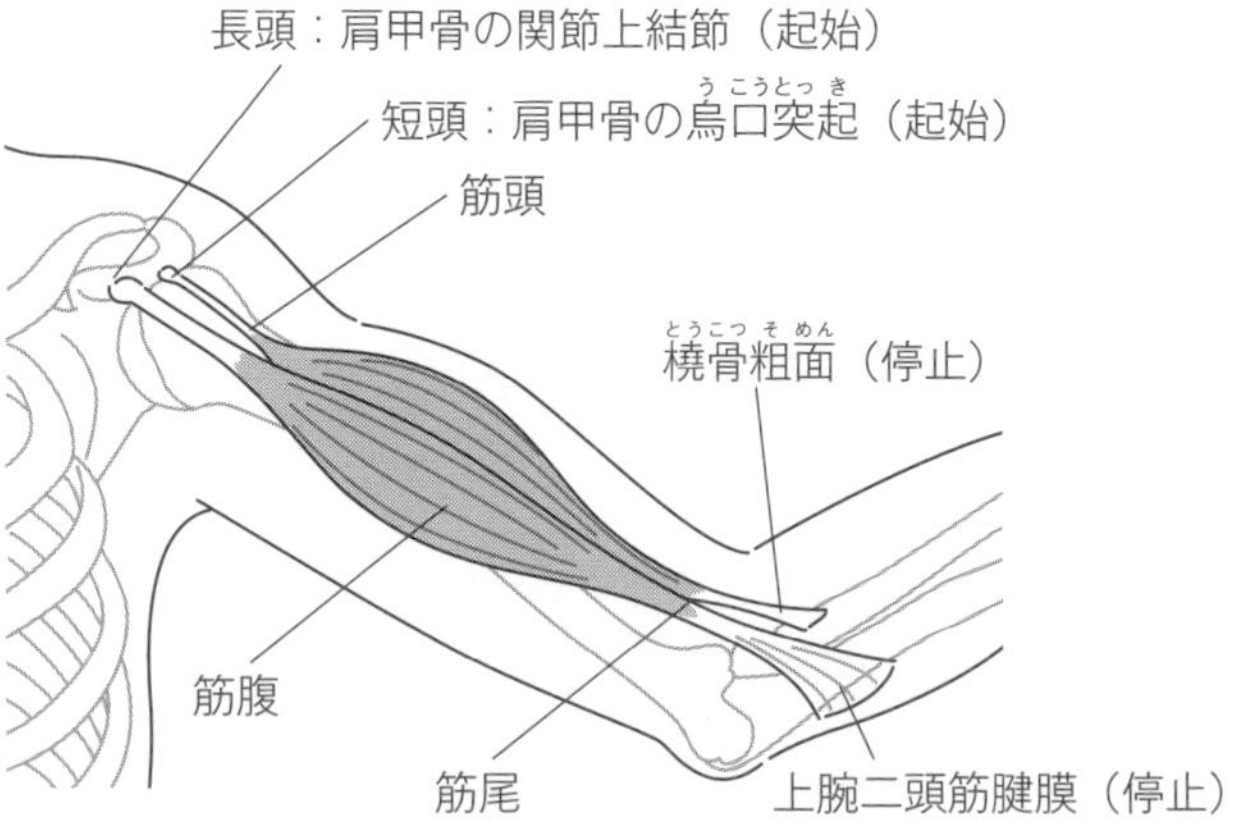
長頭：肩甲骨の関節上結節（起始）
短頭：肩甲骨の烏《う》口《こう》突《とっ》起《き》（起始）
筋頭
橈骨《とうこつ》粗面《そめん》（停止）
筋腹
筋尾
上腕二頭筋腱膜（停止）

上腕二頭筋（紡錘状筋）

骨格筋のさまざまな形　Skeletal muscle

次に、筋肉の形状の一番の基本、筋線維の配列をみてみましょう。

マッサージセラピストにとって、ここを押さえておくことで、より効率的な施術を組み立てることができると思っています。筋線維の配列を大きく分けると、筋肉の線維が腱に対して平行なものと斜めのものの二つに分けられます。

①平行筋（紡《ぼう》錘《すい》状《じょう》筋）

筋肉線維が腱に対して平行に並んでいる筋肉。筋が発揮できる力（発揮力）がそのまま腱に伝達されて、大きな運動（関節運動）をつくります。平行筋は、比較的筋線維が長く、早いスピードで収縮できます。

平行筋と羽状筋

筋線維の配列と傾斜角度

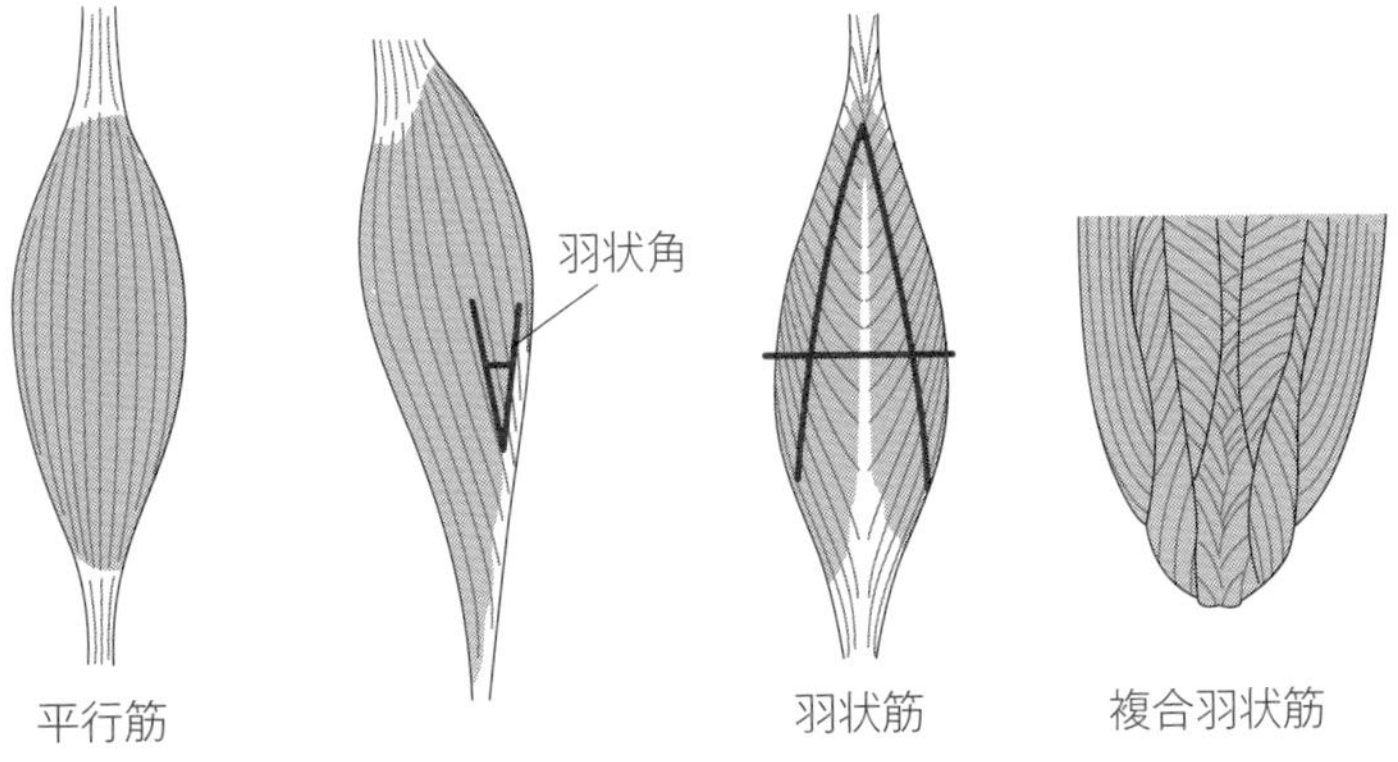

筋線維が長いほど短くなれる距離も大きくなる。
筋線維の腱に対する傾斜角（羽状角）が大きいほど
筋肉の収縮力は大きくなる。

筋線維が長いほど、短くなる距離も大きくなります。代表的なものに、上腕二頭筋があります。

②羽状筋《うじょう》

筋肉線維が、腱に対して、斜めに並んでいる筋肉。そのために多くの筋線維を配置することができます。それによって、収縮の距離は小さいけれど、大きな力を発揮することができます。鳥の羽のような形状なので、この名前がつけられています。半分だけのもの（半羽状筋）、複数の羽状筋が複合したもの（複合羽状筋）があります。代表的なものに、大腿直筋《だいたいちょくきん》があります。

体が動くしくみとマッサージの作用

体が動くために最低限必要なものは、何でしょうか？

骨と筋肉（骨格筋）と神経です。特に骨と筋肉が協調していないと、体を動かすことはできません。体を動かすには、骨だけ、また筋肉だけでもつくれないのです。

骨を動かすには、骨に付着している筋肉が収縮することによって、動きが生み出されます。

さて、あなたが、テーブルにあるお気に入りのカップを握って、コーヒーを飲もうとしているとき、筋肉は、どのようにして、コーヒーカップを口へ運ぶ動作をつくっているのでしょう？

筋肉は、縮むことで動きをつくります。「収縮」が動作を生み出しているのです。伸ばされて（伸展）、動くわけではないのです。

首を右側に回したいときには、右側の筋肉を収縮させています。右側の筋肉が縮むことで、首は右側に回せたり、傾いたりができます。

コーヒーカップを口へ持ってくる場合は、上腕二頭筋を収縮させることにより、握ったコーヒーカップが口へ運ばれます。このとき、収縮した筋肉の反対側の筋肉は、リラックスしています。実際には、いくつかの筋肉が協力し合って、動作を実現させています。これについては、別の章でもみていきます。

次に、関節についてみてみましょう。

関節は骨と骨の連結部にあります。連結のしかたによって、曲げたり、回したりと、さまざまな動きが可能になります。肩や膝のように、よく動く関節の構造は複雑です。

下のイラストを見てください。

骨と骨が連結するところ（連結部）の向かい合う両骨は、軟骨で覆われて

関節の構造

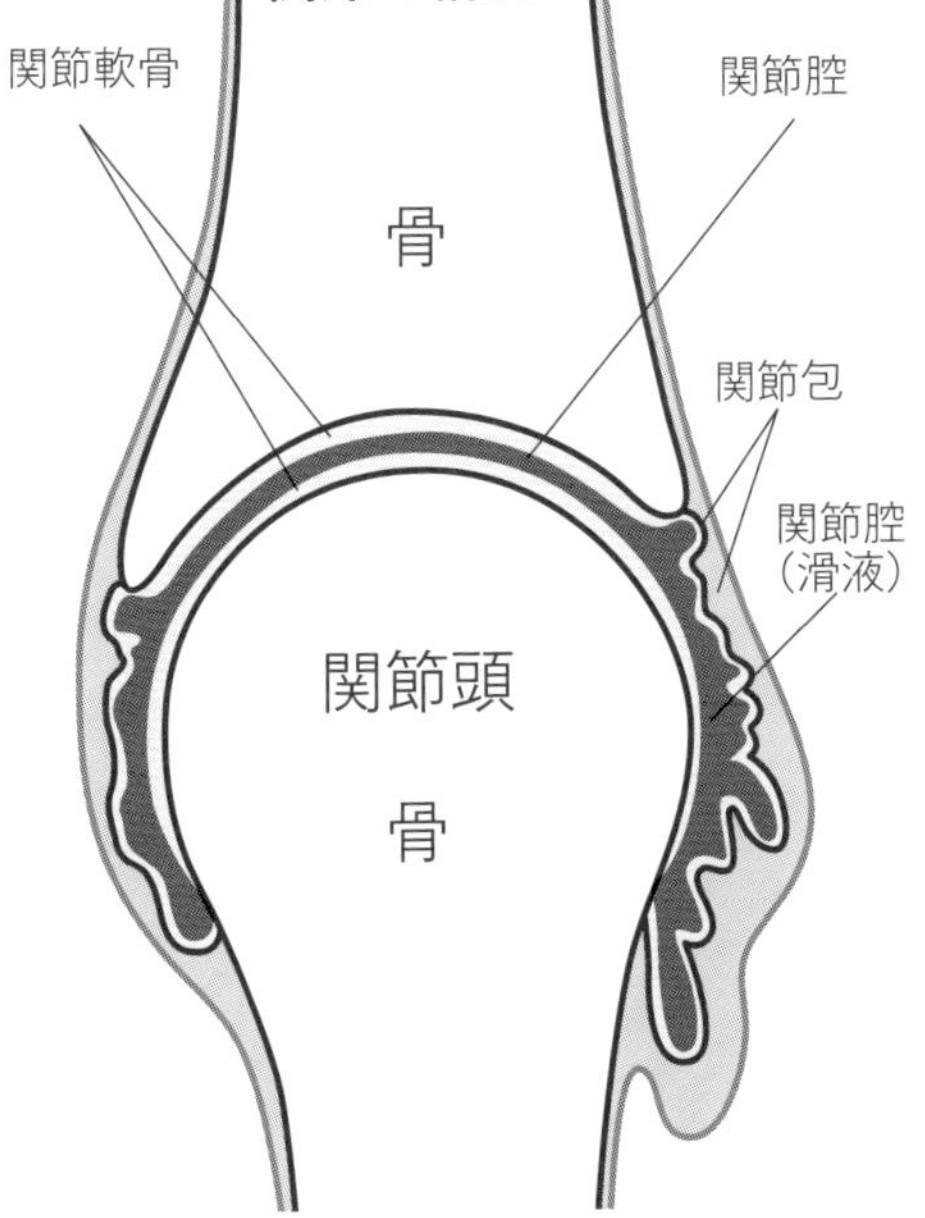

います。関節の周囲は関節包に包まれていて、関節腔という閉鎖された空洞が形成されていま す。関節包内面の滑膜からは、潤滑油の働きをする滑液が分泌されて、動きをなめらかにしています。

関節のおかげで、私たちの複雑で滑らかな動作が可能になっているのです。

なお、関節は、機能と形状により分けられています。可動関節とほとんど動かない不動関節です。**靱帯**は、骨と骨を結んで、関節の安定性を保っているとても強い線維です。**腱**は、筋線維の延長部分にあり、筋肉（骨格筋）を骨に結びつけている丈夫な線維です。

次ページのイラストに示す関節は、可動関節です。これに対して、頭蓋骨の縫合部は、不動関節になります。赤ちゃんの頭蓋骨は、何枚かの骨に分かれていて、成長するにしたがって、つなぎ目である骨のギザギザが重なることは知られていますが、このつなぎ目（頭蓋骨縫合）は、関節で、不動関節になります。

先程のコーヒーカップを例にすると、カップを握るのも、手首を（最適な角度に）ねじるのも、肘《ひじ》を曲げるのも、筋肉と骨と関節が連動して実現できていることを、理解していただけたと思います。

骨、筋肉、関節などの大まかなところを理解していただけたでしょうか。では、次にメディカルマッサージは、どのように体に働きかけるかをみてみましょう。

可動関節のいろいろ

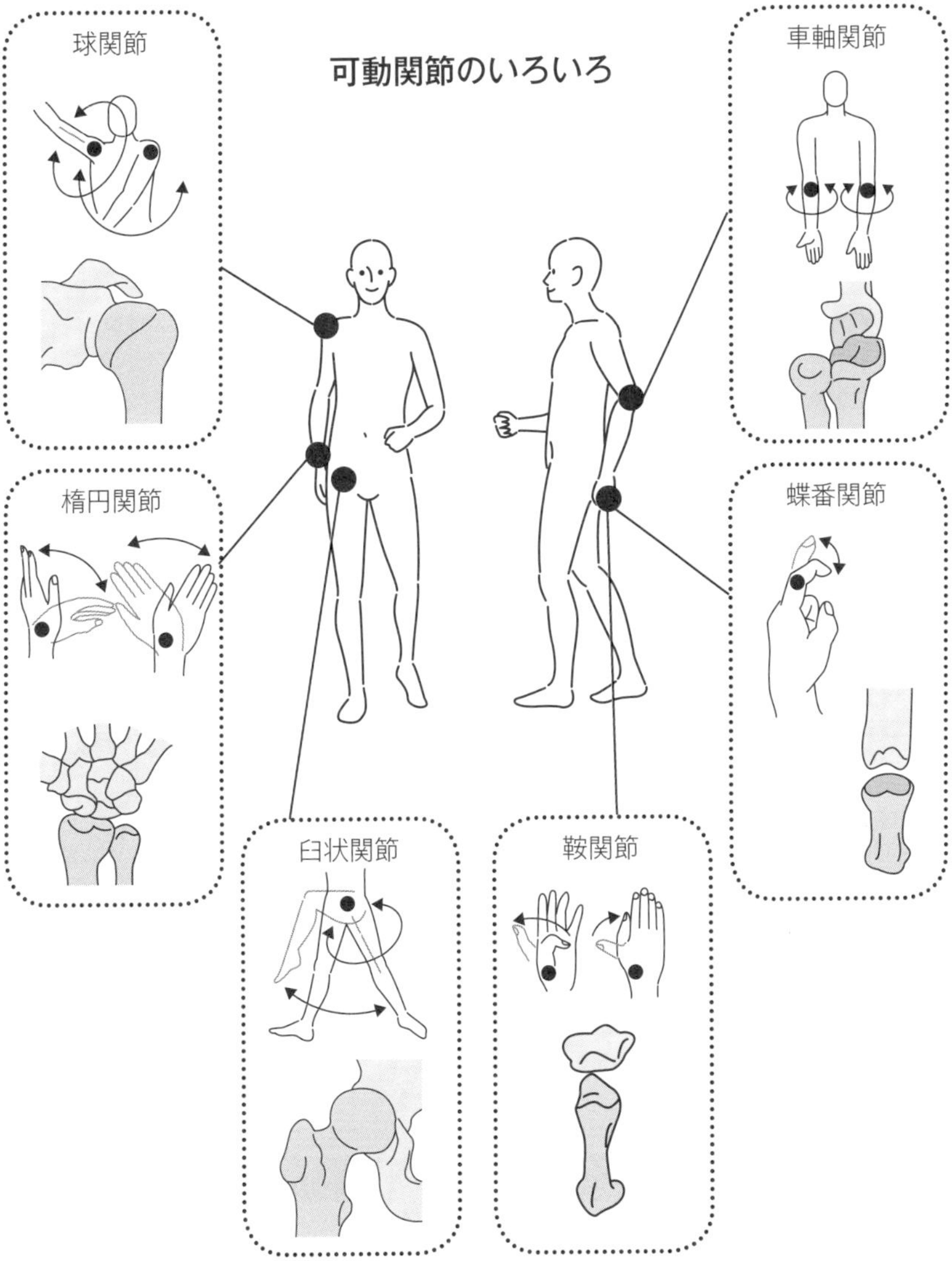

私たちの体は、細胞が組織をつくり、組織が組み合わさり、器官から器官系となり、すべてが集結して1個体となっています。そこには、運動系である骨格系・筋系、血液やリンパの循環器系、栄養物の摂取から代謝、排泄を担う消化器系、空気から酸素を体へ取り込んで、二酸化炭素を体外へ排出している呼吸器系、水分の調節や老廃物を尿として体外に排泄する泌尿器系、ホルモンを産生して発育や恒常性を維持する内分泌系、全身を統御、調整する神経系、種族保存のための生殖器系、体外、体内の両方を受け取る感覚器系などがあります（次ページ）。これらすべての器官系に、マッサージは働きかけることができます。

そして心へも……。

次に、生理学的な作用としてはどのようなものがあるか、一緒に考えてみましょう。

まず、刺激により筋肉の緊張を和らげることで、痛みの緩和、循環の促進、筋肉内の老廃物や疲労物質の排出の促進、疲労回復などがあげられます。

皮膚や皮下組織への刺激は、神経系にも影響していきます。心地よい刺激は、副交感神経を、逆に不快な刺激は、交感神経を優位にすることになります。

皮膚で受ける刺激は、末梢神経の感覚神経で受け取り、中枢神経へ送られ、内分泌系や免疫系にも影響を及ぼします。これらのように連鎖的に生じる感覚は、心（精神的）へ影響します。

体と心の緊張が解かれることで、呼吸器系にも影響し、深い呼吸ができるようになります。

セラピストの手から働きかける、体の器官とその役割

骨格系	頭蓋、脊柱、胸郭、上肢骨、下肢骨	体の支柱になるとともに、器官を保護し、筋肉と協力して運動を営む器官。骨髄からは血球がつくられる。成人の骨は 206 個ある。
筋系	頭部、頸部、背部、胸部、腹部、上肢、下肢の各筋	骨格に付着し、収縮によって骨を動かす。骨格系と筋系を合わせて運動系と総称する。筋系に含める筋は骨格筋のこと。
循環器系	①心臓、動脈、静脈、毛細血管　②骨髄、胸腺、脾臓、扁桃、小腸内のパイエル版、虫垂、リンパ節、リンパ管	体液を循環するシステム。体の各部をつないで栄養や老廃物を運搬。心血管系とリンパ系に大別される。①心血管系：全身に血液を送り出して循環させる、心臓と全身の血管　②リンパ系：生体を防御する免疫に関係する器官。感染に対する防御、リンパ球の産生、脂肪の運搬などを担う
消化器系	口腔、咽頭、食道、胃、胆のう、肝臓、すい臓、小腸、大腸など	体外から食物（栄養分）を摂取し、消化・吸収及び代謝を行い、slashed物を排泄する。口から肛門に至る器官。
呼吸器系	鼻腔、咽頭、喉頭、気管、気管支、肺	空気から O_2(酸素) を体内に取り入れて、生命活動の結果、CO_2(二酸化炭素) を体外に排出する（外呼吸）器官。
泌尿器系	腎臓、尿管、膀胱、尿道	尿を生成し排泄する。体液（血液）中の老廃物を尿として体外に排出する器官。
生殖器系	男性の精巣、精管、陰茎、前立腺、女性の卵巣、卵管、子宮、膣など	精子や卵子をつくり、新しい個体（子ども）をつくり、子孫の増殖を計る器官。
内分泌系	下垂体、甲状腺、上皮小体（副甲状腺）、膵臓、副腎、精巣、卵巣など	ホルモンを産生して、血液を介して全身に送り、体の発育や恒常性を維持する。
神経系	中枢神経系（脳と脊髄）、末梢神経系（体性神経と自律神経）	体の内外の情報を集め、処理する通信網。体の各部位に指令を下して全身を統御、調節する。脳では精神活動を営む。
感覚器系	触覚器、視覚器、嗅覚器、味覚器、聴覚器	体の内外からの刺激を受け取る器官。刺激は各器官（感覚器）にある受容器細胞で受容され、感覚（知覚）神経によって中枢神経系に伝えられる。

そして、酸素を体内へ取り込むとともに、循環も促進されます。

末梢から中枢へマッサージをすると、物理的にも血液循環が促進されます。これをリンパマッサージと間違えるセラピストがいますが、リンパ液を促進する手技と、求心性のマッサージは異なります。

循環器系、ANPホルモン（心房性ナトリウム利尿ペプチド）の分泌の促進、泌尿器系（腎機能）ADH（抗利尿ホルモン）の分泌の抑制は、ハイドロセラピーの生理的作用（171ページ）と同様のものがあるので、参照してください。

メディカルマッサージは、特に、繊細で正確な手技が求められます。手法を間違えるとむくみを増加させてしまうなど、とても危険です。手技を学ぶだけでなく、解剖生理も同時に学ぶことは、危険を避け、効果を上げるための必須条件です。

column

触覚だけがもっている魔法の感覚

視覚も、嗅覚も、聴覚も味覚も、受け取る受容器は小さく頭部に収まっていますが、触覚だけは違います。私たちの全身を包む皮膚に感覚の受容器が備わっています。セラピストの手が、クライアントに触れた瞬間、（運動神経により）そこにはクライアントの体へ向かうものと、自分方向へ戻るもの（感覚神経）の両方があります。
五感の中では、これは、触覚だけが持つ魔法の感覚です。

手には、繊細な感覚を受け取る受容器が数多く備わっています。メルケル盤、マイスナー小体、ルフィニ小体、パチニ小体、温度覚などの自由神経終末などです。
クライアントに触れることで、これらがさまざまな情報をキャッチし、セラピストへとフィードバックされます。その情報に基づいて、速やかにセラピーに活かしていく……。そのため、セラピストは、感覚が研ぎ澄まされていないと、感じ、受け取ることが難しいといえます。特に、循環マッサージのリンパドレナージュと、マトリックスマッサージには、微細な感覚が必要になります。これは、トレーニングにより向上させることができます。

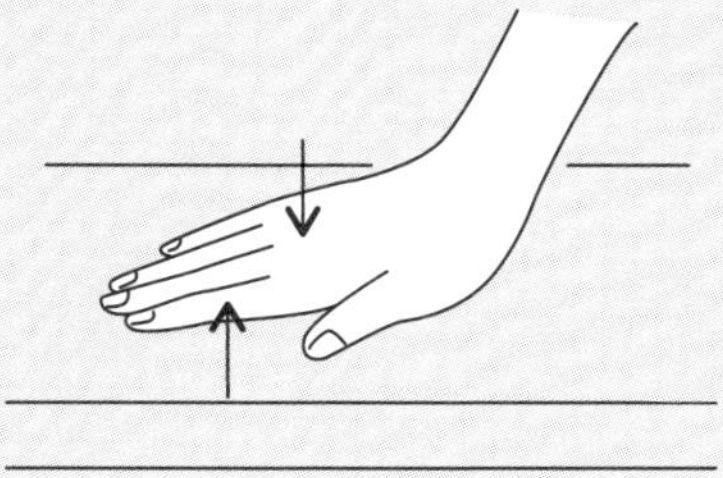

セラピストから（セラピーを）受けたクライアントは、その感覚が感覚神経を介して脳へ送られ、全身へ影響します。

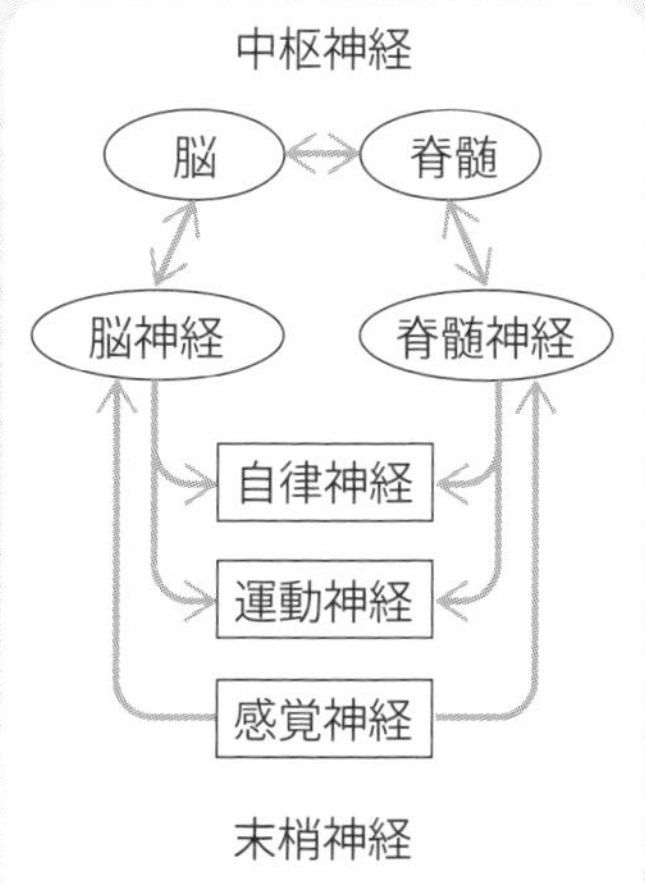

ボディセラピーには、ペンのようなものを使う

押圧や鍼治療など、手以外のものを使うものがあります。道具は、セラピストの手の一部となり、クライアントの体の感覚を受け取り、セラピストの脳へ伝わります。クライアントが受ける冷たさや、とがったものが皮膚に触れる感触もまた、クライアントの脳へ伝わります。

そのようなことからも、徒手療法を行うセラピストは、手の温度や、触れ方を十分すぎるほど意識して行うことがとても大切です。

アロマセラピーとクリニカルアロマセラピーオイル

アロマセラピーは、植物由来の成分（エッセンシャルオイル）や、芳香を用いて、心身の健康に役立てるセラピーで、芳香療法と訳されます。エッセンシャルオイルは、日本語では精油ともいわれます。

エッセンシャルオイルは、植物の花、葉、枝、樹皮、根、果皮などから抽出する揮発性の芳香成分で、含まれる化学物質によって、それぞれの香りや特性があります。

アロマセラピーという言葉は、フランスの香料研究者ルネ・モーリス・ガットフォセ（1881～1950）によってつくられました。ガットフォセがエッセンシャルオイルについての論文「アロマセラピー」を発表したのは、1937年のこと。フランスでは、「病気の治療や症状の緩和」としてとらえられたアロマセラピーですが、伝播したイギリスでは、美容やリラクゼーションとして広がっていきました。

日本へ紹介されて広がったのは、イギリスのアロマセラピーでしたので、日本のアロママッサージの考えは、ここにつながっているのかもしれません。

日本では、アロママッサージという言葉をよく聞きます。訳すと「芳香マッサージ」という少し不思議な意味になります。これは、アロマセラピー用のオイルを使うマッサージです。アロマセラピーオイルは、通常は体に塗布するマッサージオイルを指します。アロマセラピーオイルには、数種類のエッセンシャルオイルを使うのが一般的です。なぜかというと、それぞれの植物が持っている特質を合わせて相乗効果を出したいからです。

アロマセラピーオイルを使うマッサージには、スポーツマッサージもありますし、マタニティマッサージもあります。アロマプレッシャーのマッサージも、アロマセラピーマッサージになります。

マッサージには、マッサージオイルやローションを使用する方法と、何も使用しない方法があります。一般的なリンパドレナージュでは何も使いませんが、アロマプレッシャーでは、むくみの軽減や循環促進、皮膚の保護などを目的にしたクリニカルアロマセラピーオイルを使用しています。

クリニカルアロマセラピーオイルとは、実際に起きる症状を緩和する働きのある成分を含む、エッセンシャルオイルをブレンドしたものです。アロマプレッシャーでは、独自のレシピでブレンドしたクリニカルアロマセラピーオイルを使用しています。

ここで、クリニカルアロマセラピーオイルを使用する有効性をあげておきます。

①皮膚との接地面が大きくなり、施術がやりやすい。
②アロマセラピー効果（植物有効成分の体内への浸透、抗菌作用、香りによる効果など）。
③浮腫、高齢者など皮膚が弱い方への保護と保湿。
④表皮の老廃物を浮き上がらせる、古い角質層をソフトに剥離するなど皮膚のクレンジング。
⑤皮膚のpHバランスを整える。

アロマプレッシャーのクリニカルアロマセラピーオイルは、ダニエル先生と私のレシピを基に製品化しています。

クリニカルアロマセラピーオイルは、第一に、植物から体への「薬理的作用」、次に「心理的な作用」、そして「香りの調和」を重視しています。

ダニエル先生は、子どもの頃から、化学者であったお父様と一緒に実験をするのが大好きだったといいます。自分の小さいユニフォーム（実験用の白衣）も準備してもらっていたそうです。

留守番をしていたある日のこと、一人で実験をすることを思い立ち、気になっていた薬品を混ぜ合わせて火をつけたそうです。すると突然小さい爆発が起こって、あやうく家が火事になるところだったということでした。今も昨日のことのように覚えていて、懐かしいと話します。

このエピソードから、ダニエル先生がのちに植物に興味を持ったとき、「成分がどのように体へ作用するか」などと考えて、クリニカルアロマセラピーオイルを考案することにつながっていったことがわかる気がしませんか。

アロマセラピーを教えながら、アロマセラピー商品のレシピ開発や、アロマセラピーの協会の設立にも携わっていた私ですが、今のようにアロマセラピーが日本で知られるようになるとは、想像しませんでした。

不調を治したくてはじめたアロマセラピーだったのですが、アロマセラピーの限界を感じて、がっかりした時期もありました。というのは、アロマセラピーは、私が得ていた情報よりも、私の体の痛みを改善するという意味では、まったくといってよいほど効果がなかったからです。

たとえば、腰痛の場合、何か特定の香りを嗅いだからといって、腰痛は治りません。頭痛に効くというエッセンシャルオイルを用いたとしても、フィジオセラピーのマッサージ療法や運動療法のほうが、断然効果があります。

アロマセラピーは大好きですが、アロマセラピーの得意・不得意を理解して、フィジオセラピーのサポートとして役立てています。

経皮吸収　Skin Penetration

さて、マッサージオイルやローションなど、肌に直接塗布するものについては、十分に気をつけなくてはなりません。皮膚から吸収（経皮吸収）されるので、皮膚トラブルや体調の変化を引きおこすことがあるからです。

アロマセラピーオイルには、エッセンシャルオイルだけでなく、主となるベースオイルというものがあります。実は、ベースオイルのほうが、配合量は断然多いのですが、コストを下げるために安価なものが使われることも少なくありません。

治療院などで使われるローションやクリームには、経皮吸収されるのが望ましくない成分が含まれていることもあります。

セラピストが一番気をつかうのは、セラピーを受けてくださるクライアントの皮膚のトラブルなどでしょう。

でも実際には、使う時間も回数も多いセラピストのほうが、リスクが高いのです。そういったことからも、肌に危険のない材料を使い、目的に応じたブレンドオイルを製品にして数種類用意し、使うようにしています。いろいろと買いそろえたり、使いきれなく劣化させてしまったりする心配もなくなります。

気をつけるべきことは、ほかにもあります。オーガニック商品として販売されているマッサージ用のブレンドオイルをよく見ると、オーガニックの材料が1種類しか含まれていないものもあります。結局、オーガニックの成分は全体の1％しかなく、99％がオーガニックでないことに気づかず、品質がよいと信じて使っているセラピストもいました。

オーガニック認定のエッセンシャルオイルの多くは、価格が高めです。また、認定している協会や団体は世界中にあり、オーガニックだから絶対に質がよいかどうかは、実際にはわかりません。自分の感覚を磨いて柔軟になることも大切です。

エッセンシャルオイルには、医師の治療を受けている場合や妊娠中の方など、使用を避けたほうがよいものがあります。多くのエッセンシャルオイルは、開封すると劣化するので、早めに使いきる必要があります（オレンジなど柑橘系のものは、開封後半年くらいとされている）。また、皮膚への刺激が強いので、原液では使用しないなど、注意すべきことがあります。

セラピストの中には、クライアントへ香りの好みを聞いてその場でマッサージオイルをつくる人もいます。好きなエッセンシャルオイルの香り成分が、クライアントの体の不調に化学的にアプローチするかどうかはわかりません。しかし心の緊張を解きほぐす、リラクゼーションが目的ならOKです。

サブルクセーション・アロマプレッシャーコンセプト

サブルクセーション（Subluxation）は、もともと関節の深刻な状態を表す言葉でした。けがや事故などにより起こった、亜脱臼を意味しています。これは、脱臼につながる可能性が高いものです。骨盤、肩、膝のような大きな関節で起こると、治癒には時間がかかります。

最近では、フィジオセラピストやカイロプラクターもサブルクセーションという言葉をよく使っています。しかしそれは、小規模な骨のズレ（ミスアライメント）を指すことがほとんどで、部位としては小さい関節になります。カイロプラクティックでは脊柱に限定しますが、フィジオセラピーでは、脊柱だけでなく、指のような小さな関節、手首、顎関節《がくかんせつ》（あごの関節）なども含みます。

多くの場合、神経や周辺の循環の圧迫を伴います。日常生活の悪い姿勢（不良姿勢）や、合わない枕、筋力の弱さも原因になり、原因は慢性的なことが多いのです。けが、頭痛、体調不良、骨や関節の変形なども引き起こす可能性があります。

サブルクセーションに対しては、デコンジェスション（うっ滞緩和）とデコンプレッション（減圧）、という概念を理解することが大切です。

サブルクセーションが起こっている組織は、圧迫され、うっ滞の状態にあります。関節内で変形やズレが起こると、局部の組織が圧迫されて循環が妨げられるからです。その結果、うっ滞を引き起こします。うっ滞は、さらに多くの圧をもたらすという副作用があります（過剰な貯留による組織内圧などが原因）。

サブルクセーションが起こっているのは、直接、指などで触れることができる場所ではありません。カイロプラクティックでは、基本的に一気に矯正していきます。

アロマプレッシャーでは、安全性の面からも、体がかたい人や高齢者などの場合は特に段階を踏んで進めます。家の中に入るときは、まず鍵を開けてドアを開ける。そして、玄関から室内へ入るというプロセスを踏むと思います。ケアするときも同じ、いきなり関節へはアプローチしないで、まず、関節のまわりの組織をドレナージュします。ケアする部位のドアを開けるところからはじまるイメージです。

組織へかかる圧（プレッシャー）には、さまざまな圧があります。ここに出てきた以外にも、血圧も、組織静水圧も、膠質《こうしつ》浸透圧も圧が関係しています。これら体にかかるすべての圧は、アロマプレッシャーの言葉の由来でもあります。

では最後に、サブルクセーションへのアプローチ方法を紹介しましょう。

column

サブルクセーションへのアプローチ法

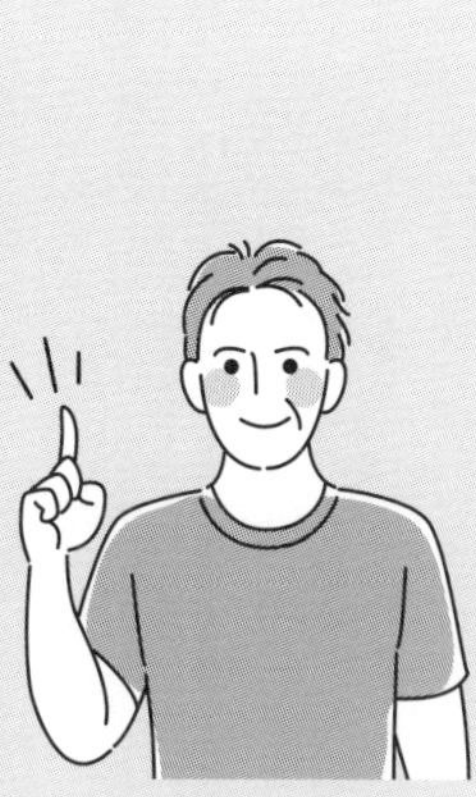

1. リンパドレナージュと循環マッサージを行う。
浮腫／腫脹《しゅちょう》／うっ滞をドレナージュ（排水）、軽減。

2. ディープティシュマッサージを行う。
筋、筋膜など緊張やスパズムを確認する。より深いマッサージが必要になるケースもある。

3. 慎重にストレッチングとジョイントムーブメントを行い、関節周辺をプレッシングトレーニングを受けたセラピストであれば、ソフトな圧でリアライメントを行う（カイロプラクティックでは、アジャストメントという言葉を使う）。このとき、小さな音がすることも、しないこともあるが、音の有無は関係ない。
※トレーニングを受けていないと危険なのでできない。

4. 関節の動き、可動域をチェック、モビリゼーション
パッシブ（受動）およびアクティブ（能動可能な場合）運動を行う。

まず、サブルクセーションの周辺の軟部組織へアプローチします。むくみや停滞している組織間液を循環させ（ステップ1）、軟部組織の緊張を軽減します（ステップ2）。

ここですでに、2ステップ行っていますが、このプロセスを理解し、実施できるセラピストは少ないです。ディープティシュマッサージでは、すでに組織が動くのを確認できるケースもあります。

マッサージセラピストは、軟部組織の専門家です。

日本では、マッサージセラピストというと、筋肉を専門にする人、リンパマッサージを専門にする人などに分かれ、その手技のみしかできない傾向があります。それでは、クライアントにできることが限られてしまいます。

「サブルクセーションへのアプローチ法」では、ひとりのセラピストが、リンパドレナージュ、循環マッサージ、ディープティシュマッサージ、ストレッチング、ジョイントムーブメント、プレッシング、モビリゼーション等を行います。

セラピストの「ツールボックスの中身（スキル）」が増えたら、クライアントのためにできることが、もっと増えますね！

CHAPTER 3

「動き」の解剖学
ANATOMY OF MOVEMENT

by ダニエル・マードン

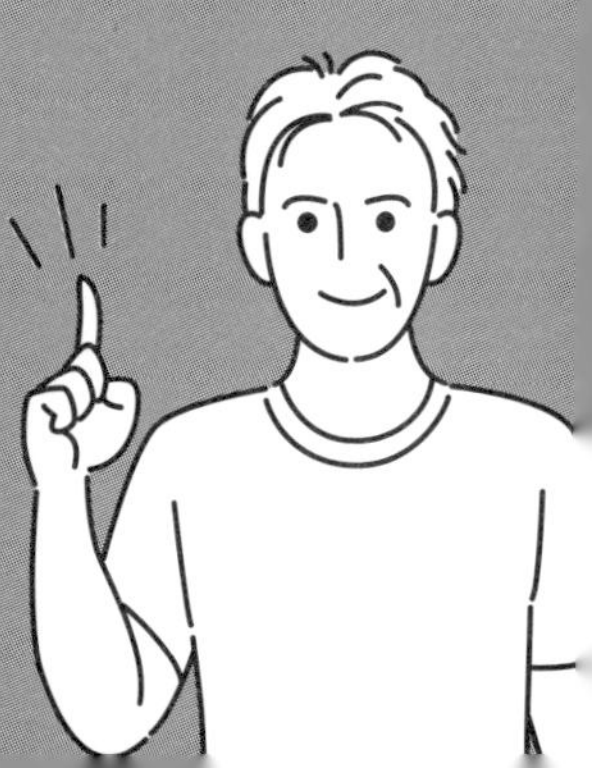

フィジオセラピーは、非侵襲的な治療のコンビネーション

チャプター1で見たように、リハビリテーションは、体の機能的な再教育、つまり、失われた機能を患者が再び働かせるようにすることでした。身体機能の中でも、特に骨格筋は、使わなくなるとすぐに萎縮してしまいます。萎縮とは、筋肉の大きさ（容積）が小さくなり、機能も低下することを表す医学用語です。

The human-machine（人体の仕組み）は、とても驚くべきものです。リハビリテーションによって、患者は、多くのケースでいくつかの機能を回復することができるからです。

リハビリというと、多くの人が、医療施設で理学療法士が指導するフィジオセラピーのトレーニングを思い起こすことでしょう。

しかし、「フィジオセラピー」という言葉が、マッサージセラピーやハイドロセラピー（水治療法）も指していることを忘れないでほしいのです。

フィジオセラピストのミッションは、可能な限りの措置を講じて、病気、けが、または障害のために生活に支障をきたした人が自立し、通常の生活に戻ることを可能にすること、または、可能性を最大限に発揮できるようにすることです。

フランスのフィジオセラピースクールでは、初日から「バーティカリティ（垂直／立位）」

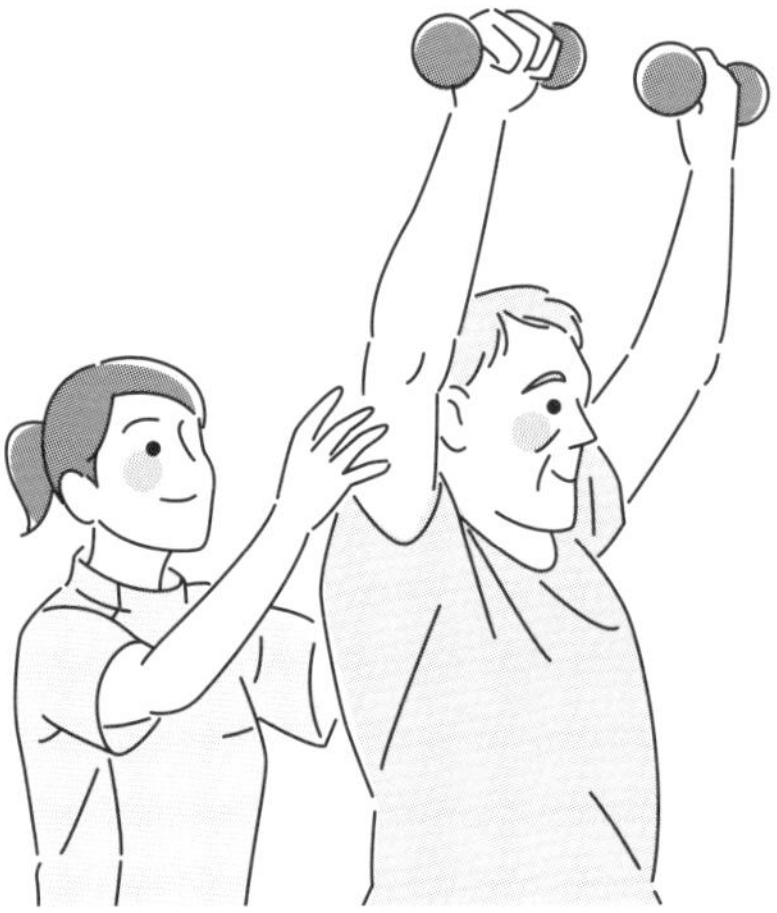

アクティブ（能動的）リハビリ

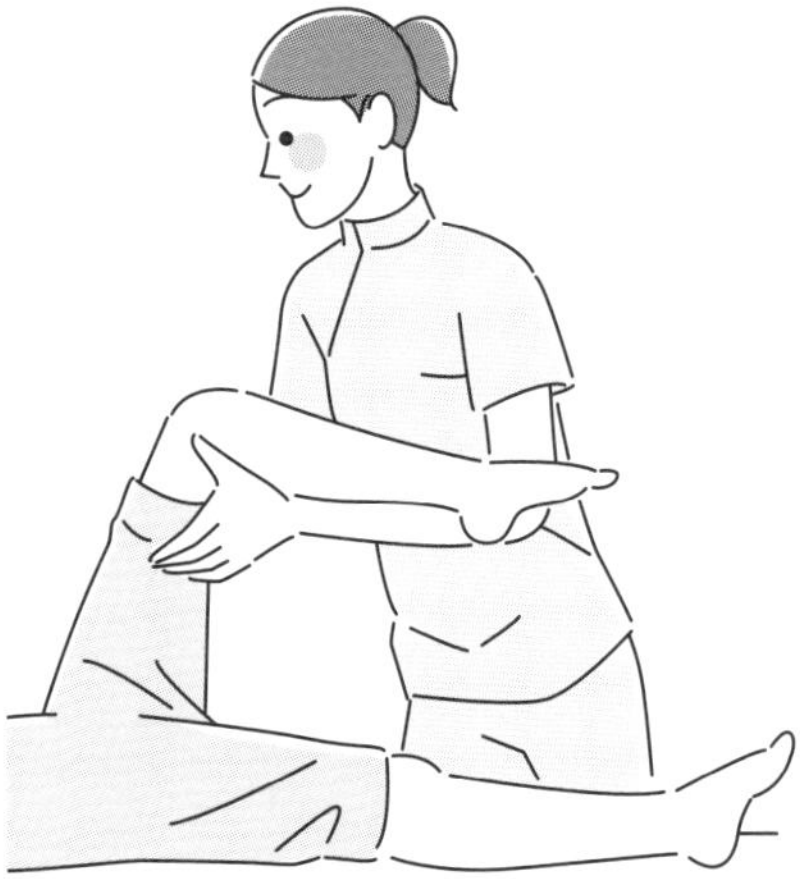

パッシブ（受動的）リハビリ

をミッションとすることを学びます。ホライズン（水平）はよくありません。フィジオセラピーの目的は、患者さんをできるだけ早く、そして、できる限り「バーティカリティ」な状態（立てる状態）へ導き、寝たきりの状態にさせないようにすることです。

リハビリには、患者を支援しながらエクササイズを教えること、または、直接トレーニングをするという能動的および受動的の概念があります。

アクティブ（能動的）リハビリは、患者自身で行うエクササイズのことです。

パッシブ（受動的）リハビリは、セラピストが患者の体を動かすエクササイズです。

アシステッドは、患者は、セラピストのサポート（介助）を受けて、動きを誘導されながら行うエクササイズです。

NOTE

フランスでは、フィジオセラピストは、全身の解剖学とキネジオロジー（運動学）について知る医療従事者と認知されています。実は、フランスや他の多くのラテンの国には、フィジオセラピストをより細分化した、「キネジセラピスト」というラテン語の職業名があります。

キネジセラピストは、「ムーブメント（=すべての動作・運動など）によるセラピーの療法士」という意味があります。キネジセラピストをシンプルに訳すと、「運動療法士」ですが、ムーブメントという言葉から、体の「動」に対して、深くて広い世界が存在するのを感じませんか。

キネジテラピストには、実は、正式なフルネームがあります。

Masseur-Kinesitherapist マッソーキネジセラピストです。

さて、ここで、Kinesitherapist（キネジセラピスト）の前の単語Masseurについて、考えていただきたいと思います。何という意味でしょうか？

実は、これと同じ質問を、理学療法士を目指している学生さんのクラスや、理学療法士さんにすることがあります。すると、「マッスル」という答えがほぼ100％返ってきます。

あなたは何を想像しましたか？

正解は、マッスル（筋肉）ではなく、マッサージです。意外に思われるかもしれませんね。

マッソーキネジセラピストは、「マッサージ療法士兼運動療法士」となります。二つの専門を兼ね備えた療法士です。

キネジオロジー（運動学）は、体と体の部位の動きに関する力学（生体力学）を研究する科学で、解剖生理学の知識が必要です。したがってセラピストは、体の部位へのマッサージとマニピュレーションが、循環と治癒を促進するという有効性（利点）があることをよく理解しています。

フランスや他の多くのラテンの国では、マッサージとマニピュレーションは、運動療法を行う際の単なる「オプション」ではありません。ここが、日本の一般的な理学療法と大きく異なるところです。

言葉をよく見るとわかると思いますが、マッサージ（Masseur）は、キネジセラピスト（運動療法士）よりも前、単語の先頭にあります。
　このことからも、ラテンの国では、マッサージがいかに重要な手技であり、尊重されているか、理解できると思います。キネジセラピストは、学校のカリキュラム内でマッサージを学びます。その後、さらに専門コースへ進む道もあります。

Mini-Dictionary

主動作筋（主動筋）／アゴニスト　一つの動作をするとき、主となる筋肉。

拮抗筋／アンタゴニスト　主動筋と逆の働きをする筋肉。

共同筋（協働筋／協力筋）／シナジスト　一つの動き（運動）をつくるとき参加し、スタビリティ（安定性）をサポートする。原語のギリシャ語は、協力するという意味をもつ。

等尺性収縮／アイソメトリックコントラクション（Isometric contraction）　ギリシャ語で、同じサイズという意味のアイソメトリックは、関節運動を伴わない「静的」な状態の筋収縮です。

主動作筋と拮抗筋

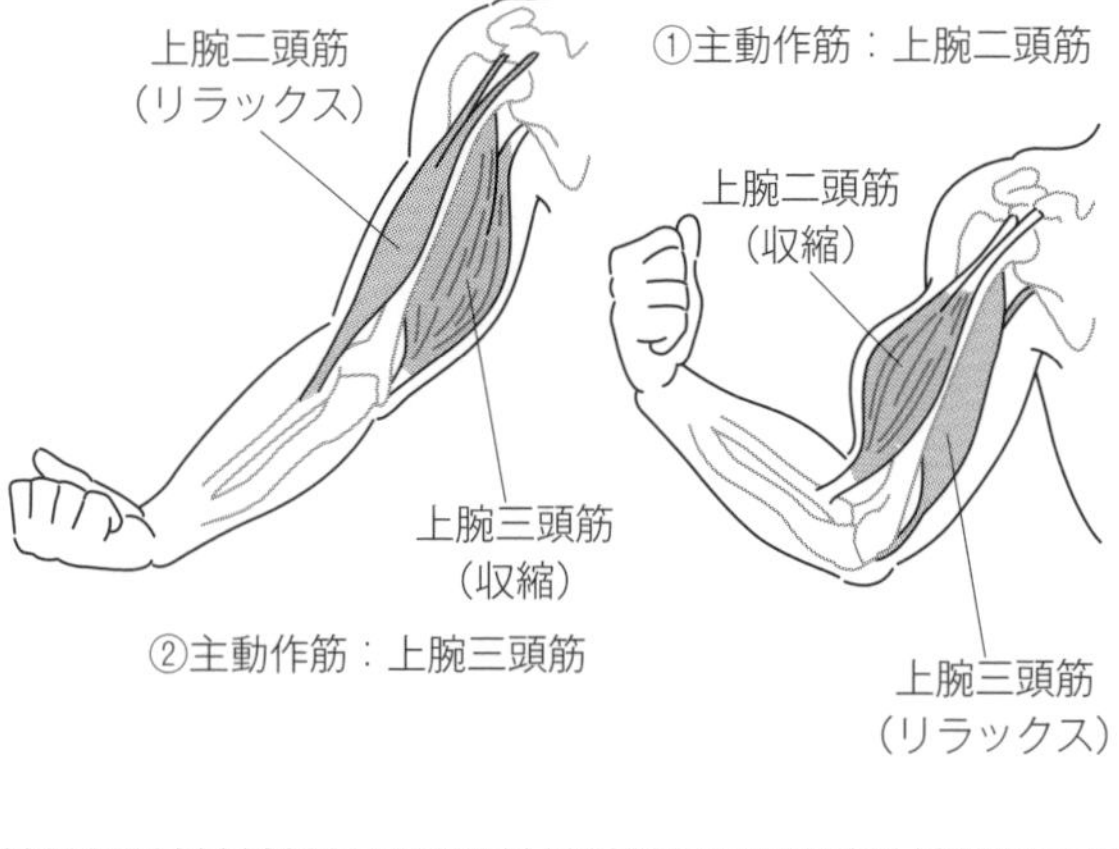

筋線維は動きを生み出さず（関節を動かさず）に収縮します。抵抗が増加しても、起始と停止の間の距離は変わりません。

等張性収縮／アイソトニックコントラクション(Isotonic contraction)　ギリシャ語で、同調、同じ張力という意味のアイソトニックは、関節運動を伴う「動的」な状態の筋収縮です。筋肉の緊張は、ダンベルなどで一定の質量の抵抗が与えられます。最初は抵抗（ダンベル、ゴムバンド、ウォーキング）を満たすために上がりますが、その後は同じままです。筋肉の長さが変化している間、張力、力、重さは一定のままです。等張性収縮には、短縮性、伸張性があります。

短縮性（求心性）収縮／コンセントリックコントラクション (Concentric contraction)　ポジティブ収縮／ポジティブコントラクション。主動筋は収縮／短縮し、拮抗筋は伸長／リラック

等張性性収縮（Isotonic）

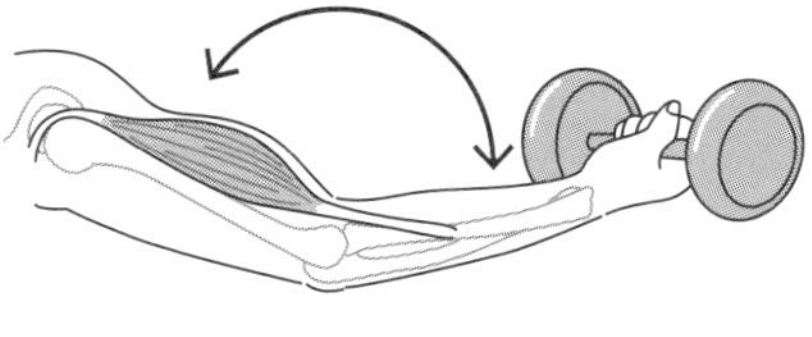

動きがある
=
筋肉の長さは変化する

等尺性収縮（Isometric）

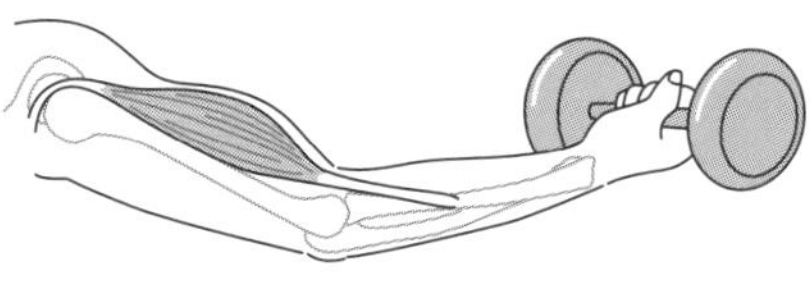

動きはない
=
筋肉の長さは変わらない

スします。筋肉の起始と停止の距離が短くなりながら力を発揮します。

伸張性（遠心性）収縮／エキセントリックコントラクション（Eccentric contraction） ネガティブ収縮／ネガティブコントラクション。アームレスリングで敗者側の上腕二頭筋や、スクワットダウンする時の大腿四頭筋／臀筋のように筋肉の起始と停止の距離は、長くなりながら力を発揮します。

等速性収縮／アイソキネティックコントラクション（Isokinetic contraction） ギリシャ語で、同じ動作とスピードという意味のアイソキネティック。筋肉は基本的な抵抗（負荷）とは関係なく、一定の速度で収縮を繰り返します。

例：スイミングラップ（同じリズムで泳ぐ）、回転数または時間を設定、抵抗が変化するフィットネスバイク、マウンテン（山）、フラット（平地）、ダウンヒル下りなどの設定ができます。

ソマティック（Somatic ギリシャ語でソマは体）

短縮性収縮と伸張性収縮
（Concentric & Eccentric）

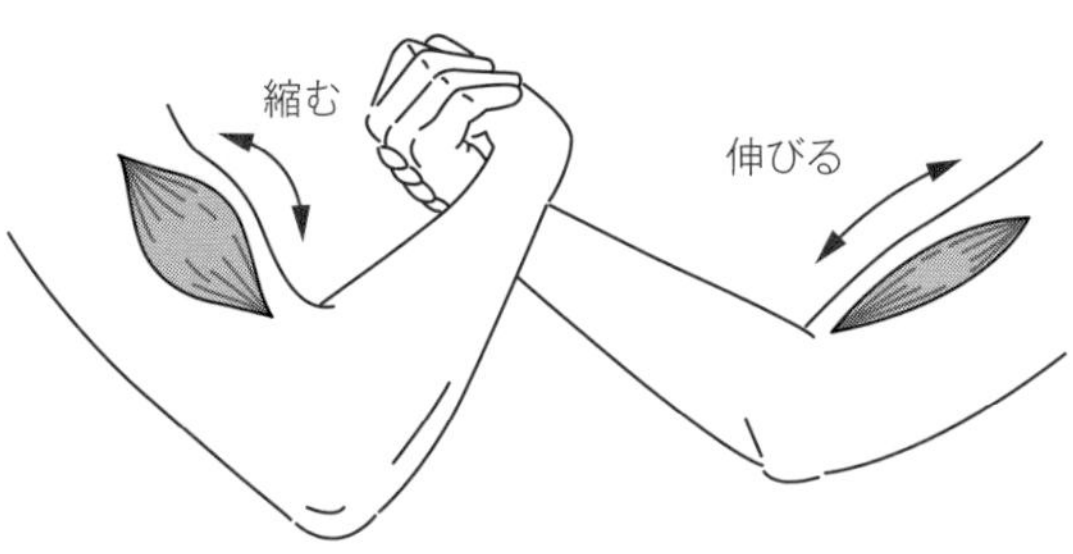

物理的な次元でのみで体（肉体）に関連すること。特にマインド（心）とは異なる。対義（反対）は精神、メンタル。

ソマティゼーション／サイコ・ソマティック（Somatization/psycho-somatic） 精神／心理的（メンタル）なことが要因で、ソマティック（肉体）の病気につながること。

コグニション　認識／認知（Cognition） 知識と理解の獲得と発達プロセス。

キネシオロジー（Kinesiology） 筋活動の科学的研究と、体の部位の動きの解剖生理学、物理学および力学。運動学。

萎縮／退化　アトロフィ（Atrophy） 組織、器官、機能、または体の部分の組織容積が減少、または衰弱すること。

痛みのマネジメント　Pain management

体の痛みは、感情の苦痛とは別の、感覚的なフィジカルコンセプト（体の概念）です。苦痛は心と関係があり、「心の痛み」と呼ぶことができます。しかし、実際に心の痛みは存在して、それが、体へ影響を及ぼし、体の痛みにもなります。

これらについても、保坂博士に書いていただきました（183ページ）。

痛みは痛覚の受容器が刺激されたときに起こります。また、皮膚の温度が冷たすぎたり、熱すぎたりした場合は、温度覚で痛みを引き起こします。これは通常、炎症、内圧（浮腫）、細胞障害などの際に発生します。

痛覚と触圧覚の受容器は異なりますが、ゲートコントロールセオリー（痛みが伝達される途中にゲート（門）があり、痛みの伝わり方をコントロールしているという理論。複数の刺激が同時に発生することで、受け取る刺激と受け取らない刺激があるとされる）によれば、触れることは、抑制性ニューロン／神経細胞が、痛みのゲート（門）を閉じたままにさせる誘因になります。閉じることで痛みのメッセージはブロックされます。

それには、心地よく繰り返し触れることが有効なので、触れ方の質が重要になります。波のようなリズムで繰り返すマッサージのような手技は、痛みのメッセージを和らげると考えられます。

セッションのスタートはリンパドレナージュ

私の経験をここでシェアすると、クライアントケアは、まずリンパドレナージュでスタートするのが最も適切な方法です。つまり、リハビリセッションは、マッサージから始めるべきな

ゲートコントロールセオリー

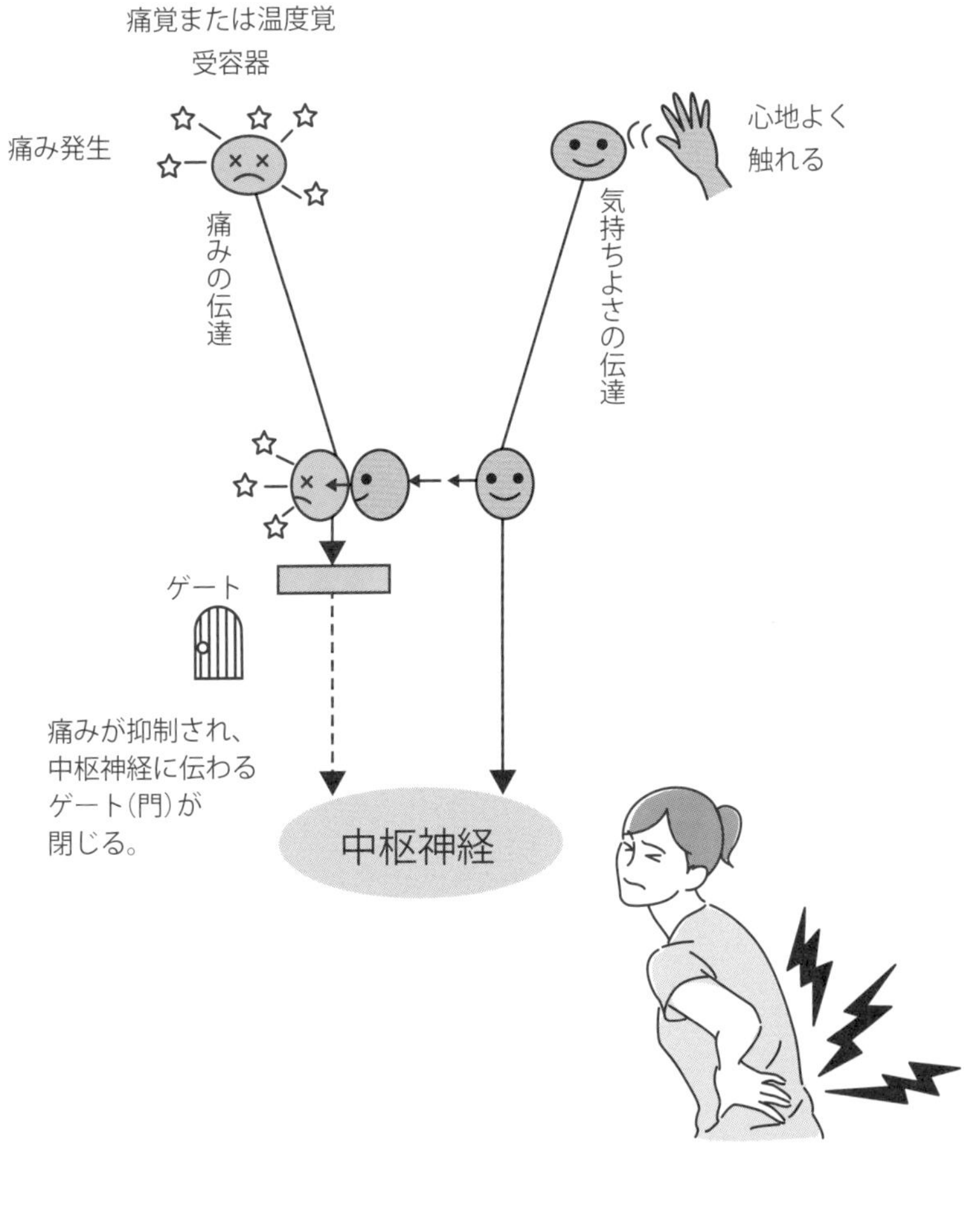

のです。

反復的に、正しい圧で触れることは、痛みの感覚をブロック（ゲートコントロールセオリー）させるだけでなく、交感神経の緊張と筋肉の緊張の両方を低下させるのに最も効果的だからです。

さらに、リンパドレナージュは、過剰な水分、毒素、不要な粒子（成分）を排出することで、浮腫、炎症、痛みを軽減します。サブスタンスP、ヒスタミン、プロスタグランジンなどの発痛物質が排出されて、うっ滞も軽減することに加えて、ドーパミン、セロトニン、オキシトシンなどの「気持ちよい」ホルモンが分泌され、さらにエンドルフィンからの鎮痛効果も複合することも考えられます。

むくみが軽減すると痛みが楽になるだけでなく、同時に、体がポカポカと温かくなるという声をクライアントからよく聞きます。それは、滞っていたものが流れて体循環が促進されていることが考えられます。

リンパドレナージュ（マッサージセラピー）の次にリハビリ運動（エクササイズ）を行えば、痛みや、（感情面の）苦痛が減ったポジティブな状態で、リハビリを行うことができます。痛みと炎症と浮腫のある体の部位を使って、患者に精神的な苦痛を感じさせながら、運動させるのはナンセンスで、逆効果になりえます。これは、理学療法士だけでなく、作業療法士、柔道整復師、スポーツトレーナー、マッサージセラピストといった人たちにも、知ってほしいプロトコールです。

伝統的なリハビリテクニック traditional rehab techniques

フィジオセラピストとのエクササイズセッションは、スポーツトレーナーなどとのトレーニングセッションとは大きく異なります。体の症状を改善するという目的を持った医師の処方による医療行為だからです。

フィジオセラピストは、患者と密接で長いリレーションシップを持ちます。セッションの中では、セラピストは患者さんに、運動する理由と目的を繰り返し説明しなければなりません。また、患者さんを安心させ、励まし、やる気を起こさせるよう、日々接するので、フィジオセラピストは、心理療法士としての役割もあります。

リハビリには水中で行うものもあります。私は、水中で行うリハビリを「ウエット・リハビリ」、水中で行われないすべての技術を「ドライ・リハビリ」と呼んでいます。マッサージ、電気、ウルトラサウンド（音波）、冷温湿布などのような痛みを和らげる療法は、必要であれば「ウエットまたはドライ」リハビリの前に行うほうがよいでしょう。

それでは、伝統的なリハビリテーションについて、みていきましょう。ここでは、主な7種類を順に紹介していきます。技術的なもの、体以外の何かを使うものなど、さまざまですが、すべてフィジオセラピーです。7種あるうちのはじめの4種は、キネジセラピーになります。

キネジセラピーは、リウマチ学のリハビリにおいても重要なプログラムで、筋力を上げて、拘縮した関節の可動域を回復させるために行います。

1　モビリゼーション（モビライゼーション Mobilization）

モビリゼーションは、理学療法士さんや学生さんから、「わかっているようで、実はよくわからない」と質問される言葉の一つです。

まず、モビリゼーション、マニピュレーション、リハビリテーション、コーディネーション、インテグレーション、プロプリオセプションのように、「ション（-tion）」で終わる英語は、フランス語が語源であることを覚えておいてください（これ以外にも多数ある）。

英語は、複数の言語を基につくられた言葉ですが、多くのフランス語が借用語となっています。フランス語の単語が英語として使われるようになったとき、本来持っていた意味より単純になったり、または意味が変わってしまったりすることがあります。日本語が外国へ行ってその国の言葉になった場合を想像してもらえると、わかると思います。

日本では筋膜を表す言葉として使われる「ファッシャ」も似たように感じます。

では、モビリゼーションには、もともとどんな意味があるのでしょうか。

mobilization は、ラテン語の mobilis（動かすことができる、移動可能な）、およびフラ

ンス語の mobilisation（「動員、動かす」「動き出す」）からきています。

たとえば、ボディビルダーはコンテストで、「自分の筋肉をモビライズして見せている」といえます。私たちのすべてのアクション（動作）が、筋肉、筋群、手足などをモビライズすることを必要としています。

モビリゼーションがリハビリとして使われると、より治療としての意味合いが強くなります。セラピストが関節機能を改善するために行うダイナミック（動的）エクササイズと関節可動域訓練（ＲＯＭエクササイズ）は、モビリゼーションになります。

なお、モビリゼーションにはさまざまな種類があります。のちほどご紹介します。

2　姿勢　ポスチャーズ

これはスタティック（静的）テクニックです。体の一部または脊柱のポジションが、変形していたり、姿勢が悪い場合に、正しい姿勢に導くことを目的とします。体は、重力や悪い姿勢（悪い習慣）と抗いながらも、よりバランスの取れた正しい姿勢を取り戻そうとします。

3　維持と強化のエクササイズ

これは、筋力の維持と強化をしたい場合に行うエクササイズです。アイソメトリック（等尺性筋収縮）、アイソトニック（等張性筋収縮）、アイソキネティック（等速性筋収縮）、またはそれらのコンビネーションで行います。

通常は、安全性を考慮して、アイソメトリックまたは、強度を低くしたアイソトニックで行うことが好ましいでしょう。エクササイズの強度と時間、レジスタンスエクササイズ（アネロビック）、持久性トレーニング（エアロビック）も合わせてプログラムを組み立てます。

4　感覚（神経）、運動（神経）の再プログラミング

メディカルリハビリテーションは、リハビリ運動だけに限定されません。体が得る情報に応じて、運動と動作（モーターアクション）の質を微調整する運動神経のコントロールの改善もまた、リハビリです。エクササイズは、知覚、インテグレーション、コーディネーションを刺激します（インテグレーションとコーディネーションについては145・147ページ）。

プロプリオセプション（112ページ）は、感覚（神経）と運動（神経）の再プログラミングに深く関わっています。

1．クライアントは特定の姿勢または動作をする中で、自分の位置や動き（バランス）を認識することを学習します。

2. クライアントはインバランスを感じ、体はそれに反応し、次にとるべき姿勢を予測することができます。
3. クライアントは、自発的にコントロール（バランスをとろうと）します。

Let's トライ！

イラストのポーズをとってみましょう。

呼吸を整えてゆっくり行います。バランスを上手にとれるでしょうか。指先から、手首、肘、肩、頭部、背中、胸、腹、腰、大腿、ふくらはぎ、足の指先まで、各部位の位置や動きを感じてみてください。ゆっくり10カウントしながら、左右の足でやってみましょう。

次に、目を閉じてトライ！

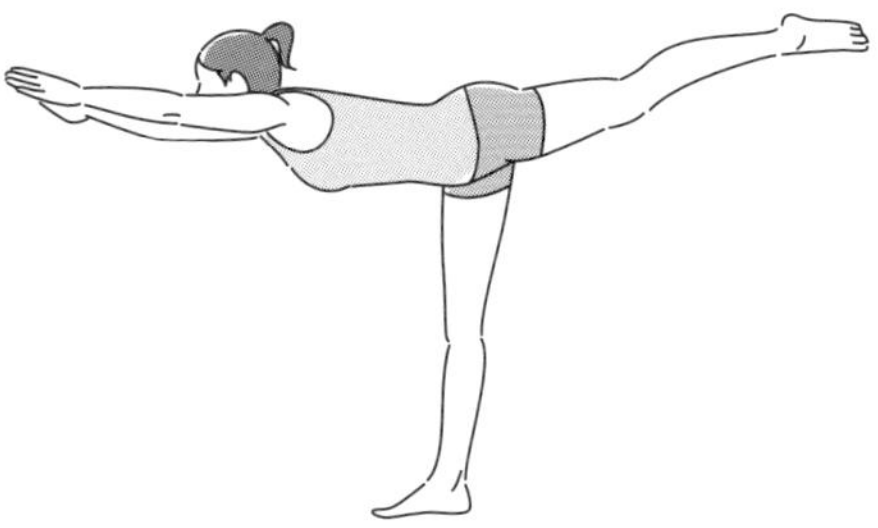

5 フィジオセラピーのための機器

フィジオセラピーの定義では、身体的な問題を治療するために、温熱、寒冷、レーザー、電気刺激、超音波、水などの可能な物理療法機器を使用します。

サーモセラピーは、冷・温熱を利用する科学です。日本では、温熱または寒冷療法として物理療法の治療法とされています。これは、フィジオセラピーの中では最も古く、古代から使われている自然のエレメント（火・水・土など）を用いた方法で、非常に効果的です。

外傷後の炎症には冷やすこと（0℃または氷点下の温度）がよいとされていて、救急の応急処置キットには寒冷療法のための機器が、必ず備えられています。実施は、間接的に行い、凍傷を避けるために皮膚保護が必要です。

冷やす目的は、痛みや筋スパズムを軽減することです。温熱は、血流循環や代謝反応が上がり、また、神経への影響もあるとされていますが、45～55℃の温熱の適用は、目的と療法に従って、慎重に行う必要があります。（タオルなどを用いて）冷やすことは、通常、傷を負った直後に応急処置として適用され、温める（温熱）のは、浮腫液が吸収されたあとに適用します。

NOTE

正しい技術で実践できれば、**リンパドレナージュ**は、サーモセラピーがもつ効果と同様な効果が得られます。浮腫液を排出し、炎症を緩和、痛みを止め（ゲートセオリー）、血液・リンパ循環、免疫、神経系ほか、さまざまな器官と相互につながり、さまざまなよい影響をもたらします。

6 作業療法（Ergothérapie / Occupational-therapy）

作業療法はフィジオセラピーの一分野です。理学療法と作業療法の仕事は、ロジカルに連携しています。作業療法でフォーカスするのは、体の回復そのものより、患者を自身のライフスタイルに再び適応させること、その際の安全と快適さをもたらすことです。これは、ラテン語のリハビリテーションに近い意味になります。

適応と能率性の探求は、まさに作業療法士の仕事で、患者を取り巻く環境へ最大限に患者を適応させていきます。また、作業療法士のミッションには、患者の周囲の人々へ助言することも、非常に重要です。フランスでは、作業療法士は、企業の労働安全のコンサルタントも務めています。

英語では、作業療法をOccupational therapyといいます。直訳すると、職業・職務セラピーです。日本では、作業療法や作業療法士をOTとも呼びます。

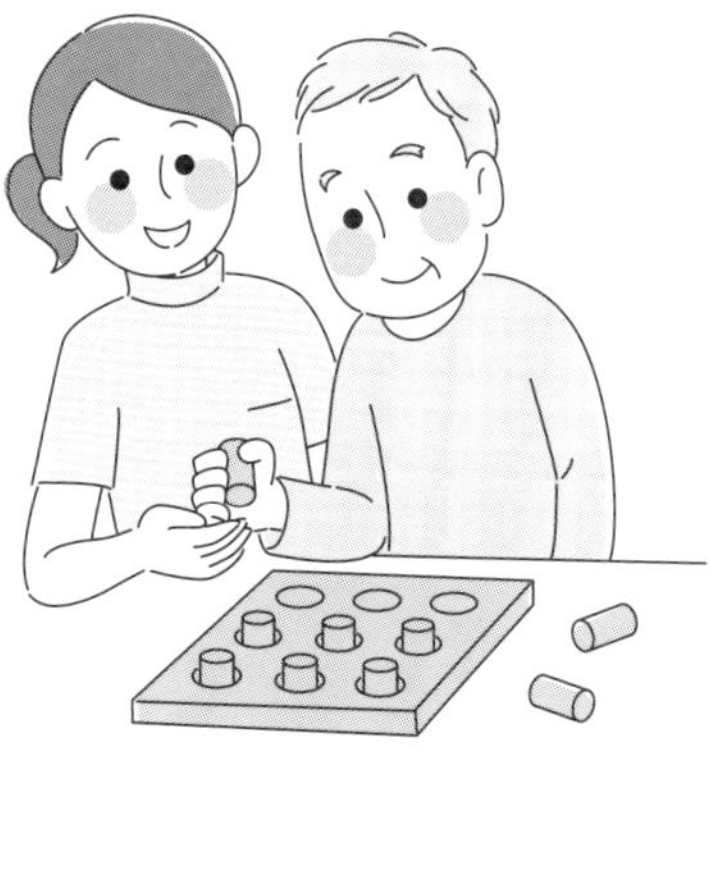

フランスなどのラテン語を話す国では、作業療法をErgothérapie（エルゴテラピー）といいます。仕事や活動を意味する「エルゴ」と「エルゴノミー（それを使う人のためへのシステムの適応）」が一つになった言葉です。

最近では、日本でも、人間工学の分野で、エルゴや、エルゴノミーに関係する言葉が使われるようになっています。

自動車の座席シートや、介護ベッド、オフィスデザインなど、幅広く使われているようです。

これらからも、エルゴテラピーという言葉は、作業療法の職務をよく表していると感じます。

このことを日本の作業療法士さんに話すと、「なるほど、そうなのですね」と、うれしそうにされることが多いです。

7　装具とブレース

装具はブレースとも呼ばれます。体の一部を安定化、または固定化して変形を防止し、けがから保護したり、機能を補助したりするために、体に装着するものです。装具は、腕（アームスリング。腕つり用サポーター）、脊椎（コルセット）、指、股関節、膝、足首の装具など多岐にわたります。

装具は、ゴム、革、帆布、ゴムの合成繊維、プラスチックなど、さまざまな素材からつくられています。装着することで、固有感覚や安定性を維持、改善し、日常生活を向上することを目指しています。

作業療法士は、装具の製作にあたっては、理学療法士よりも専門性が高いです。ブレース装具はプロテーゼ（補綴《ほてつ》）とは異なります。プロテーゼは、体の欠損している部分を補う人工物で、体の表面、または内部に埋め込まれます。

モビリゼーションのいろいろ Mobilization

フィジオセラピーの代表的なものであるモビリゼーションは、関節、筋肉、軟部組織、神経に関係します。またマッサージとマニピュレーションも、滑液、血液、リンパの循環を改善し、神経を解放するために行われるモビリゼーションです。

セラピストによって、**すべてのモビリゼーションが患者さんに対して行われる場合、それはパッシブ（受動的）モビリゼーションです。患者さんがセラピストのサポー**

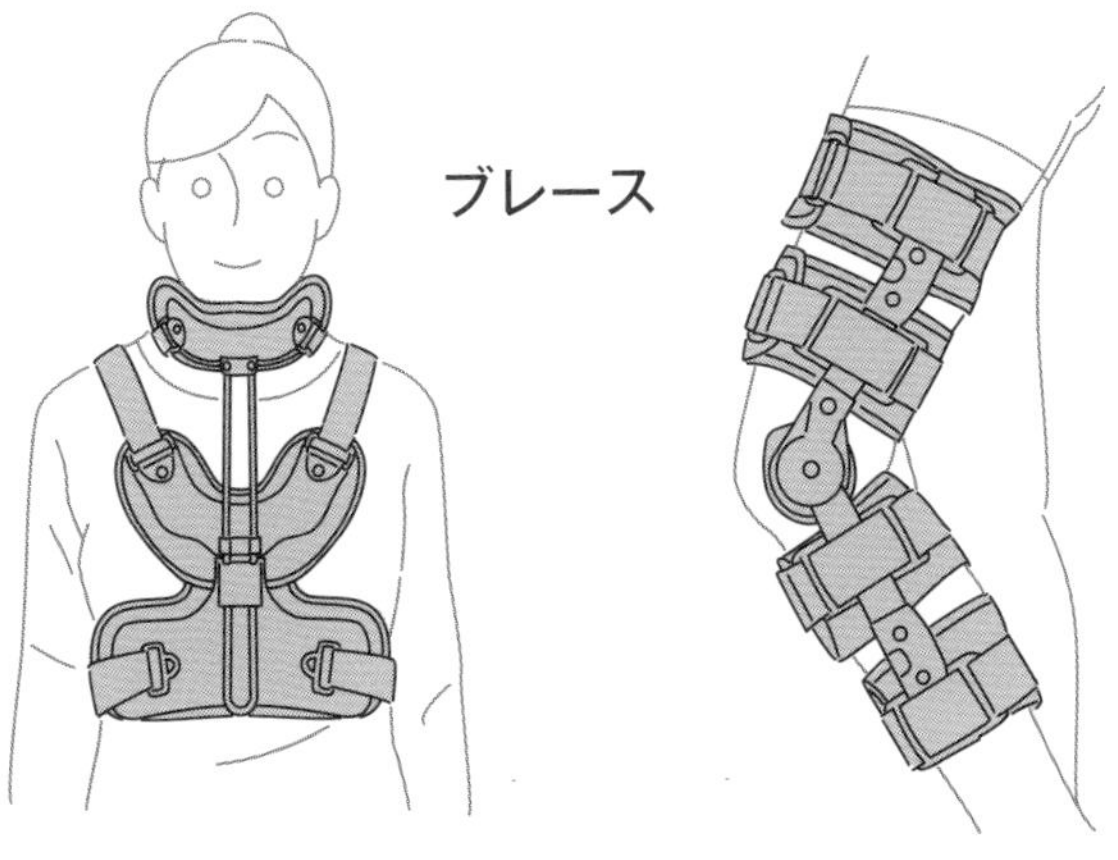

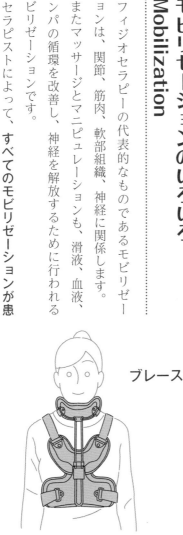

トを受け、何らかのモビリゼーションを行うことができる場合、それはアクティブ（能動的）モビリゼーションになります。

実際、リハビリでは、症状を回復させるためのさまざまなモビリゼーションの手技が開発されています。モビリゼーションの徒手療法を施す際に、「モビリゼーションとは何なのか？」という根源的な意味を知ってもらい、自信を持って手技を施していただけると、うれしいです。

それでは、さらに、モビリゼーションについて見ていきましょう。

レジスタンスエクササイズ
Resistance exercise

レジスタンスエクササイズとは、筋肉に抵抗をかける運動のことです。これは、リハビリで

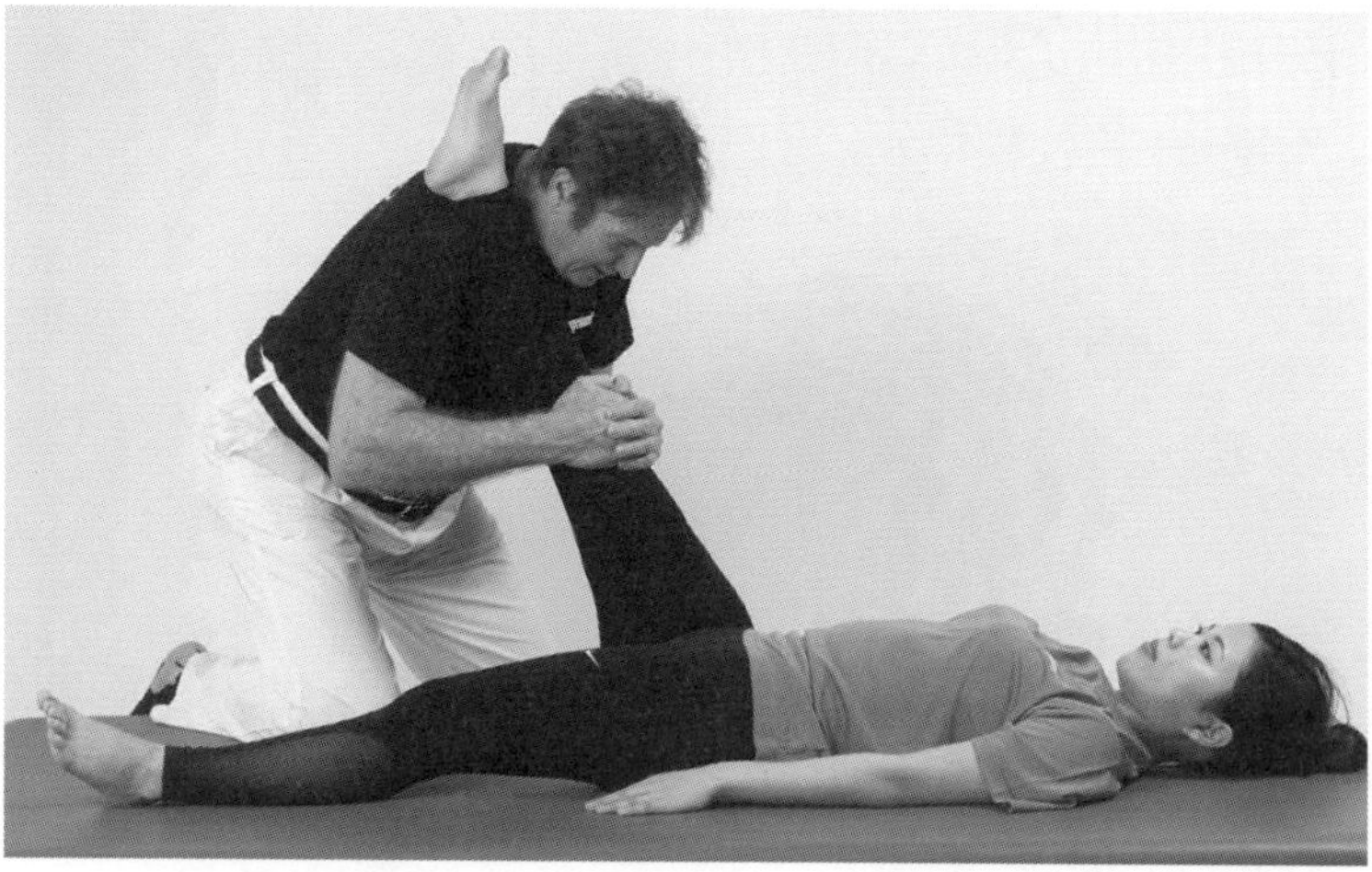

セラピストが患者の脚部をモビライズする

使われるアクティブ（能動的）モビリゼーションの代表的なものです。

レジスタンスエクササイズの一つであるＰＮＦ（Proprioceptive Neuromuscular Facilitation 固有受容性神経筋促進）は、１９４０年代にアメリカの神経生理学者 Herman Kabat によって創出されたメソッドで、日本ではよく知られているようです。

レジスタンスエクササイズは、機能解剖学と神経生理学に基づく運動です。主に四肢（手足）に対して行われ、アイソメトリックコントラクション（等尺性収縮）またはアイソトニックコントラクション（等張性収縮）により、段階的にリラックスさせていきます。シンプルに表現すると、さまざまな筋反射を誘発することで、筋肉と関節に働きかける効果的な手法です。

このエクササイズは、医療分野を超えて、スポーツトレーナーやアスリート自身のセルフケアのほか、健康増進のために高齢者へも推奨されています。実際には、さまざまな種類のエクササイズがありますが、基本的な概念は同じです。

これは、筋肉をストレッチしたり、筋肉へ負荷（重さ）をかけたりすることで、筋スパズムを治療し、筋のインバランス（筋不均衡、アンバランス）修正、筋肉の柔軟性と関節の可動性、筋量の増加、筋力・持久力の向上、リラックスなどを促進することができるものです。

私はフランスやアメリカの患者だけでなく、何十年にもわたって、レジスタンスエクササイズを私自身にも行っています。レジスタンスエクササイズには、同じような名前や手法が多くあってわかりにくいので、次に、私の分類名で紹介しましょう。

1　コントラクト・ホールド・リラックス　Contract-hold/relax

アイソメトリックコントラクション（等尺性収縮）で行います。強い収縮が解放されるとすぐに筋肉が抑制されて弛緩するという、アイソメトリックリラクゼーション（等尺性収縮後の弛緩）の理論に基づいています。

このテクニックは、ターゲットの筋肉に直接適用します。筋肉は、抵抗に逆らって収縮し、関節の動きはありません。

2　コントラクト・ムーブ・リラックス　Contract-move/relax

アイソトニックコントラクション（等張性収縮）で行いますが、わずかに等張性が変わり、関節角度の変化が起こります。コントラクト・ホールド・リラックスと同様の結果をもたらしますが、動きがあるために、コントロールが難しくなるケースもあります。

初めて行うクライアントにとっては、アイソメトリックコントラクション（等尺性収縮）はキープすることが難しいでしょう。または、力を入れすぎてしまうケースが多いです。そのような場合は、セラピストは抵抗を少しゆるめ、わずかな動きをつくり、アイソトニックコントラクション（等張性収縮）を促します。

3　コントラクト・リラックス（拮抗筋）　Contract/relax the antagonist

これは、相反性抑制（Ia抑制）、またはReflexive antagonism（反射的拮抗作用）とも呼ばれます。1、2のコントラクト・リラックステクニックとは対照的に、リラックスさせたい筋の反対側の筋肉（拮抗筋）で行います。原理は、筋肉が収縮すると、その拮抗筋は、スムーズな動きを可能にするために、自動的に（反射的に）弛緩されるという生理学的プロセスに基づいています。

ここでも、1、2と同様に、アイソメトリックコントラクション（等尺性収縮）、アイソトニックコントラクション（等張性収縮）の両方で行うことができますが、拮抗筋では、わずかな動きがあるコントラクト・ムーブ・リラックスほうが、クライアントが理解しやすいようです。

私は、場合によって、1と3を組み合わせた4番目の手法を使うこともあります。それは、「コントラクト・ホールド・リラックス」でスタートし、その直後に、セラピストが押すことをクライアントは助けて、「拮抗筋の収縮」をします。これは、神経と筋肉へのチャレンジとなって難しいので、アスリートやとても元気な人にのみ行います。

結論として、ボディワーカーには、1コントラクト・ホールド・リラックスと、3コントラクト・リラックス（拮抗筋）をすすめます。これらは、より簡単で安全で効果的です。弱い力（収縮）でスタートして、徐々に力を入れるよう、クライアントに指示してください。しかし最大パワーは50%を超えないようにしてください。

NOTE

筋肉は精神的緊張や、体への神経刺激によって、無意識に収縮することがあります。これらのように意識して収縮させることは、無意識に起こっている収縮を「リセット」する可能性があります。

レジスタンスエクササイズ①

ターゲットマッスル
股関節伸筋（大臀筋・ハムストリングス）**と**
膝屈筋（ハムストリングス、下腿三頭筋など）
Hip-extensors (Gluteus/hamstrings) and knee-flexors

❶
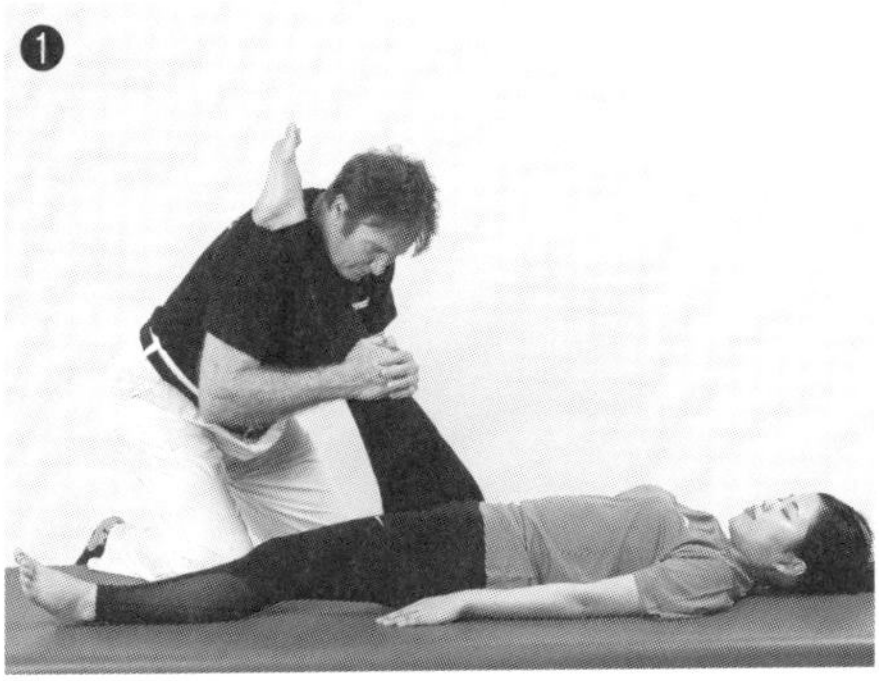

◆仰臥位（仰向け）で行います。
セラピストは、クライアントの膝をまっすぐ伸ばした状態になるようにして、無理のない姿勢で足を肩に置く。膝関節を伸ばしたままで、これ以上行くと膝が曲がりはじめるというところ（膝の屈曲が始まり抵抗を感じるところ）まで脚を持ち上げる。

❷
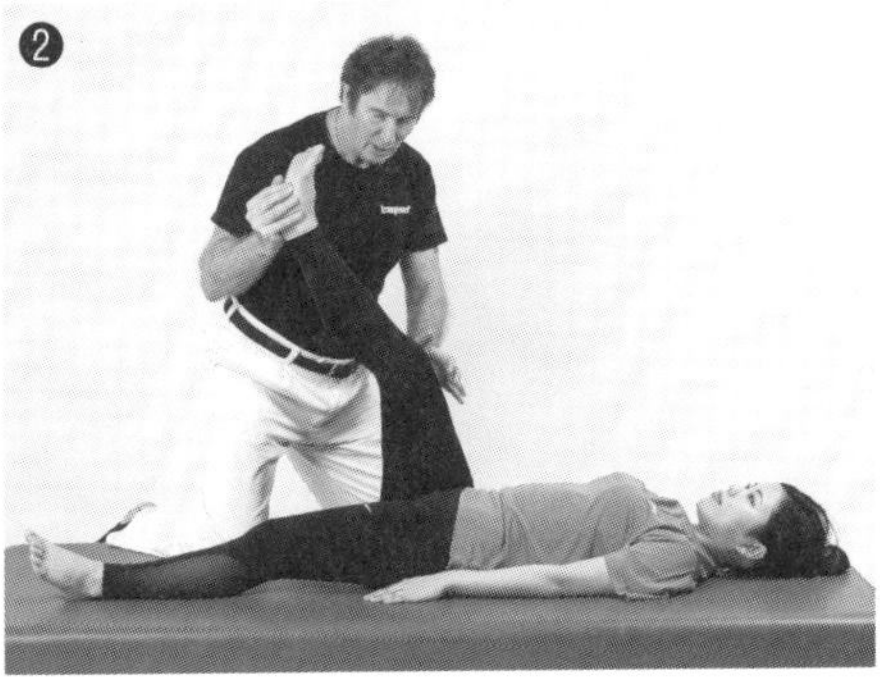

抵抗を感じるポイントを確認する。

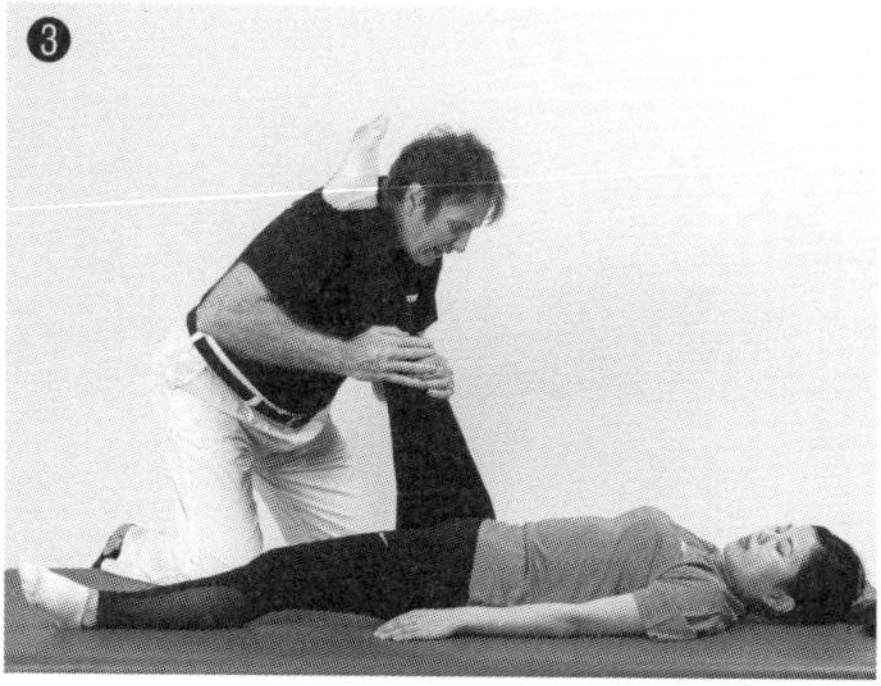

膝関節をまっすぐに伸ばすために、抵抗ポイントより少し下へ戻し、クライアントに、筋肉に力を入れて脚をベッド方向へ下げるよう（セラピストの肩を押し下げるよう）に声をかける（空手のかかと落としのイメージ）。

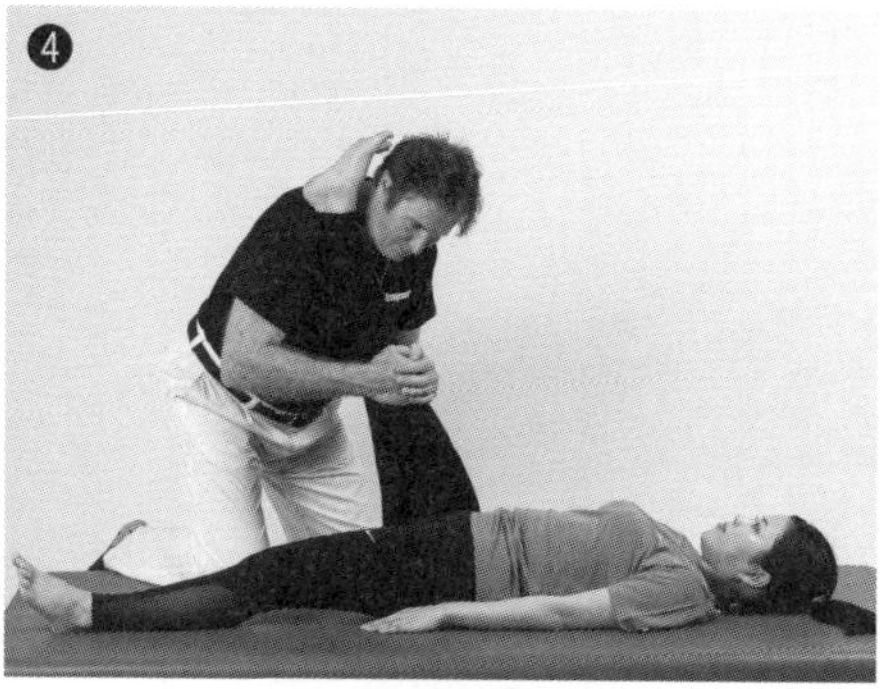

押し下げる筋肉へ入れる力は、約20％で、5～10秒間キープする。

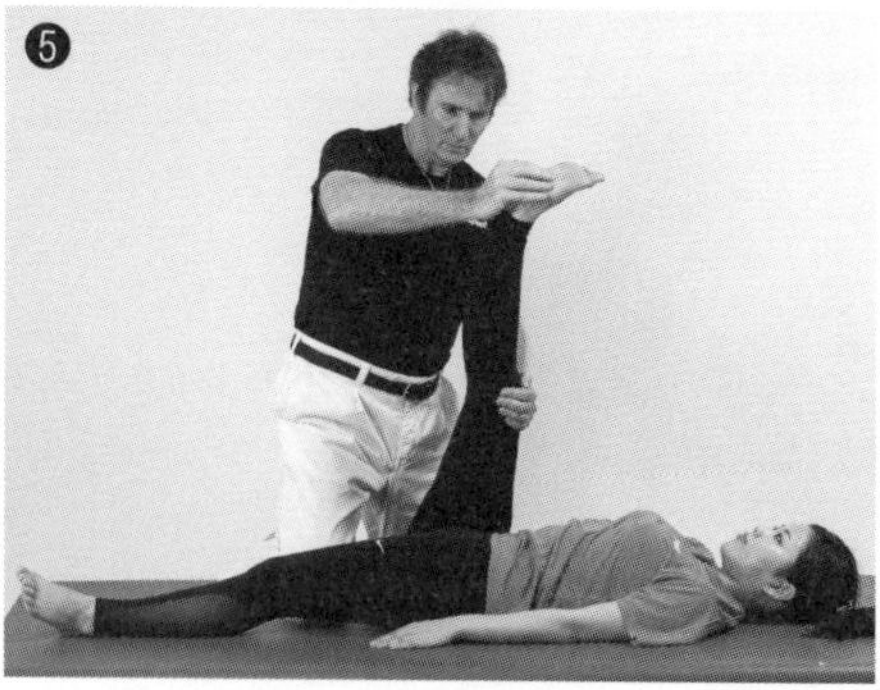

クライアントにリラックスしてもらい、足を頭の方へストレッチして、新しく得られた筋伸張と関節可動域を確認する。これを3～5回繰り返す。ストレッチをはじめたときよりも可動域が広がり、柔軟性が増していく。

NOTE

レジスタンスエクササイズは、かたい（縮んだ）筋肉をストレッチして、筋スパズムを改善し、よりよい機能へ導くことを目的としています。セラピストは、収縮性組織（筋、腱、筋腱移行部・腱骨膜移行部など）の状態と力、この両方を確認することができます。

力が入らないときや痛みが発生する場合は、組織に問題がある可能性があります。

コントラクト・ホールド・リラックスでは、主に柔らかい収縮性組織の状態を確認することができます。不活性（関節包、靱帯、軟骨、骨などの非収縮性組織）には、パッシブ（受動）リハビリ、ジョイントムーブメントが適しています

注意 WARNING

大腿四頭筋のストレッチ、股関節の屈曲と伸展は、かたく収縮した大腿四頭筋では達成が難しい場合があります。よい結果を得るために、多少力が必要になるケースもあります。

膝に問題がある場合は、この運動を避けるか、慎重に行う必要があります。そのため、このエクササイズは、資格のあるセラピストのみが行う必要があります。膝を曲げるときに膝に痛みがある場合は、膝関節に問題がある指標になります。

レジスタンスエクササイズ②

ターゲットマッスル 膝伸筋（大腿四頭筋） knee extensors (Quads)

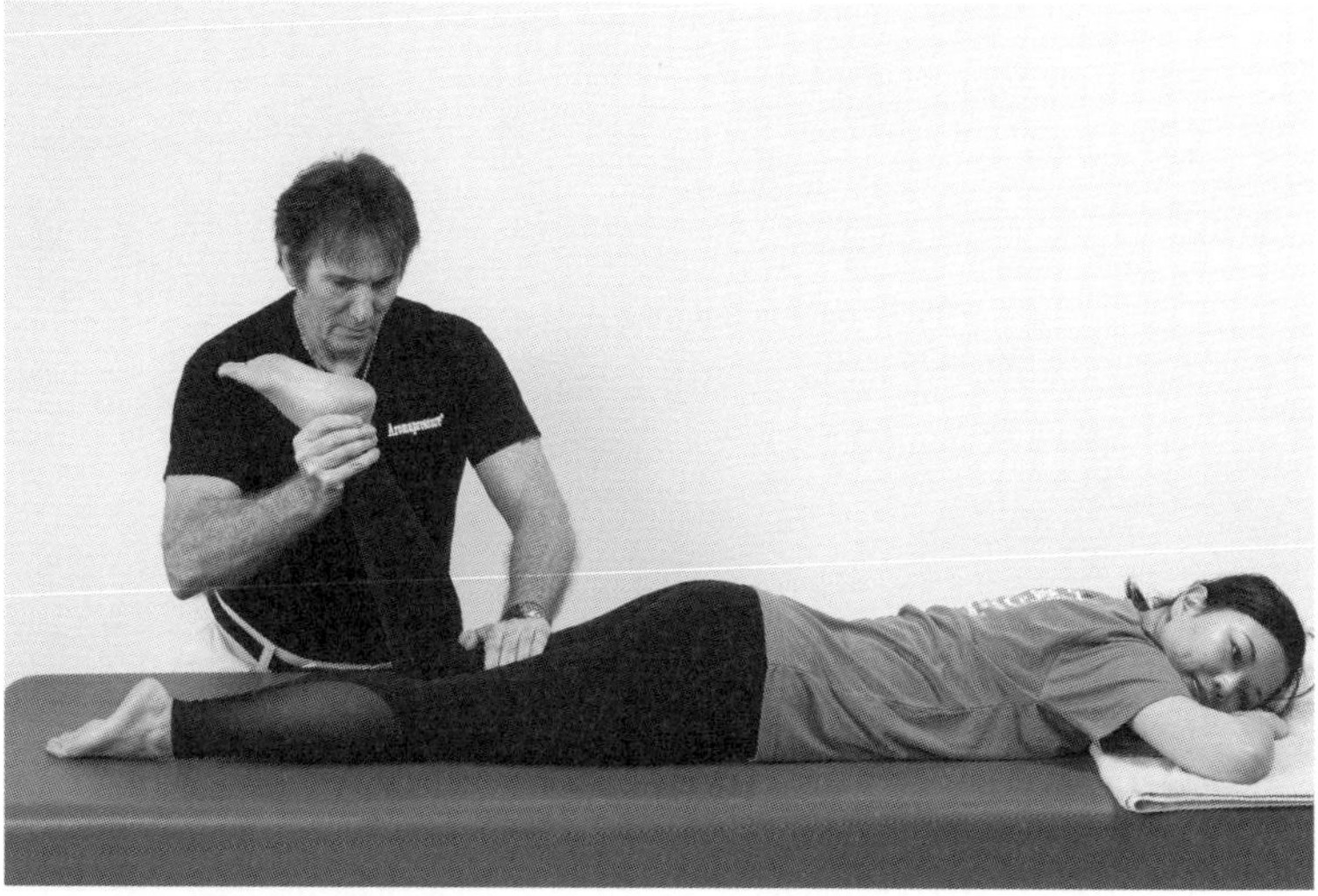

セラピストは、注意深くクライアントのかかとを臀部へ近づけて、大腿四頭筋の筋緊張と股関節の伸展を確認する。
次に、大腿四頭筋を意識しながら、セラピストの抵抗に対して脚を伸ばすように（大腿四頭筋を収縮させるように）声をかける。前蹴りをイメージしてもらうとよい。約20%のパワーで、5～10秒間キープする。リラックスしてもらい、かかとを臀部に近づけ、新しく得られたストレッチ幅（筋伸張と関節可動域）を確認する。これを3～5回繰り返す。

レジスタンスエクササイズ③

ターゲットマッスル 股関節屈筋（主に、腸腰筋・大腿直筋） Hip-flexors

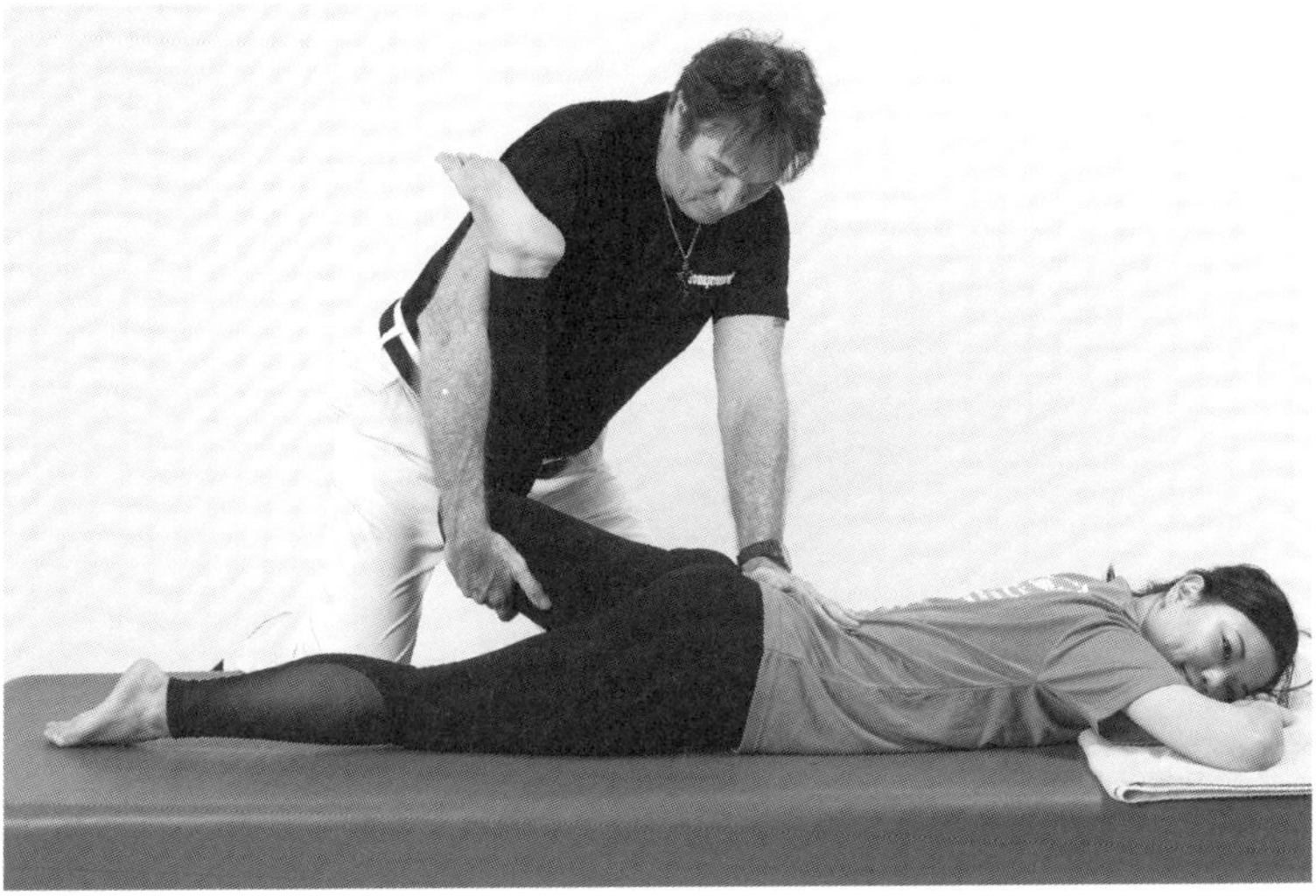

仙骨部に手を置いて腰を安定させながら、もう一方の手で大腿部（太もも）を持ち上げて、股関節をストレッチ（伸展）させる。次にクライアントは抵抗に対して、膝を腹部へ近づけるように股関節を屈曲する（イメージはひざ蹴り）。約 20%のパワーで 5 ～ 10 秒間キープ。リラックスしてもらい、太ももの新しく得られたストレッチ幅（筋伸張と関節可動域）を確認する。 3 ～ 5 回繰り返す。

NOTE

腸腰筋と大腿直筋は股関節の屈曲に関わる主な筋肉（屈筋）です。 これらの筋肉はしばしばかたくなったり、短縮したりして、骨盤が前に傾き（骨盤前傾）、腰の問題を引き起こします。

このエクササイズは、243 ページの大腿四頭筋のエクササイズと同様に、腰の筋スパズムや筋緊張を和らげるのに役立ちます。

レジスタンスエクササイズ④

コントラクト・リラックス（拮抗筋） Contract/relax the antagonist

ターゲットマッスル ハムストリングス

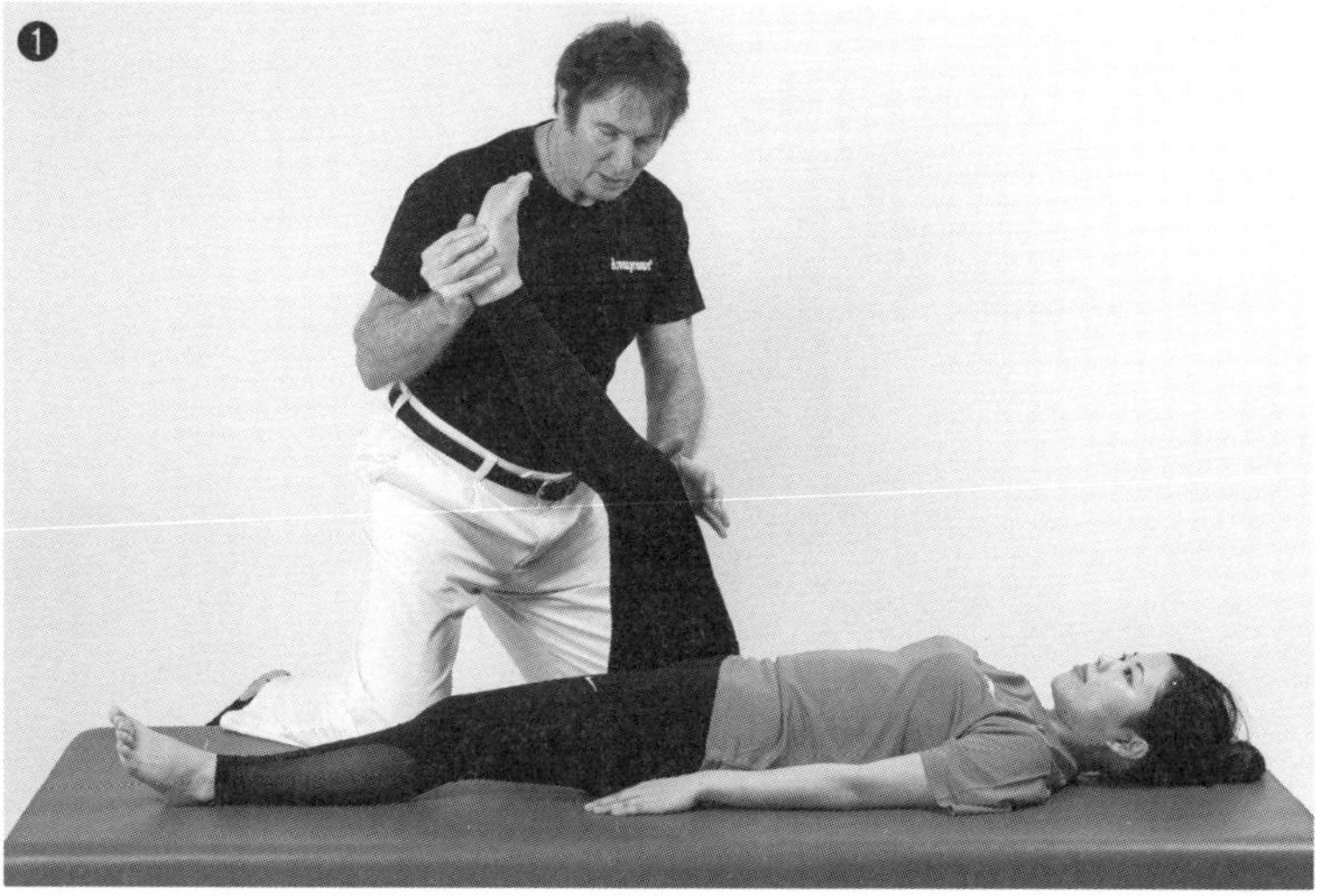

ここでは、クライアントには、ターゲットとする筋肉の「逆側の」筋肉を収縮させてもらう。それにより、ターゲットの筋肉を弛緩させる。 たとえば、ハムストリングスの弛緩を得るためには、大腿四頭筋を収縮させる。屈筋をリラックスさせたい場合は、伸筋を収縮する必要がある（逆も同様）。セラピストは、膝と足首を支えながら、無理のない姿勢で足を肩にのせていく。

NOTE

関節は相対する二つの筋肉グループによってコントロールされる。たとえば、一方が屈曲すると他方が伸び、一方が一方の方向に回旋すると、もう一方は（回旋できるように）リラックスする。筋肉グループは、滑らかな動きをするために、連動して動作している。

❷
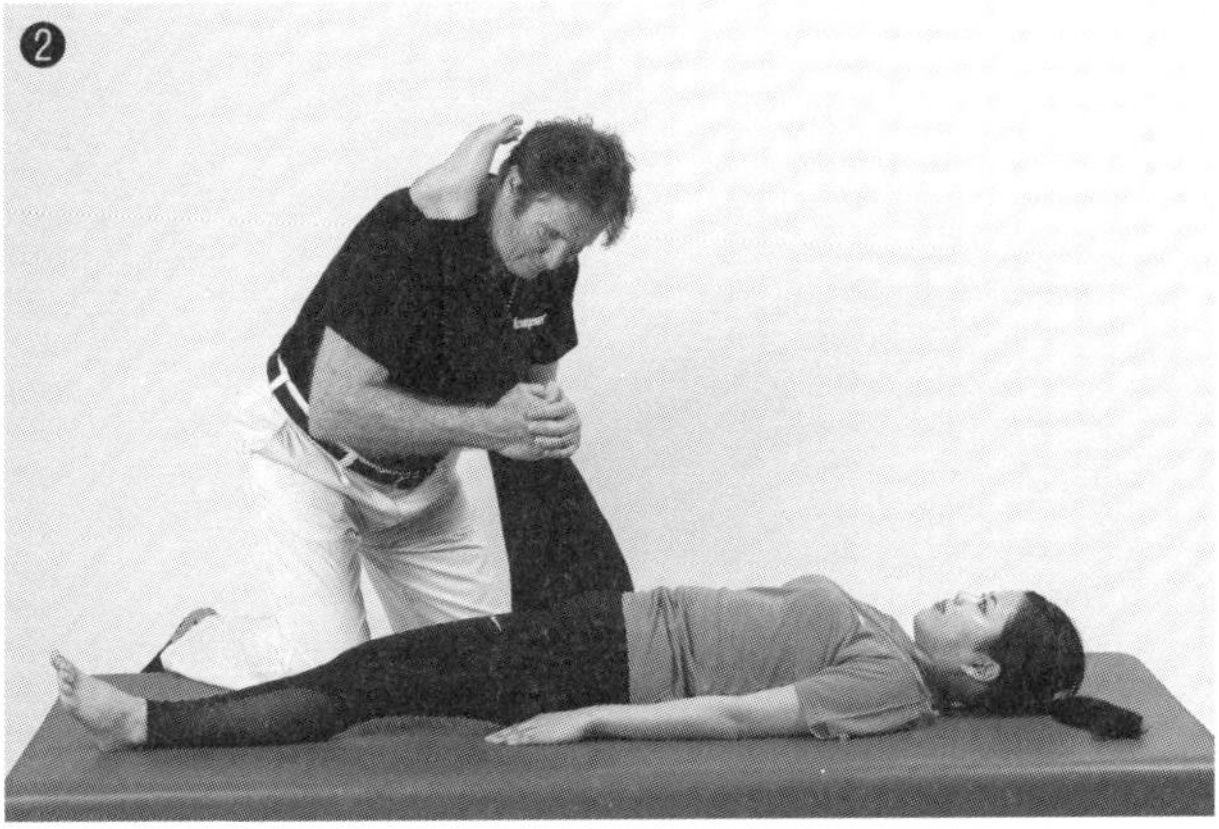

コントラクト・ホールド・リラックスの1番目と同じように、セラピストは両手で膝を支えながら脚を少し下に動かす。ここでは、太もも前面（大腿四頭筋と腸腰筋）に力を入れて、脚を頭部に引き寄せるように声をかける。

❸
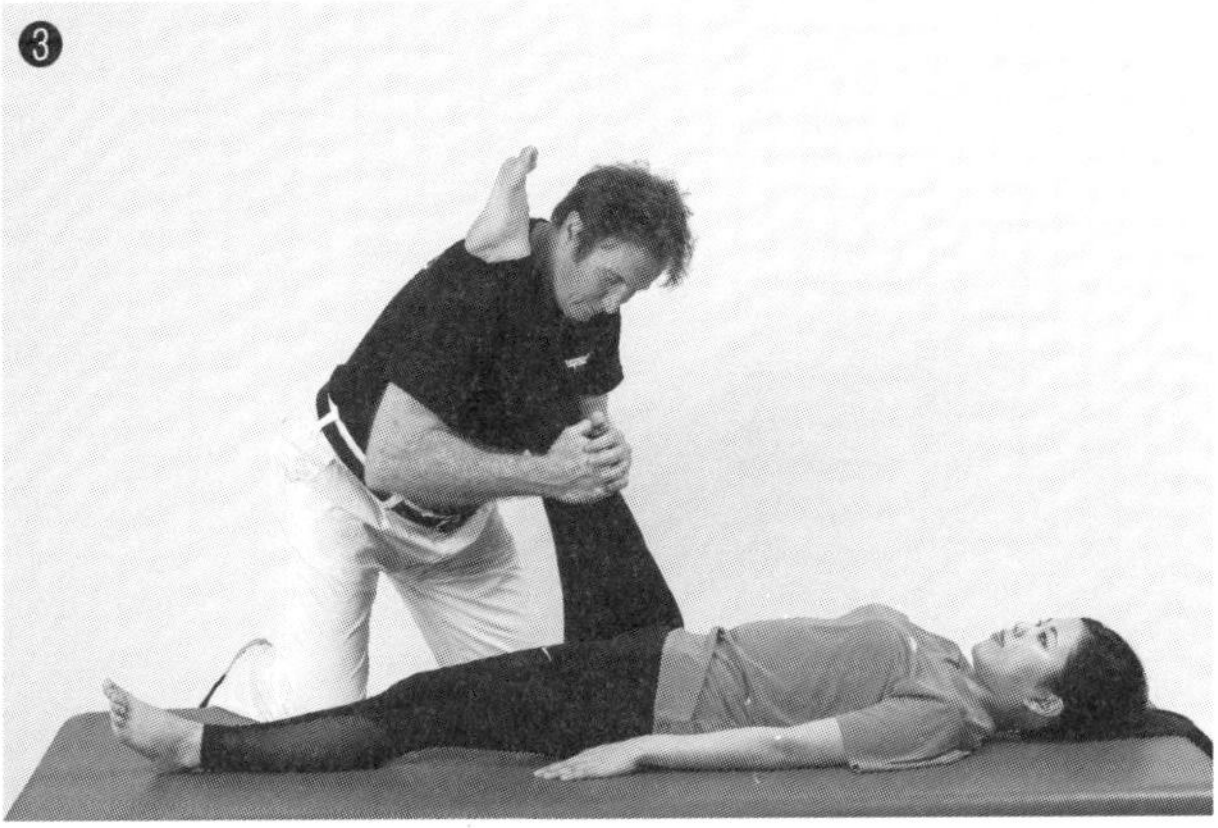

約20%のパワーで5～10秒間キープ。リラックスしてもらい、脚を上に動かして新しく得られたストレッチ幅（筋伸張と関節可動域）を確認する。3～5回繰り返す。

ダニエル先生から一言

レジスタンスエクササイズ（抵抗運動）は、無理のないポジションで伸ばされた状態の筋肉に対して、抵抗（がはじまる）ポイントで行う必要があります。クライアントが出す力は10％を超えないようにすることを推奨する専門家もいますが、アスリートやスポーツ愛好家であっても、筋肉へ入れる力を10％、20％、30％などと指示されて、できる人はあまりいないようです。「50％、半分のパワーでやりましょう！」と言うほうが、理解され、そして、よい結果も得られていたと思います。

「10％」と声をかけると、クライアントはほとんど力を入れません。「20％」のほうが、メッセージは伝わるようです。セラピストは、20％で実施するのが安全でやりやすいでしょう。

カウントは、時計なしで行うのは簡単ではありません。自分で10カウントすると、7秒前後になる人が多いようです。7秒前後であれば、効果的なアイソメトリックコントラクション（等尺性収縮）にほぼ適していてOKといえます。私は、そのイメージで10カウントします。

セルフストレッチは、自分で感じながら、ゆっくり10カウントしましょう。

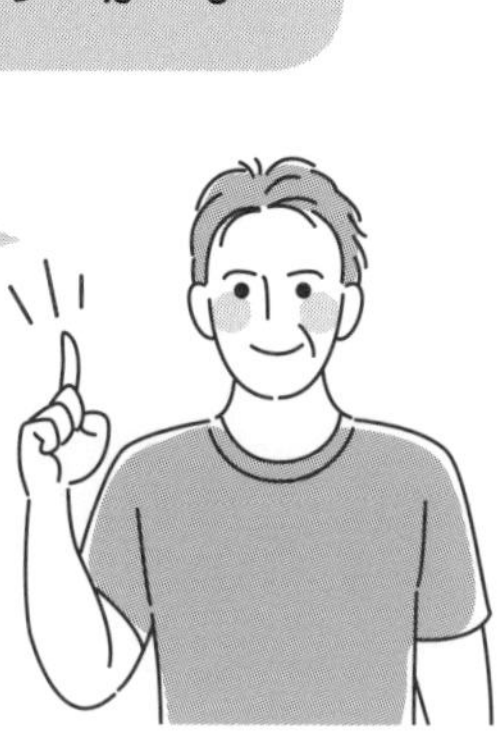

パッシブリハビリ~ジョイントムーブメントの関節運動
Passive-rehab/joint-movement

パッシブ（受動的）リハビリであるジョイントムーブメントは、非常に優れた医学的治療法で、予防と治療の両方になり得ます。

アクティブ（能動的）リハビリのように、筋肉トレーニングや筋肉量を増やすことにあまりフォーカスしていません。むしろリラックスと軟部組織のストレッチを促進させることを目的にしています。

それは関節の血液とリンパの循環、また関節包の滑液（関節液）の分泌を促進します。

こうした理由から、受動的リハビリは、しばしばテラピューティックマッサージ（治療的マッサージ）に関連づけられます。

しかし、時間とマンパワーがかかるなどの理由で、今日では減少傾向にあります。アロマプレッシャーでは、抵抗運動を伴う「マッスルバランス」という全身セッションがあります。そこでは、ジョイントムーブメントも取

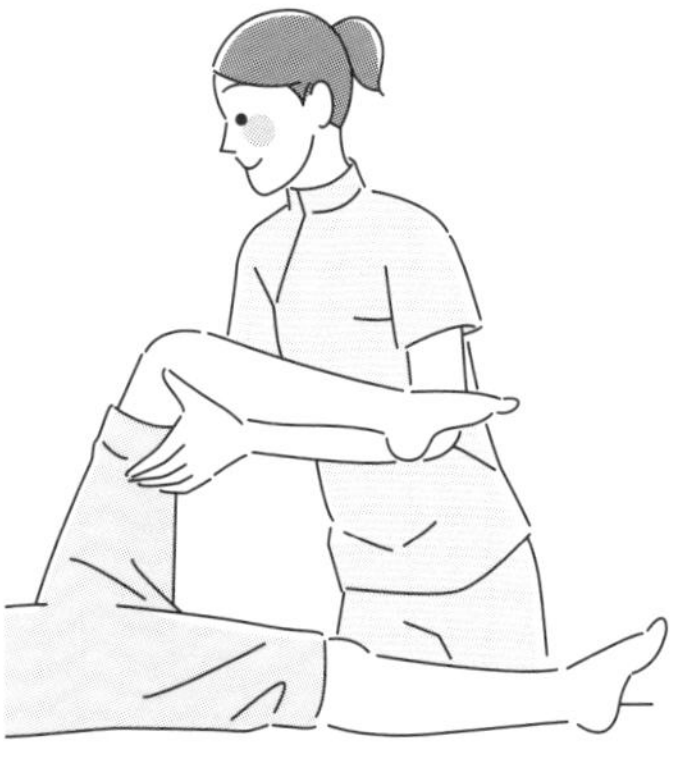

り入れています。

時に、受動的な関節運動は、体に運動ニューロンの反応を引き起こします。反応は、筋収縮か筋弛緩です。したがって、クライアントは動きを予測して、主動筋の筋肉の収縮や、拮抗筋をリラックスさせたりするなどを意識的に助けます。

プロプリオセプション　Proprioception

プロプリオセプション（固有感覚／自己受容感覚）は、空間での体の位置を認識する感覚で、特に手足の感覚により自己を認識することに関係します。通常、潜在意識レベルです。視覚とは関係なく、深部の感覚から感受され、脳で知覚されます。認知とバランスの感覚において重要な役割を果たします。

プロプリオセプションは、スポーツをする人には、「マッスルメモリー」と呼ばれることもあり、スポーツは多くのプロプリオセプションを刺激します。これは、五感ではないのですが、外界や環境からの影響を受けます。目を開けて視界があると、バランスをとりやすくなりますよね。また、呼吸と同じように、自覚・意識することで、プロプリオセプションをメンタルでコントロールすることができるといわれています。リハビリには、この感覚を回復させるためのプログラムがあります。

プロプリオセプションに関係する受容器は、3種類あります。

1 マッスルレセプター（筋受容器）

筋の受容器である筋紡錘は、筋肉の中にあります。その中の線維を錘内筋線維といいます。

錘内筋線維は、神経線維にコイルのようにらせん状に包まれています。これは、筋肉が伸びる速度（伸張速度）と筋肉の長さの変化を感受する使命があります。

筋肉が急速にまたは激しく伸ばされると、二つの反応がおこります。

①一気に筋肉が伸びすぎることを防ぐために収縮

原則はシンプルです。錘内筋線維のコイルが引き伸ばされるとらせん形状も伸び、収縮信号「危険、収縮せよ」が筋肉に送信されます。すると、伸張したらせんの形状は縮んで形を取り戻します。（筋収縮）このプロセスを「伸張反射」といいます。

伸張反射（Stretch reflex）

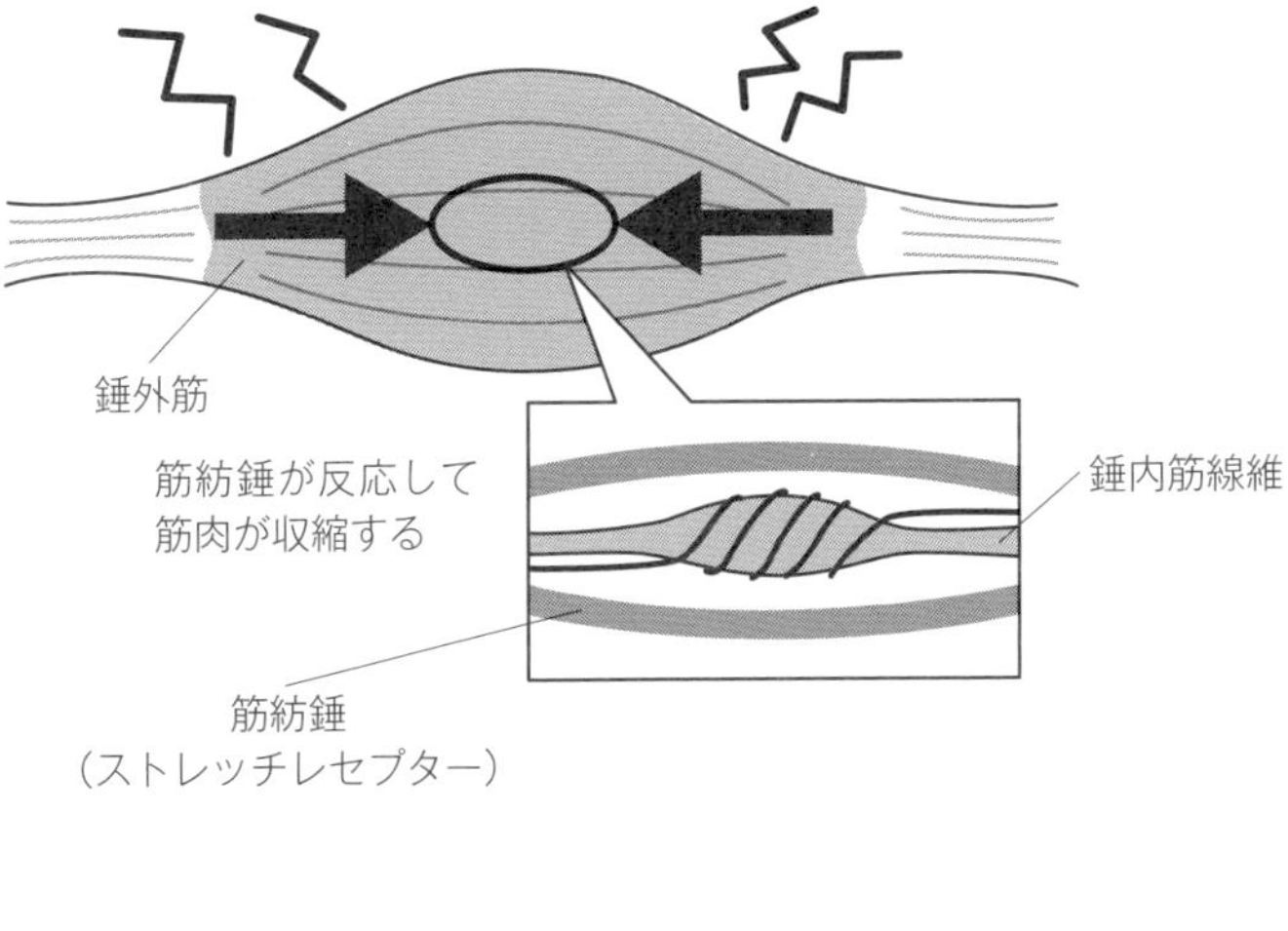

②反射的に拮抗筋が弛緩

これにより、筋肉の損傷が防がれる。相反性抑制（Ia抑制）という（101ページ）。

2 テンドンレセプター（腱受容器）

腱の受容器であるゴルジ腱器官（GTO）は筋肉が腱に付着する移行部に配置されたセンサーです。（動きではなく）過度の筋肉の緊張や伸展によって作動し、同じ筋肉の収縮を減少させるために、アラームを介在させ、ニューロンにリレーします。

ゴルジ腱器官は、筋紡錘とは逆に機能するといえます。ゴルジ腱器官は筋肉の弛緩を生み出し、筋紡錘は収縮を生み出します。

ゴルジ腱器官の目的は、筋肉や腱、関節を損傷や変形から防ぐことです。もし、あなたにとって重すぎるダンベルを持ったら、筋肉はその重さに耐えようとするのに対し、ゴルジ腱器官は「重すぎる、危険！」と判断してダンベルを落とさせます。

ダンベルの重さが適切である場合、最初に筋肉はわずかに長くなりますが、ゴルジ腱器官が、筋肉が「危険」にならない程度に、適切な収縮を生じさせます。ボディビルダーは、ゴルジ腱器官の感受をコントロールして、より大きな抵抗をかけたワークを可能にしながら段階的にトレーニングします。

一般的なストレッチでは、ストレッチしたい筋肉の緊張に対して、ゴルジ腱器官にキャンセルさせるよう誘発する方法が望ましい。それには、「伸張反射を引き起こさないように」ゆっくりと筋肉をストレッチします。

NOTE
・人は緊急事態などの特別な状況では、ゴルジ腱器官を抑制して、車を持ち上げるなどの超人的な力を実現する。
・レジスタンスエクササイズの1、2（100ページ）は、ゴルジ腱器官の機能を用いています（自己抑制／lb抑制）。

3 ジョイントレセプター（関節受容器）

関節の受容器は、手や足の動きやどの方向へ動いたか、また手や足がどこにあるかなど、運動や位置を感知しています。

空手とプロプリオセプション Karate and Proprioception

空手は、体のポジションや認識に関係するプロプリオセプションに、深く関係しています。完全なスタビリティ（安定性）とバランス感覚が必要とされ、これらは、長年の練習で得られ、磨かれます。

プロプリオセプション

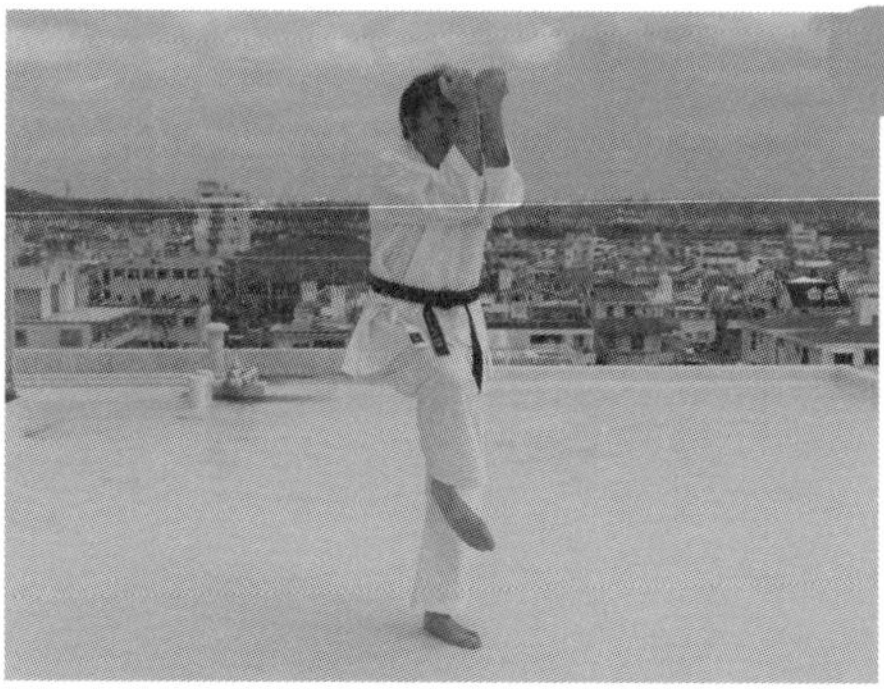

「王冠《わんかん》」という形《かた》は、高度な形で、5段習得者が行う。

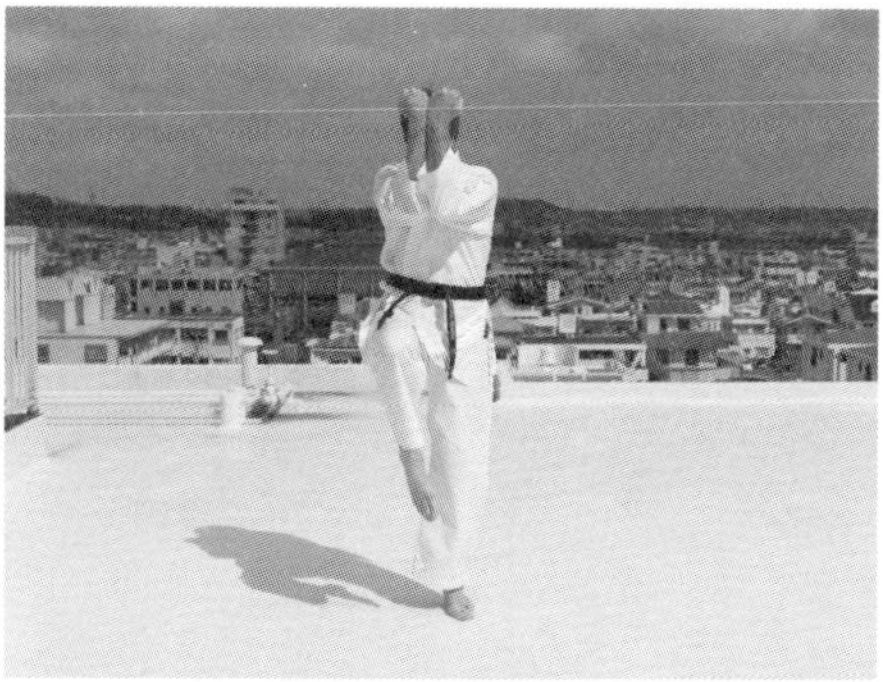

王冠では、視覚が遮断される動作がある。そのため、高度なプロプリオセプションが必要。

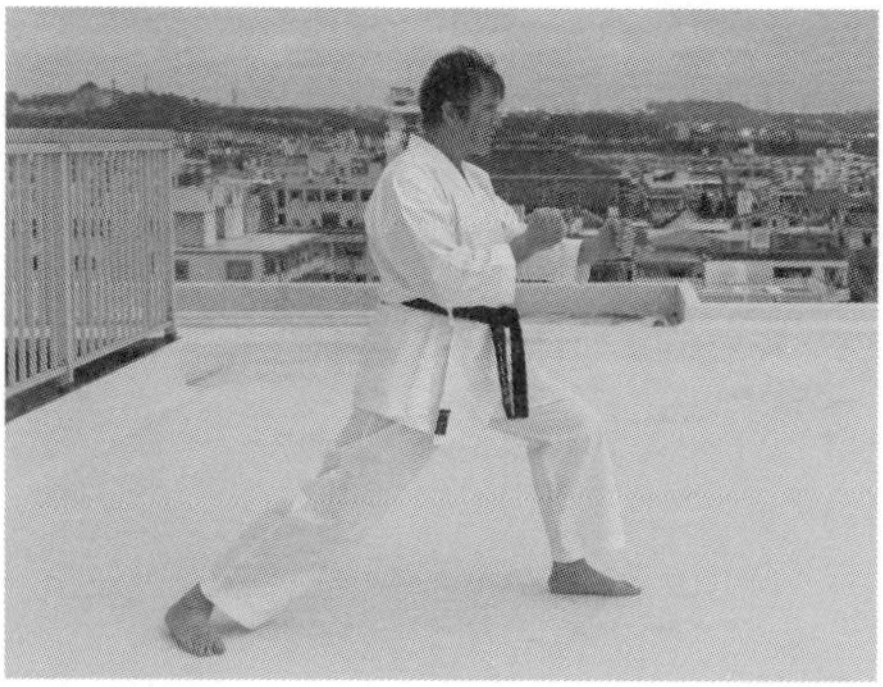

強固な防御の構え（のポーズ）は、プロプリオセプションに関係するスタビリティ（安定性）、そして闘争心（fighting-spirit）。この両方を意識させるトリガーになる。

●安定性＝フィジカル（体）
●闘争心＝マインド（心）

洗練された動きにはむだがなく、実際に行うと、バランスをとるのはとても難しいものです。


構えがなぜ闘争心のトリガーになるのでしょうか？

両手に握り拳《こぶし》をつくって構えてみてください。

「構える」ことで、交感神経系にアラート（警報）が発せられて、武道家は防御状態になり、闘争心を意識するのを感じられると思います（それは「自己催眠」ともいえる）。体の状態は、一瞬で心（精神）へ影響を及ぼすこともわかることでしょう。

キネステジア Kinesthesia

キネステジアは、空間における関節の相対的な位置関係を感じることができる感覚です。ある空間の中で動作するとき、体は、位置や、スピードや方向、振動、重さなどから、どのような動きであるかを感じることで、自分自身を感じ、知ることができます。

キネステジアは、プロプリオセプションの一部です。武道家は、稽古を通してスピード、技の正確性、バランスなどの感覚を磨き、キネステジアを向上させます。

キネステジア

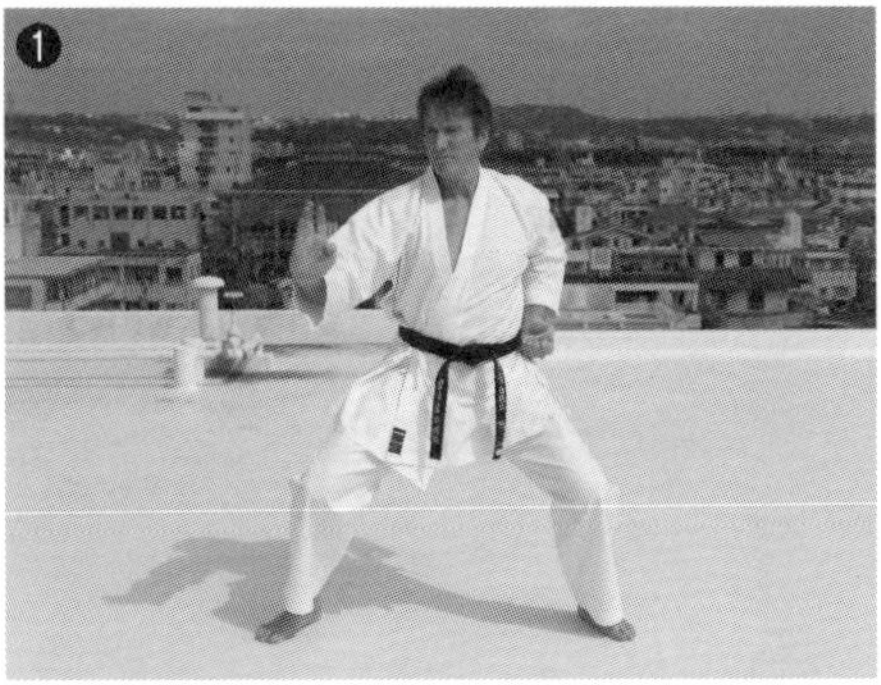

空手の形のトレーニングでは、ポジションを安定させて、動作が進行していく過程を意識して正確さを観察する。

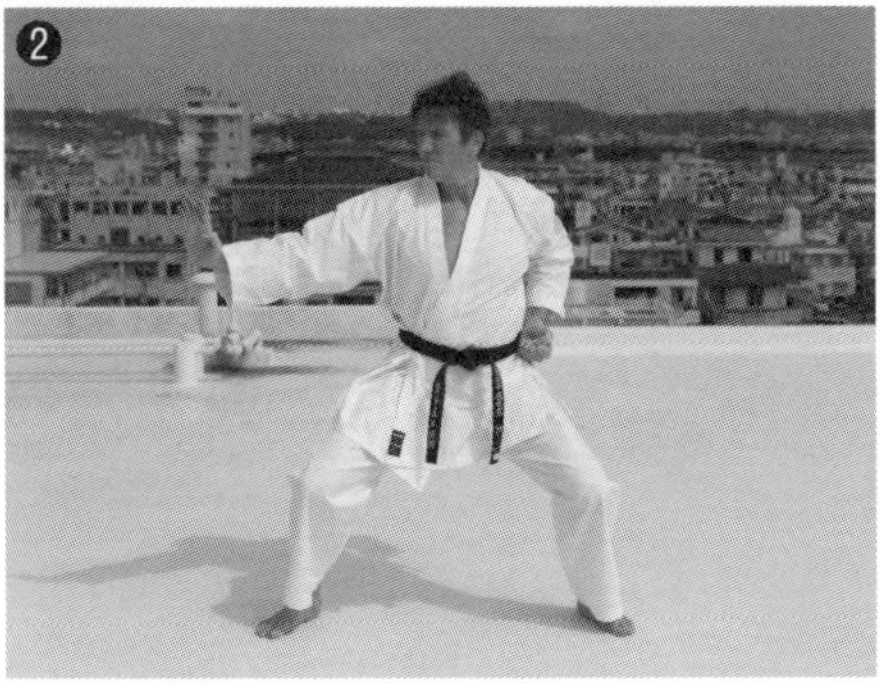

正面に突き出した手と上体を外旋する動作を感じることができる。
腕が移動で描くラインは一直線であるか、ぶれてしまうか、スピードは同じか、加速しているかなど、同じ動きを、目を閉じて行うと意識や感覚が深まり、キネステジアを分析できる。

CHAPTER 4

エクササイズのパワー
THE POWER OF EXERCISES
by ダニエル・マードン

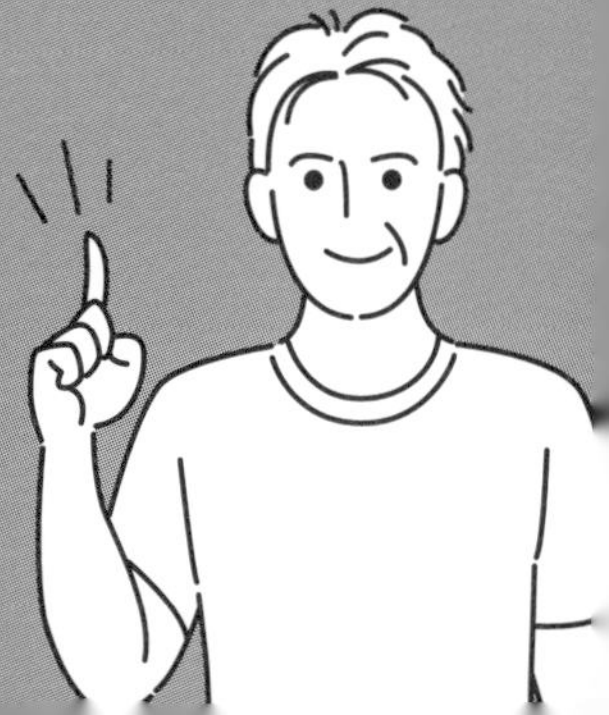

レッドファイバーとホワイトファイバー Red/white fiber

リハビリとスポーツ……その真のパワーを理解するために、解剖学を学ぶことは最低限必要です。同様に、生理学、生化学も重要です。

ここで、筋肉に関することへの理解を深めていきたいと思います。筋肉には、さまざまな分類法がありますが、筋肉の線維を大きく二つに分けて、「レッドファイバー（赤い筋線維）」と「ホワイトファイバー（白い筋線維）」があることを知っていますか？　私たちが、さまざまなパフォーマンスを実現できるのは、異なる性質を備えた筋線維があるからです。

赤と白という色による分類は、ミオグロビンの含有量を反映しています。ミオグロビンは、筋肉の中の酸素を保持するタンパク質です。ミオグロビンが多いほど、筋線維は赤くなります。

色の違いによる分類のほかに、筋線維は、収縮の速度によって、速い（fast twitch）、遅い（slow twitch）に分類することもできます。これは、運動単位の反応によるものです。

ほかにも、酸化系と解糖系（１２３ページ）の比較や、ＡＴＰをどれだけ速く分解してエネルギーを生成できるかなど、代謝タイプに応じて筋肉を分類する方法があります。

Mini-Dictionary

他の体細胞と同じように、筋肉の細胞は代謝の一部である細胞呼吸に依存しています。代謝は、体内で起こる化学反応や変化のことで、異化（カタボリズム）と同化（アナボリズム）の両方が含まれます。細胞呼吸は異化ですが、しばしば「代謝」と呼ばれます。

細胞呼吸　グルコースなど栄養素を複数の物質に分解する生化学的プロセスで、エネルギーを生み出します。このエネルギーは、主にアデノシン三リン酸（ATP）の形に変換され、細胞の活動・身体エネルギーに利用されます。

異化（カタボリズム）　分解または破壊的な代謝。大きい分子を小さい分子へ。

同化（アナボリズム）　合成または建設的な代謝。小さい分子からより大きい分子へ。

エアロビック／好気的《こうきてき》（好気性）　酸素を必要とすること。環境が酸素を含む状態のこと。

アネロビック／嫌気的《けんきてき》（嫌気性）　酸素を必要としないこと。環境が酸素を含まない状態のこと。

運動単位　一つの運動神経細胞によって神経支配される筋線維のグループのこと。

筋線維の分類と特徴　Ⅰ・ⅡA・ⅡX・ⅡB

◆TYPEⅠ　レッドファイバー／赤い筋線維：赤筋／遅筋

この筋線維には、ミオグロビンというタンパク質が多く含まれています。赤い色はミオグロビンに含まれる（結合）鉄分の色で、そのために赤筋と呼ばれます。ゆっくりと収縮するために、ＳＯ線維（Slow Oxidative fibers）、遅筋とも呼ばれ、持久力を持続できます。赤筋は、ミトコンドリア、毛細血管が多く、エネルギー産生は、酸素を利用して効率よくエネルギーを生み出すことから、好気的代謝になります。

長い散歩、ウォーキング、ジョギング、マラソンなどのペースの遅い運動は、競って順位を争うような競争でない限り、エアロビクス（有酸素運動）で、赤い筋線維が主に使われます。

赤い筋線維

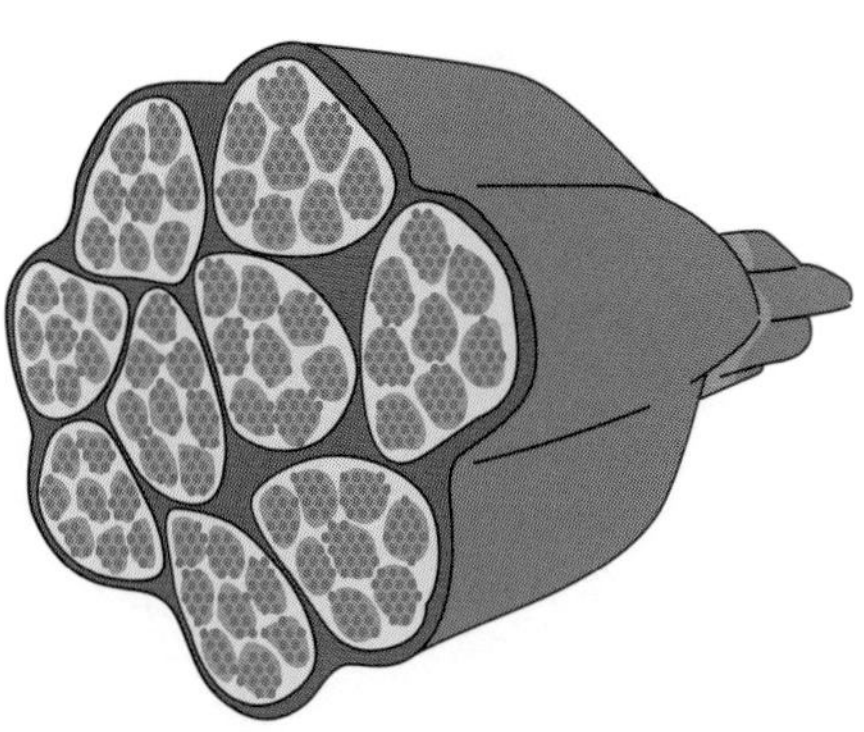

◆ＴＹＰＥⅡ　ホワイトファイバー／白い筋線維：白筋／速筋

この筋線維は、赤筋よりもミオグロビンの量が少なく、色が白いので白筋と呼ばれます。すばやい収縮が可能なため、ＦＧ線維（fast glycolytic fibers）、速筋とも呼ばれます。赤い筋線維と比較すると、白い筋線維はより太く、より大きく、神経支配比（運動神経線維と接続する筋線維の数の比。大きいほど運動単位も大きい）も大きいため、速く強力な収縮が可能になります。嫌気的代謝によりエネルギー（ＡＴＰ）を獲得することに優れていますが、嫌気的代謝は短時間しかエネルギーを供給できず、代謝産物として乳酸を生じます。

NOTE

嫌気的代謝は、短時間の激しい運動中に起こるエネルギー生産の、唯一の有効な手段で、10秒から2分程度の範囲のエネルギーを供給します。白い筋線維が持続性にリミットがある理由には、エネルギーを産生する量の違いや、乳酸の蓄積によるもので、乳酸が大量に発生すると筋機能をブロックするからです（この説には反論もある）。

クエン酸回路（クレブス回路）

「好気的代謝」のプロセスで、解糖のあとのエネルギーを生成する主要な段階です。ピルビン酸（嫌気性代謝では、乳酸に変換）は、クエン酸回路の中心的役割を担うミトコンドリアへ運ばれます。クエン酸回路では、複数の代謝が行われて、豊富なエネルギーＡＴＰの生成につながっています。このマルチなステップ（多段階）のプロセスは、人間の生理学にとって非常に重要です。この回路の過程で、酸素が使われて二酸化炭素が排出され、また水も生じます。

解糖

細胞呼吸の重要な最初のステップで、酵素によるグルコースの異化が起こり、その過程で、ピルビン酸が生じます。好気的条件下では、クエン酸回路（クレブス回路）につながります。嫌気的条件下では、ピルビン酸は発酵（代謝）により乳酸に変換されます。

解糖は、酸素が存在する、しないに関わらず起こります。好気的解糖は、十分な酸素で行われる代謝経路で、嫌気的解糖は、無酸素状態で行われる代謝経路です。

エネルギー（ＡＴＰ）の産生

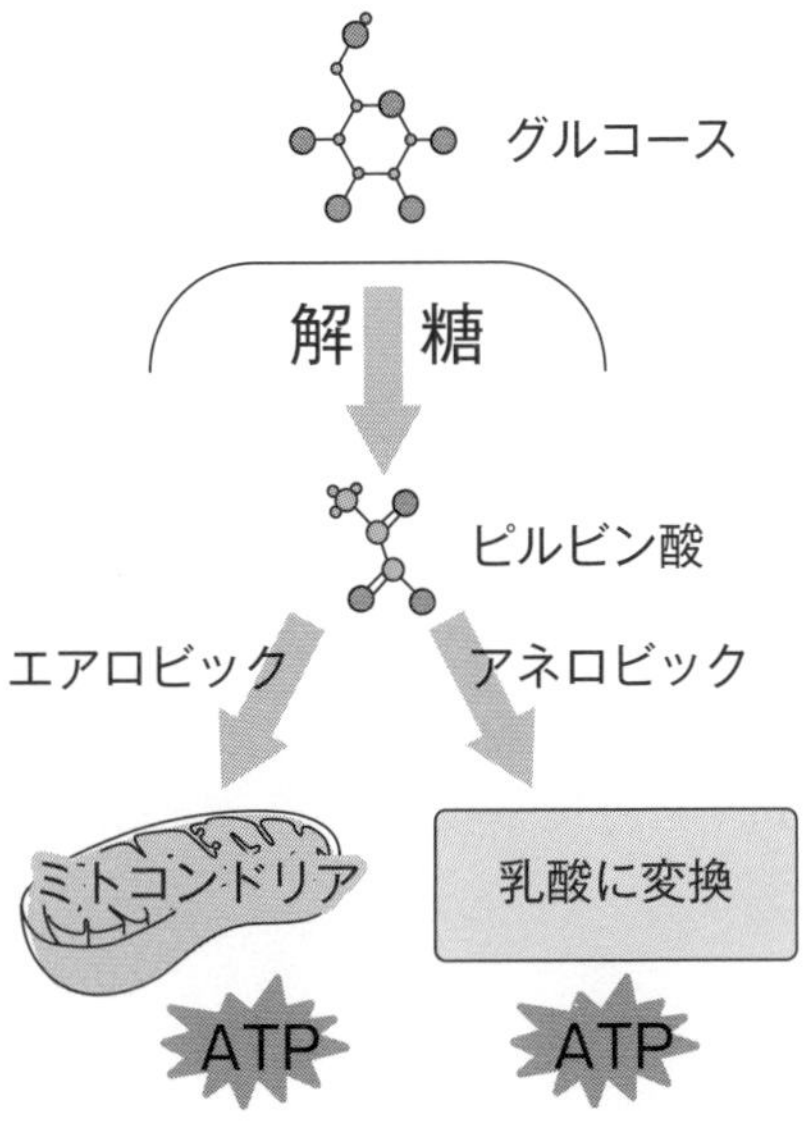

ＴＹＰＥⅡの白筋は、さらに、ⅡＡ、ⅡＸ、ⅡＢに分かれています。ＴＹＰＥⅡＡは、ＦＯＧ (fast oxidative-glycolytic)、または中間性筋線維 (intermediate fibers) とも呼ばれます。白筋と赤筋の線維の質を兼ね備えている中間の存在ですが、白筋のカテゴリーに属しています。ＴＹＰＥⅡＢよりも血液の供給量が多く、ミトコンドリアの数も多くなっています。インデュランストレーニング（持久力トレーニング）によって白い筋線維の一部が移行するといわれる、貴重な筋肉です。ＴＹＰＥⅡＸは、ＡとＢの中間です。

プロのアスリートや、筋力トレーニング、武道のような短～中程度の期間（時間）と、中～高強度のトレーニングを積む人は、ＴＹＰＥⅡＡの筋肉の割合が多いといわれています。

ＴＹＰＥⅡＸとＴＹＰＥⅡＢは、典型的な速い解糖系のＦＧ線維 (fast glycolytic fibers)

で嫌気性です。スプリント（短距離競争）、ハイレップ（回数が多く、負荷は軽い）、ボクシング、空手など、スピードが速く、爆発的で瞬発力を発揮する動作を可能にします。腕は特にこの線維が豊富です。しかし、最近の研究では、ＴＹＰＥⅡ Ｂの筋線維をもつ人はあまりいなく、よりＴＹＰＥⅡＡに近いＴＹＰＥⅡＸということがわかってきているようです。

筋肉の線維は、実際にははっきりとは分かれているのではなく、赤筋と白筋が混ざっています。赤、白線維の割合は、遺伝的な要因により、個々に異なります。スプリンター（短距離競争）の脚の筋線維には、白い線維が多く（全体の筋肉の80％が白筋の人もいるという報告もあるようです）、マラソンランナーには赤い線維が多いということは、読者の皆さんも聞いたことがあるかもしれません。

以前は、長期的にエアロビクス運動をすると、白い筋線維が赤に、激しい運動を短時間することで赤い筋

白い筋線維

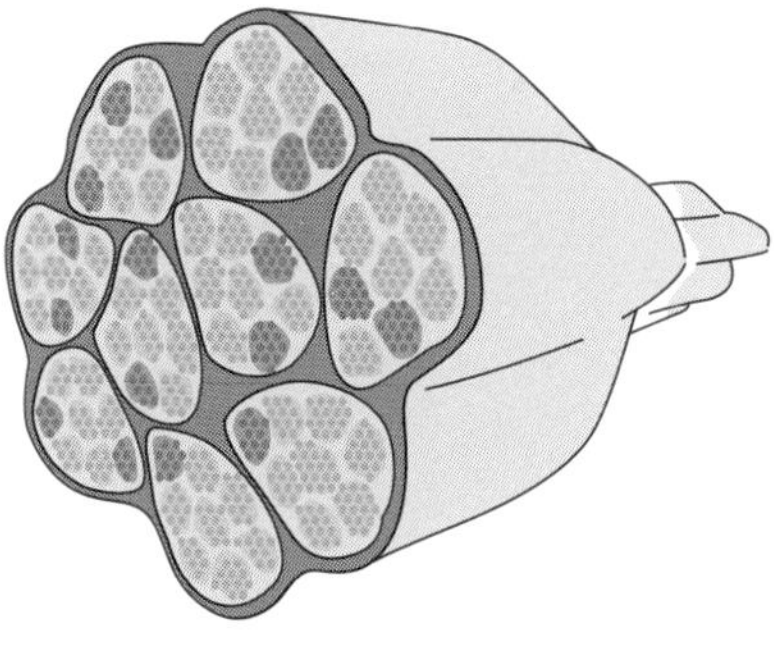

中間性筋線維

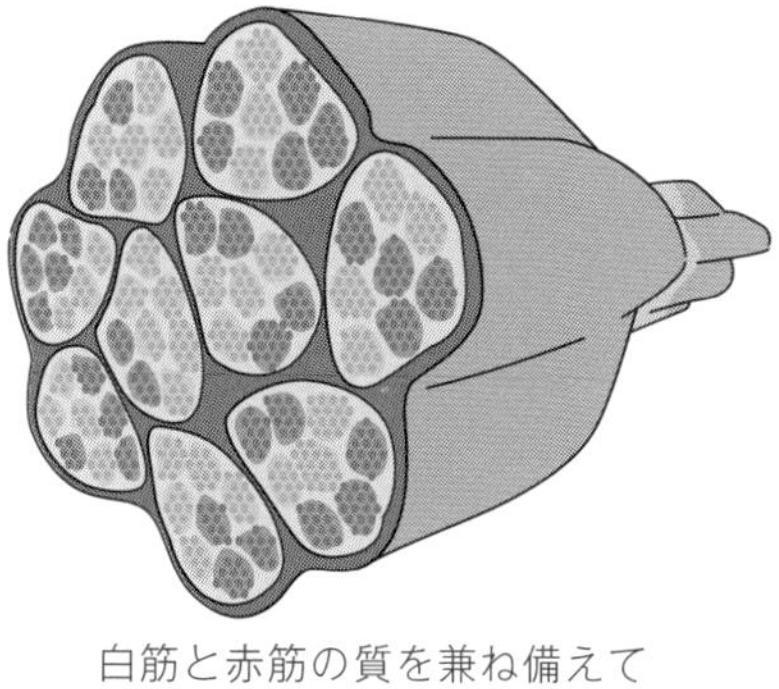

白筋と赤筋の質を兼ね備えている中間の線維

線維を白に変えるといわれたこともありました。実際、そのような研究報告もあるようですが、まだ確定したわけではないと私は理解しています。

最近の研究では、白筋と赤筋はＤＮＡレベルで違うことがわかってきています。ＤＮＡレベルで筋線維を変化させるのは、おそらく難しいことでしょう。

ただし、デスクワークや、運動不足からくる「インバランス」に対しては、トレーニングによって改善ができることに、疑いはありません。それらのケースでは、個々の（本来備わっている）潜在力や、もともと持っていて、今は失われてしまったものを取り戻すことができると思っています。手足の筋肉は、最も変化がわかりやすく、変化させやすいところでもあります。

私は、子どもの頃からスプリンタータイプでした。

学生時代は、学校やパリ市の大会では、いつもトップを争って短距離走やクロール（水泳）で、とてもよいタイムを出していました。実際、自分自身の経験か

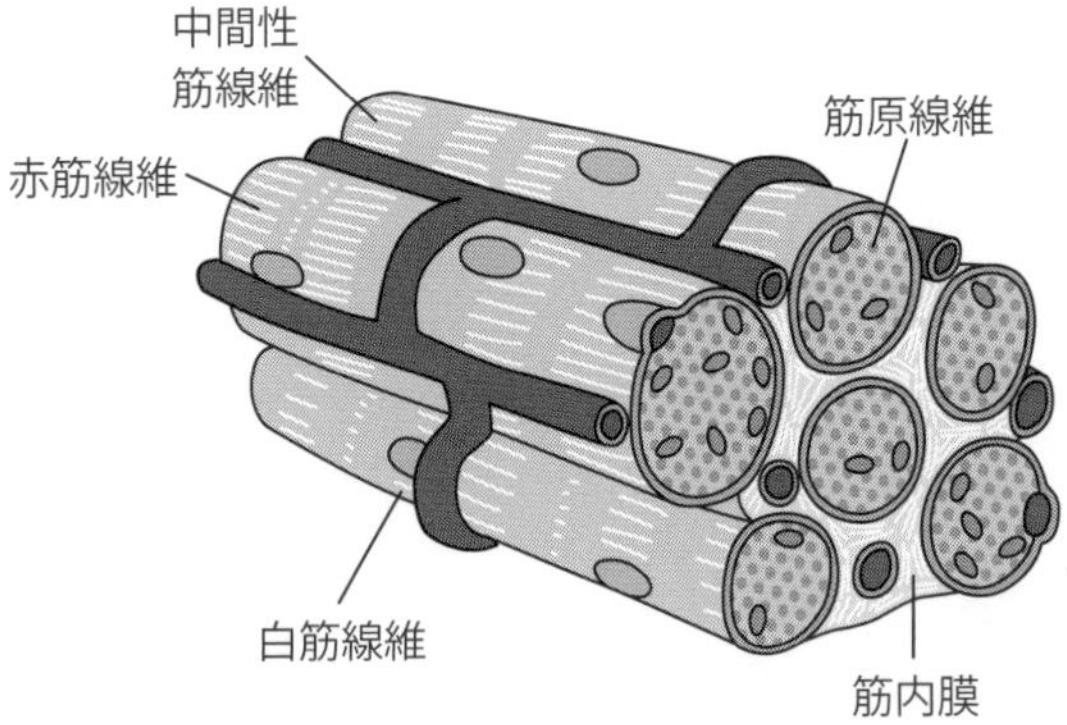

筋線維は混ざって存在している。活動するときは白筋線維と赤筋線維は互いに交代する。

らも、「ＴＹＰＥⅡ」が強いと感じています。

「ＴＹＰＥⅡ」が強いことに満足していますが、マラソンやジョギングのような、インデュランススポーツにも挑戦したく、何年もトレーニングをしました。週に数回、ほぼ25年間、長距離のジョギングを一生懸命頑張りました。しかし、それはあまり結果につながらず、むしろ関節の問題を引き起こしました。

また、46年間、空手とともにさまざまなボクシングを練習してきました。パンチバッグ、キックバック、スパーリングやシャドウボクシングに費やした何千時間もの時間で、確かに持久力は備わりましたが、「マラソン・ボクサー」になったわけではありません。

時間が長いトレーニングセッションでは、スローダウンを試みましたが、スピードは、20歳の頃と同じようです。遅い人がより速くなったり、スプリンタータイプと思っていた人が、インデュランススポーツへ転向したりするのを見てきたので、私は、まれなタイプになるのだと思ったことがあります。

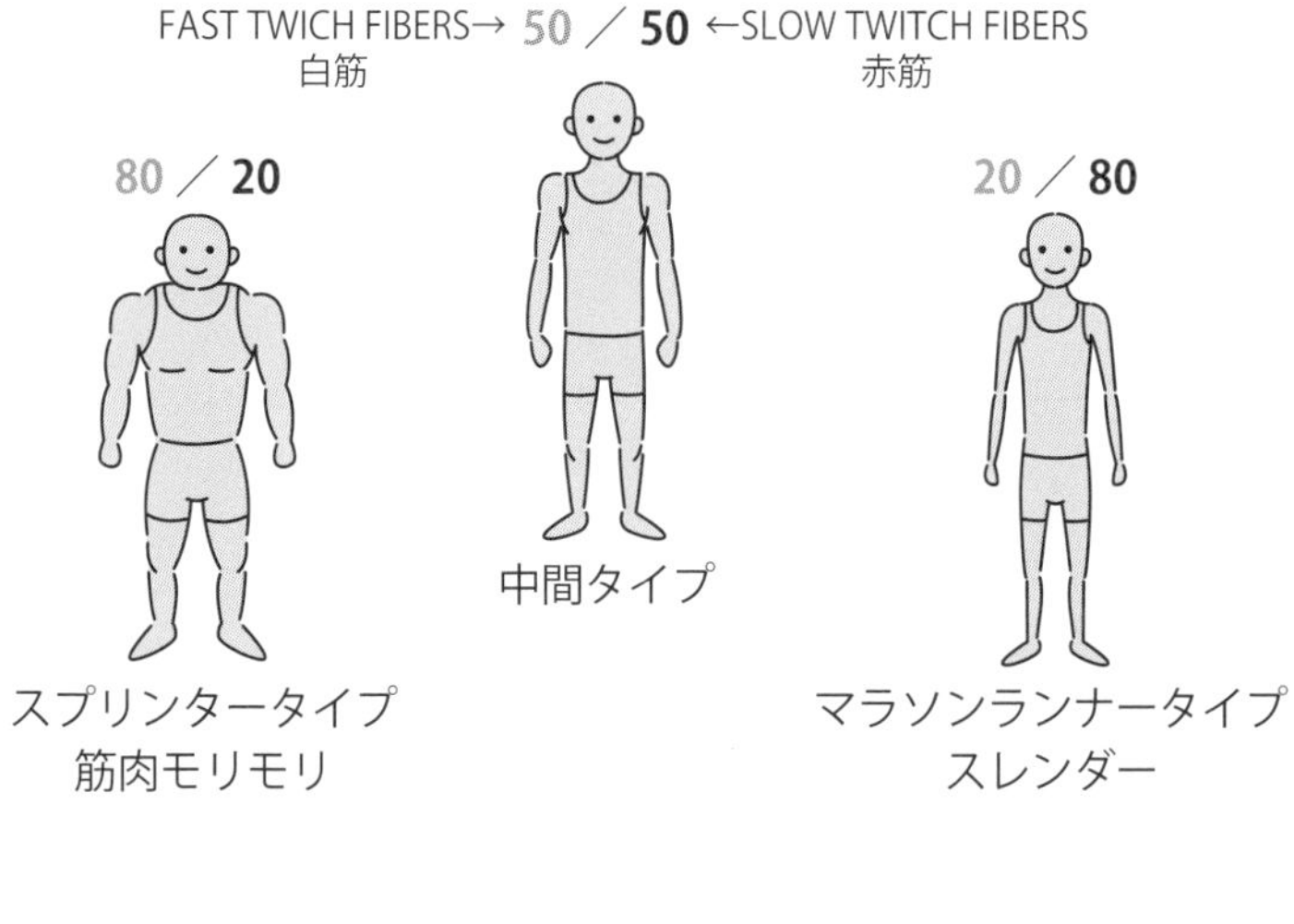

10歳代で空手の黒帯だった私ですが、当時（Young Expert）と現在（Old Master）を、ビデオを使って同じ「形」で比較してみると、バランス、スピード、正確さ、極め、コーディネーション、持久力、パワー、柔軟性などで、現在のほうが全体的にパフォーマンスは向上しています（グラフ参照）。

私自身の感覚になりますが、当時も現在も、１２０％、全力でやった比較です。それぞれマックスであっても、マックスのサイズが拡大しています。

運動神経についても、より多くの運動単位（１３０ページ）が動員できているようにも感じます。

持久力については、若いときよりも、激しく大きな動きができるということから、持久力は上がっているといえるでしょう（年齢も上がっているのだから）。

このような変化は、私のタイプでは難しいと思っていました。長年のトレーニングは、私に変化を見せてくれました。検査する方法がないのは残念ですが、筋線維の移行（白⇔赤）はないにしても、ＴＹＰＥⅡ

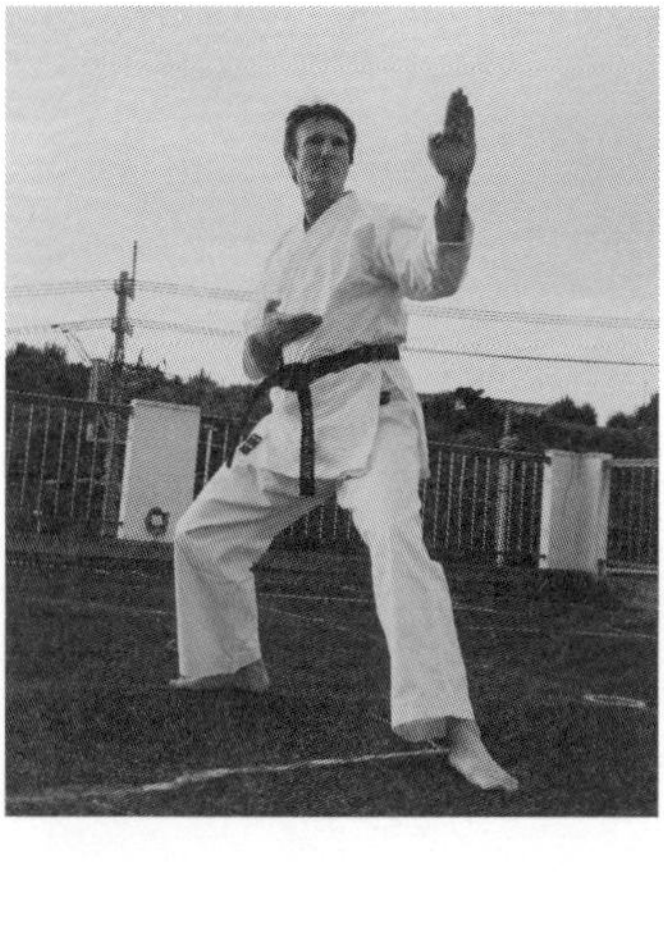

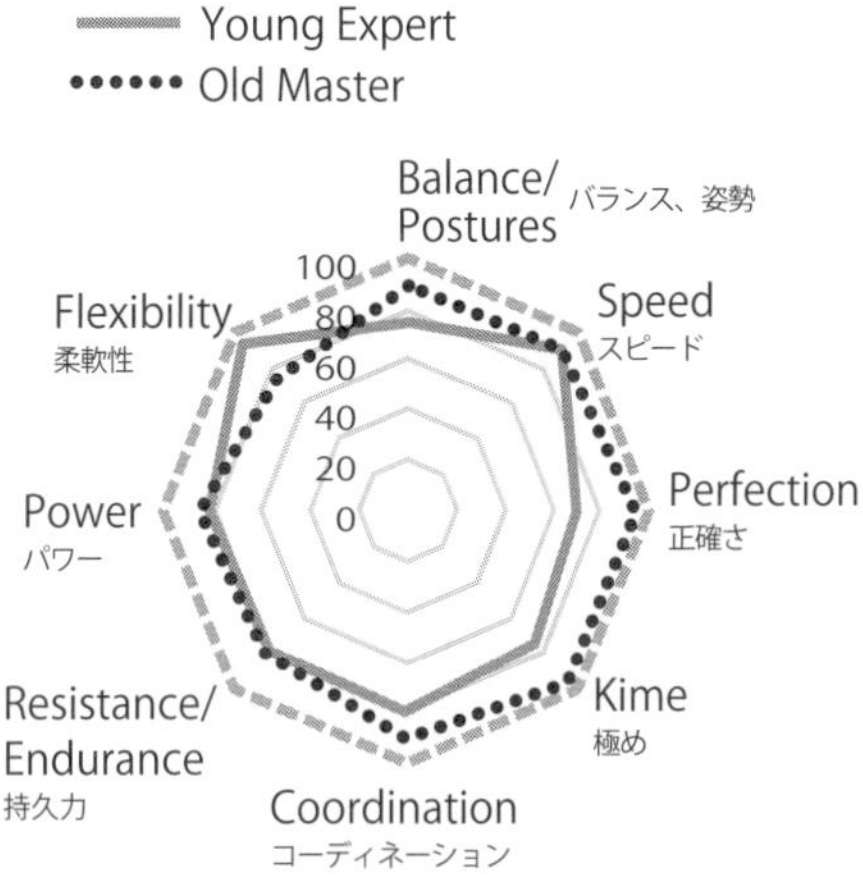

Young Expert
Old Master
Balance/ Postures バランス、姿勢
Speed スピード
Perfection 正確さ
Kime 極め
Coordination コーディネーション
Resistance/ Endurance 持久力
Power パワー
Flexibility 柔軟性
100
80
60
40
20
0

XやBの速筋が、持久力のある速筋TYPEⅡAへ変化したようです。このようなことから、いつもあなたがなりたいものになるために、できる限り一生懸命トレーニングすることをおすすめします。

筋線維は、完全に100％で機能するようにつくられているのではなく、順番に活動または休息するユニット（グループ）で構成されています。負荷をかけすぎたり、時間が長すぎたりすると、動員する運動単位（筋線維）の数が増え、負荷が分散されるため、休息が少なくなります。その結果、筋線維のボリュームが少なくなります。

筋肉を大きくしたい場合は、各ユニットの最大のポテンシャルを刺激するために、強の中程度の負荷で短時間トレーニングすることをおすすめします。負荷が大きいほど、より多くの運動単位が使われます。

加齢によって、（脊髄の）運動神経（細胞）が萎縮または死滅することにより、運動単位とのつながりが

筋線維タイプと特徴

	レッドファイバー 赤筋 / 遅筋	ホワイトファイバー 白筋 / 速筋		
筋線維タイプ	Type I	Type II A	Type II X	Type II B
運動の種類	有酸素運動	無酸素運動		
エネルギーの供給	好気的	嫌気的		
収縮の速さ	遅い	適度に速い	速い	とても速い
収縮の時間	長い	適度に短い	中間	短い
耐疲労性	高い	適度に高い	中間	低い
毛細血管	多い	適度に多い	中間	少ない
パワーの生産	低い	適度に高い	高い	とても高い
ミトコンドリア	多い	適度に多い	中間	少ない
ミオグロビン	多い	適度に多い	中間	少ない

絶たれてしまうことが起こります。それは、赤筋より白筋のほうが起こりやすいのです。しかしどちらにしても、加齢による筋肉の萎縮は、赤筋、白筋の両方で起こります。高齢者独特の姿勢は、赤筋が衰えたことを表しています。

つながりを失ってしまった白筋線維は、赤筋線維の運動単位と接続して再びアクティブになるといいます。しかし、つながったとしても再び白筋になるのではなく、赤筋として機能すると考えます。解剖学的にも生理学的にも異なるからです。白筋が赤筋に移行する可能性があるとしたら、これが唯一、起こりえることといえます。しかし現在の科学では、その逆はないといわれています。

運動単位 (Motor Unit)

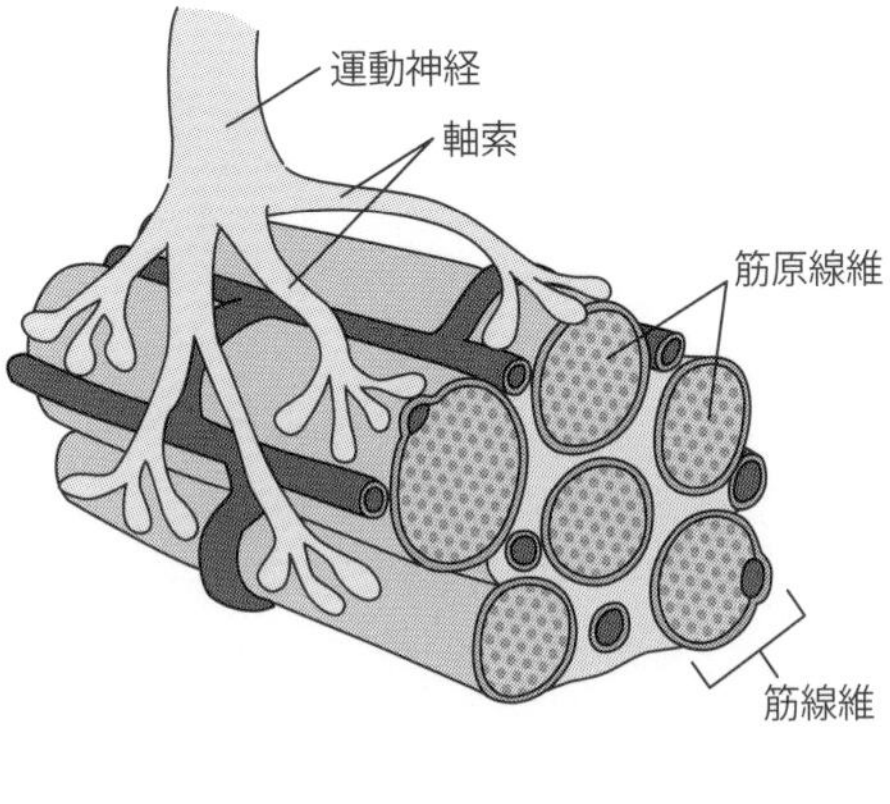

一つの運動神経（α運動ニューロン）が神経支配をする筋線維のグループ。運動ニューロンと神経支配される筋線維の数は、筋肉の機能によって異なります。

スピードと速度 Speed

スピード（速度）は、進む速さで、物体の運動（移動）を表す位置の時間変化率です。「スピード＝速いスピード」を意味することが多いので、混同することがあります。白筋の収縮は速い動きを生み出し、赤筋の収縮は遅い速度を生み出します。

理学療法士でもあり、世界的にも有名な空手チャンピオンは、「私にはスピードはあるが、速くはない！」と語っていたことがあります。「スピードの欠如を補うためには、技を磨くこと」というセンスのあるメッセージも残しています。彼の体には、赤筋の割合が高かったのでしょう。非常に持久力がありました。彼の突き（パンチ）は、私よりも速く、どこからともなく来たようでした！　実際、彼の持久力や突きのパワーが、彼の名声を生み出しました。私は彼と戦った（負けてしまったけれど）ことを誇りに思っています。

物理学的にみると、最初の強力な筋収縮では（ほぼ）ゼロの動きを生み出し、そのとき、スピードがまったく発生しないことがあります。これは、壁を押すような強力なアイソメトリック（等尺性収縮）のときに当てはまります。白筋が動員されても、動きがないため、スピードは発生しません。

私たちは、何をするかという行動の意図によって、筋線維（赤または白）と、筋収縮（アイソトニックまたはアイソメトリック）のどちらを動員するかを選択しています。速く走りたい場合は、あなたの神経系が白筋を選択するため、速いスピードが出ます。①筋の速い収縮　②速い動作（瞬発性）によって、速いスピードが生まれます。

アイソキネティック（等速性）バイク（フィットネスバイク）のエクササイズの例を見てみましょう。通常、バイクは、ｒＰｍ（回転毎分）か、速度の選択ができて、プログラムをセットできます。

たとえば、毎分50回転（ｒＰｍ）の一定のリズム、時速15㎞のスピードを選択するとします。あなたの目標はその50ｒＰｍ、または時速15㎞を維持することです。しかし、ペダルをこいでいる途中で、より強い抵抗（傾斜）が起こると、ペースを維持するためにペダルを強く踏まなければなりません。この場合、抵抗または負荷の変化に対応してリズムやスピードを一定に保つことで、アイソキネティック（等速性）を実行しています。

さまざまなプログラムが、あなたの筋肉に挑戦します。筋肉は、負荷に対応しながら、リズムやスピードは同じままをキープします。このとき、遅いレッドファイバーと速いホワイトファイバーを交互に使っているのです。

NOTE

従来、医療用アイソキネティックバイクでは、50ｒＰｍと15㎞／ｈを設定した場合、ペダルをこいで、それより遅くなる場合には、バイクは抵抗を停止し、モーターを接続してペダルをこぐのを助けます。

スピードは、次の多くの要因に依存します。まず、主動筋の発動（火）パワー（＝働く運動単位の数）、これは拮抗筋によって阻害（筋緊張など）される可能性があります。同様に、収縮の性質（白筋・赤筋）などの条件も組み合わさり、スピードがつくられます。

ストレッチショートニングサイクル　S.S.C.

筋肉にスピードを生み出すもう一つの要因に、ストレッチショートニングサイクル（SSC Stretch Shortening Cycle 伸張‐短縮サイクル）があります。

空手の突きで、握った拳を素早く後ろへ引き戻し、素早く前方正面へパンチを繰り出してみてください。引きが素早くて大きいほど、爆発的なパワーを生み出す可能性があがります。

大きな水たまりを飛び越えようとするときも、高いところのものをジャンプして取ろうとしているときも、静止状態からジャンプするより、反動をつけて瞬時にエネルギーを蓄え、解放すると、より成功率は高くなりますね。

これは、伸張反射（筋紡錘による）や、弾性エネルギー（伸ばされた筋肉と腱が収縮するときに貯えられるエネルギー）などの機能によるもので、このメカニズムを活用したストレッチショートニングサイクルトレーニング（ＳＳＣトレーニング）は、ヨーロッパを中心に研究され、現在は、さまざまなスポーツ選手の運動能力や記録を向上させるために重要とされています。

インテグレーションとコーディネーション（１４５・１４７ページ）は、バイオメカニクスの重要な要素です。たとえば、空手とボクシングは、ペースが速いトレーニングで、強く柔軟で、動作が速くなることを目指しています。

ハイレベルのコーディネーション能力が必要とされるので、「アート（芸術）」と呼ばれるスポーツです。一方、ボディビルディングでは、はるかに遅く重いペースで多くのトレーニングが行われます。白筋を使っているにもかかわらず、非常に異なる運動感覚です。

ストレッチショートニングサイクルは、爆発的なパワーとスピードを達成するプロセスです。ＳＳＣは、ストレッチによる反応（弾性エネルギー）とストレッチによる反射（伸張反射）が組み合わさって生じます。

つまり、伸ばされた筋肉の**組織反応**（反動と弾性）と、筋紡錘からはじまる**神経反応**が、筋肉の爆発力を生み出しているといえるのです。

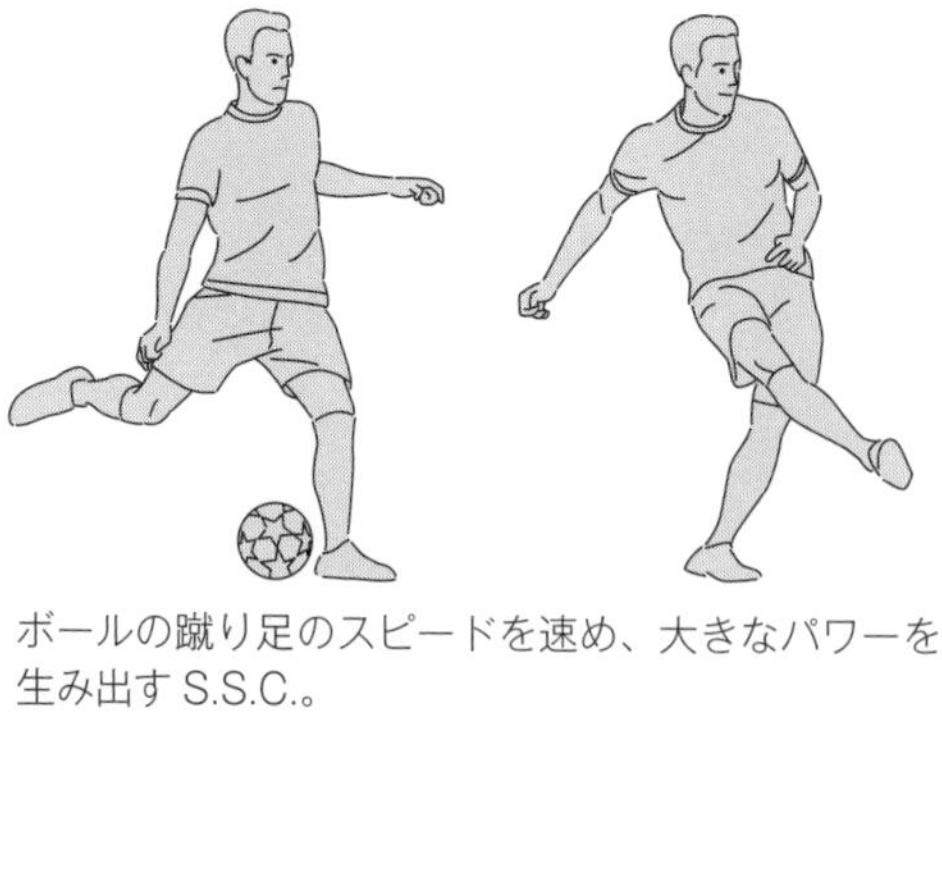

ボールの蹴り足のスピードを速め、大きなパワーを生み出すS.S.C.。

外受け
S.S.C.

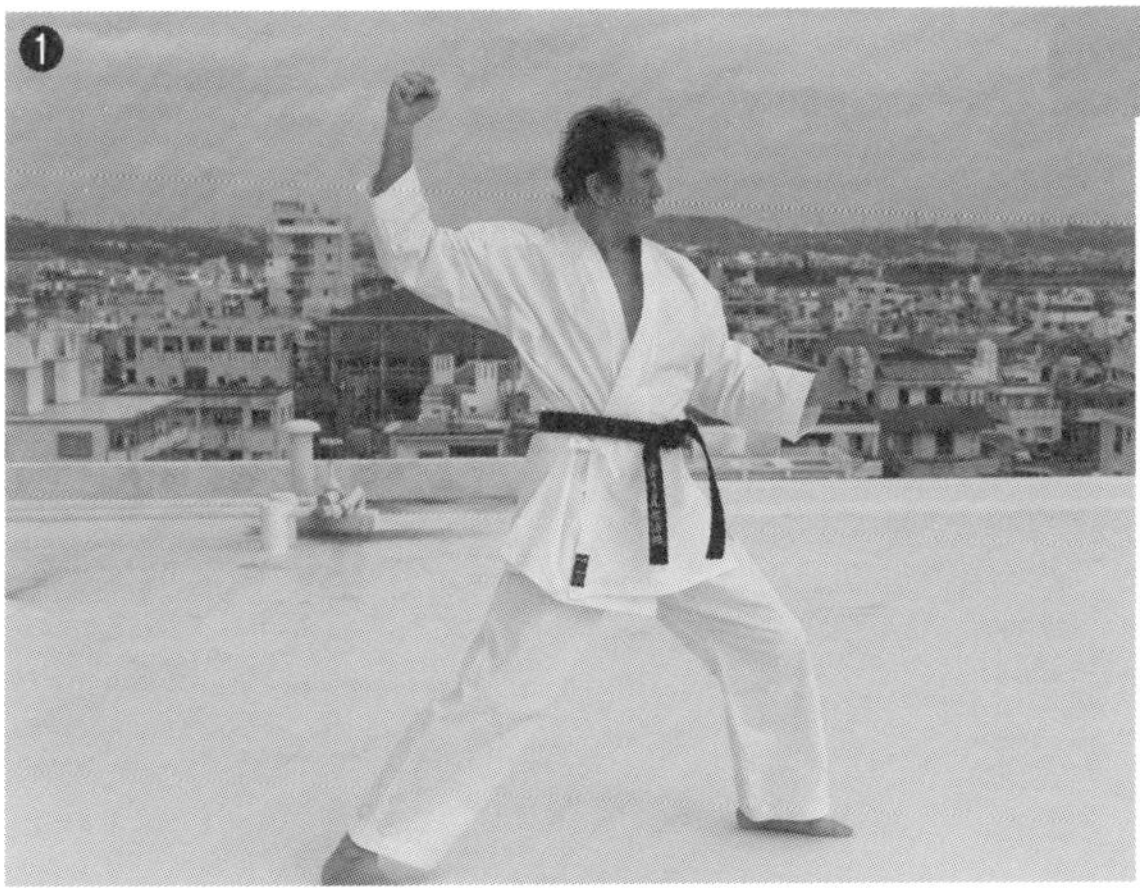

外受けでは、胸部を開き、肩関節を後方へ引く。

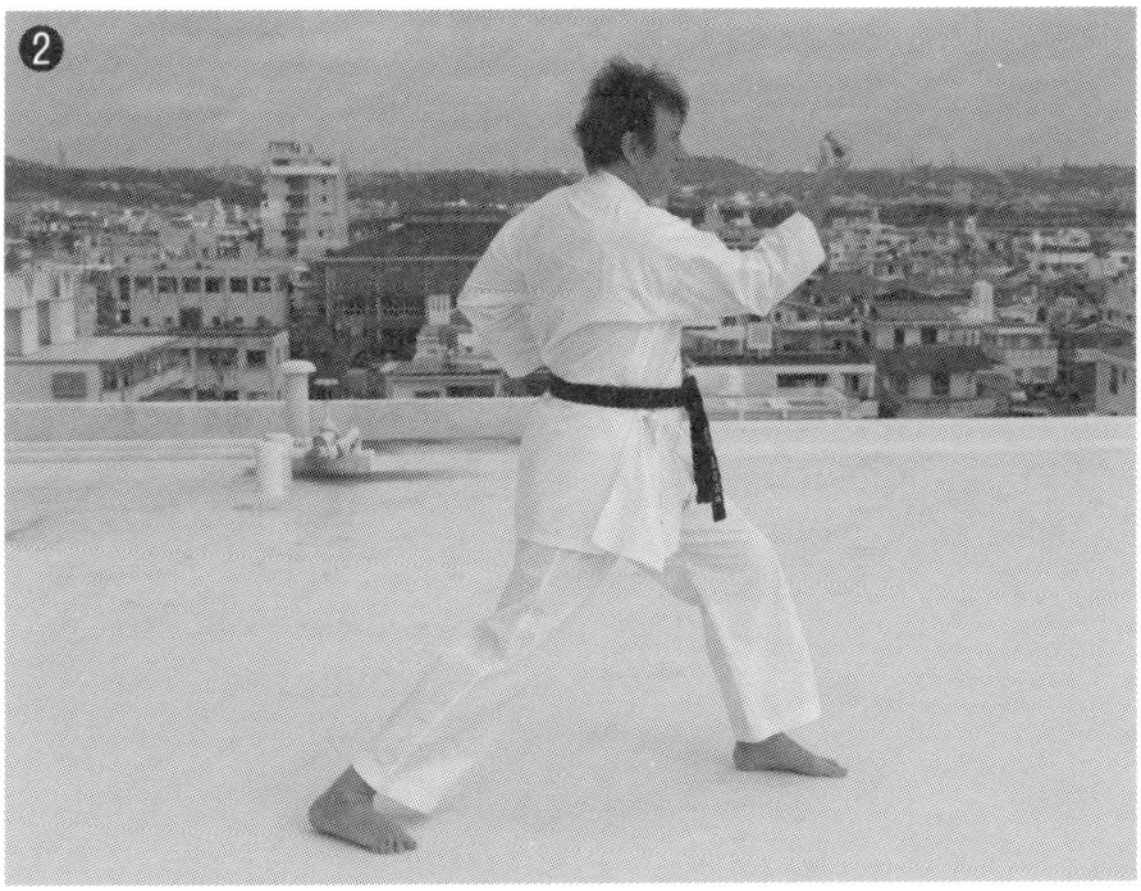

握った拳を後方へ素早く大きく引くことにより、前方正面へ受け手を繰り出す際、勢いが加速され、スピードと威力が高まる。

パンチ(突き)
S.S.C.

❶
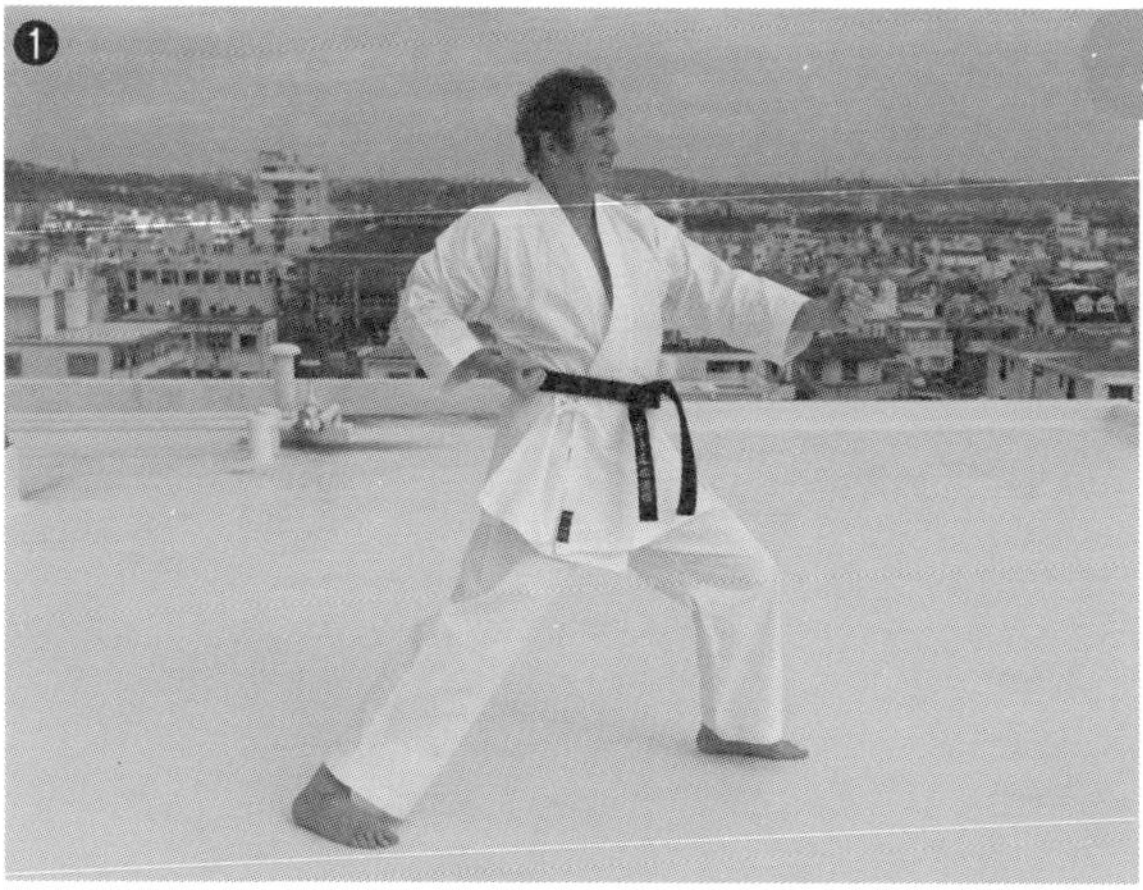

パンチ（突き）の前動作である「引き手」も、エネルギーを溜めてインパクトを発揮するよい例。

❷
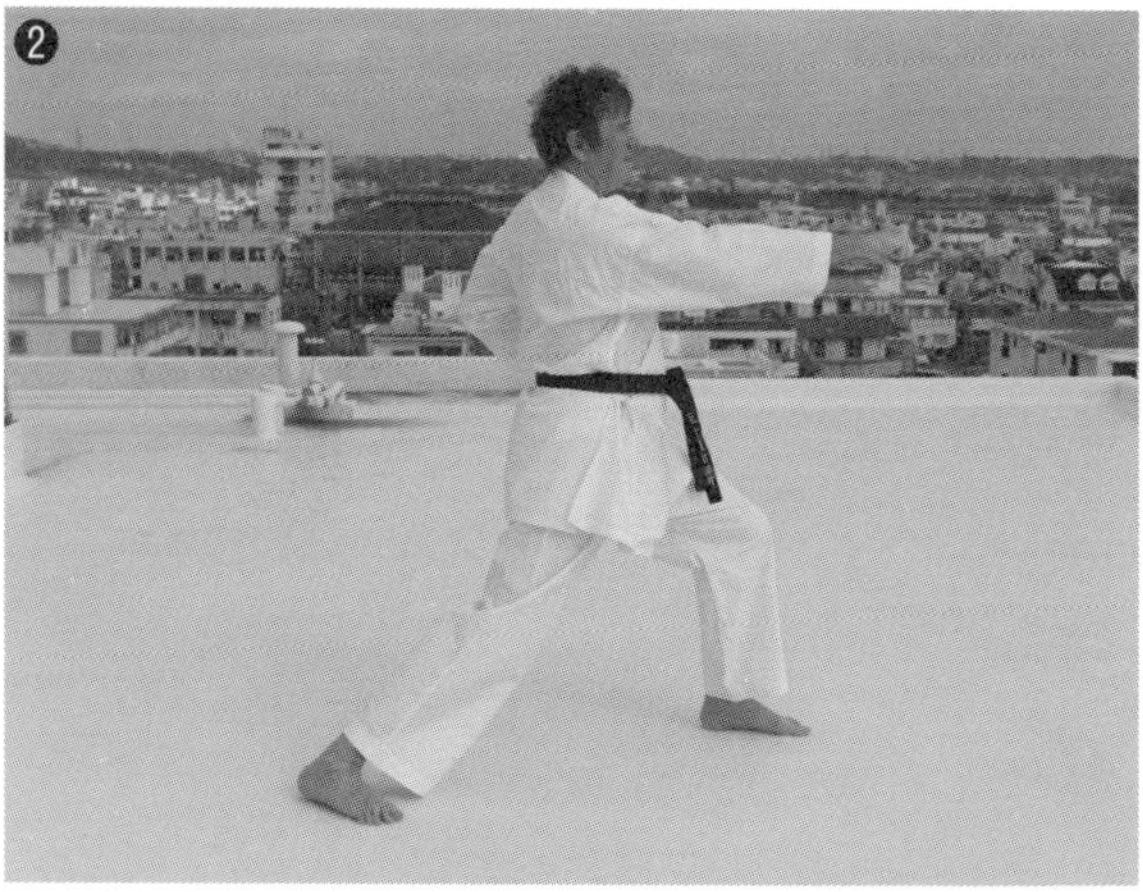

瞬時に十分に、引きを溜めることで、次に、爆発的なパワーでパンチ（突き）が達成できる。

前蹴り

S.S.C.

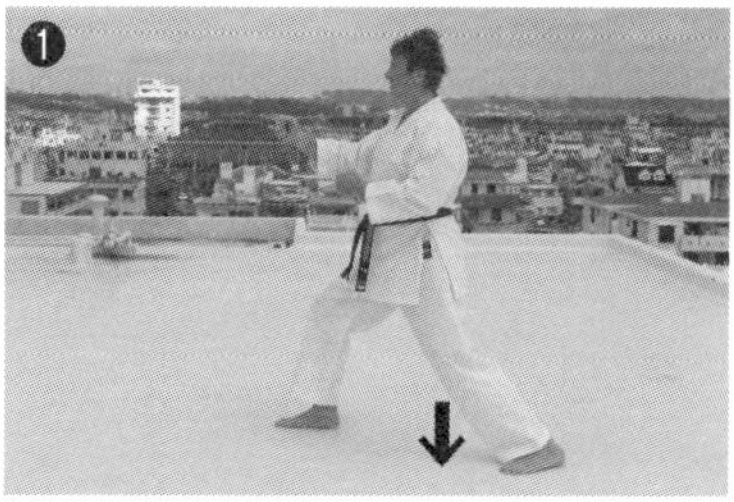

前蹴りの準備にも、Ｓ．Ｓ．Ｃ．が関わっている。

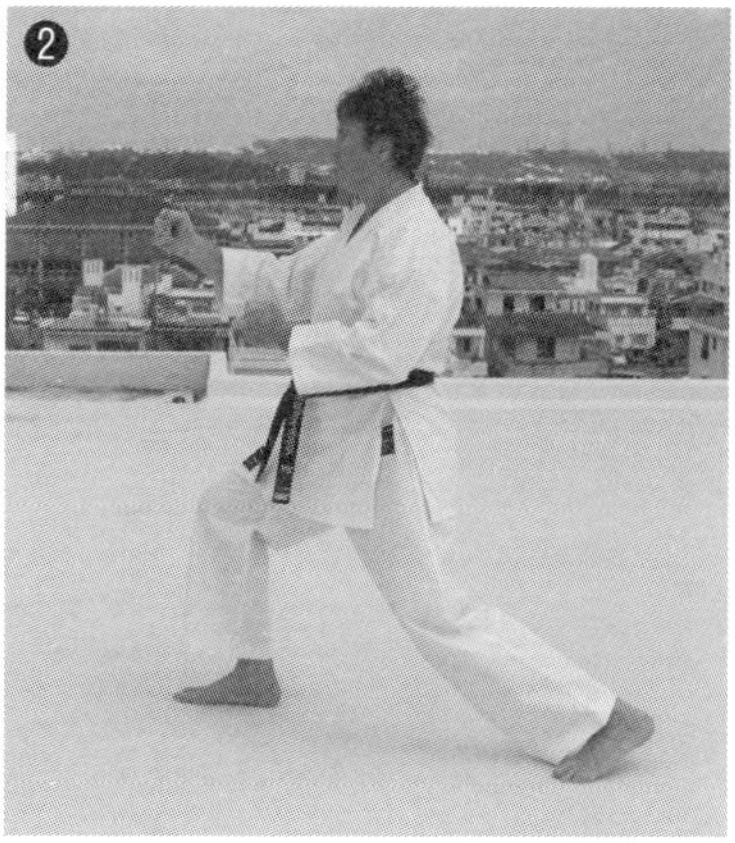

構えのポジションから、素早く体を下方へ反動をつけることで、大きなバックレッグエクステンションと股関節伸展が起こる。

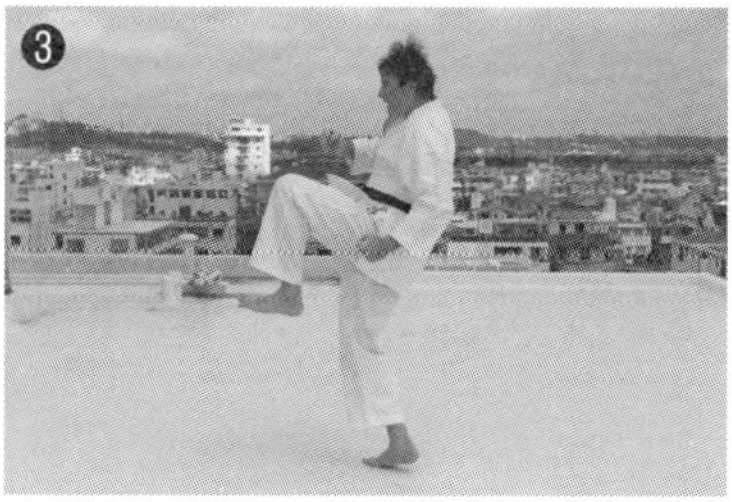

大きなバックレッグエクステンションから、次の動作への移行は、足のハイアップ（高い引き上げ）を起こす。ここに非常に強力な筋収縮が誘発されている。

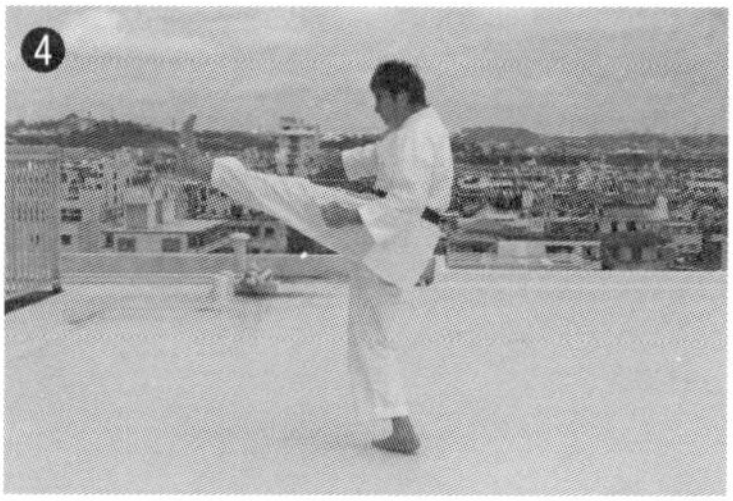

屈曲した股関節が生み出すのは、爆発的なキック（前蹴り）。

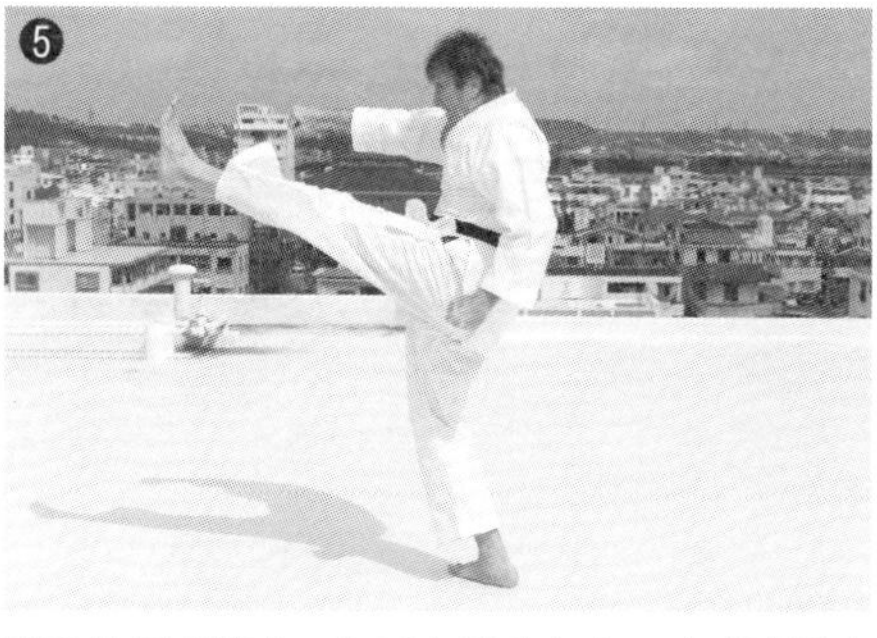

膝の伸展が続き、とても強力なキックを実現！ホワイトファイバー（白筋）が多いほど、スピードとパワーは優れる。

ストレッチ　Stretching

ストレッチは健康にきわめて重要です。筋肉が機能するためには、適度な強度と柔軟が必要で、拮抗筋がうまく機能するためにも、十分な柔軟性が必要です。

ストレッチというと筋肉だけをイメージしがちですが、年齢とともに柔軟性が低くなる関節も、けが、腰痛、肩こり、姿勢の悪さを引き起こします。体がかたいと、血管が圧迫されて血圧にも影響します。

柔軟な体は、血液とリンパの循環がよく、神経へかかる圧も少なくなります。したがって、柔軟性があるほうが、体が軽くて痛みが少ないと感じるといえます。

手軽にできるストレッチを日々の生活に取り入れることはとてもよいことです。さらには、プロのフィジオセラピストから、定期的なセッションを受ければ、病気やけがの予防や、日常生活やスポーツでのパフォーマンスがアップするでしょう。

最近は、スタティック（静的）ストレッチに対して、ダイナミック（動的）ストレッチの「リハビリテーション」を、再びよく耳にするようになりました。ダイナミックストレッチは、ニューエイジ・ムーブメントやヨガから広まったリラックステクニック以来、「グランパ（祖父）時代の体操」のイメージとして描かれ、時代遅れになっていました。

実際に、ハイインパクトを含む多くのスポーツ……武道、ダンス、サッカーなどは、伝統的で古い時代のストレッチ方法（ダイナミック）から離れて、リラクゼーションテクニックが混ざったスタティック（静的）ストレッチの新しいコンセプトへと置き換えられました。

その一方で、プロのダンスアカデミーは、ダイナミックストレッチの古典的な方法へ戻りはじめている学校の一つです。フランスのクラシックバレエダンサーは、先達ほどパフォーマンスが上がらず、またけがが増えた時期があり、ストレッチ法の見直しをしたそうです。スタジオにダンサーのレッスンバーを使っての古きよきダイナミックストレッチが戻りました。

別のソースから得たものを個別に追加する場合、筋量とパワーが増加した場合と同様に、新しい柔軟性と新しいＲＯＭ（関節可動域）を統合するよう、体に教える必要があります（145ページ。「インテグレーション　統合」を参照）。

別の言葉でいうと、空手なら空手に適したレベルアップトレーニングをカスタマイズするほうが、より効果的だということです。たとえば、空手の選手が、ボディビルディングとヨガで、パワーと柔軟性を得るのはベストではないということです。

しばらくすると、ファッショナブルな名前の「バリスティック・ストレッチ」がアメリカから突然現れました。日本にもすぐに浸透しました。バリスティックスは、「弾道学」という空気中の弾丸やロケット弾などに関する研究をもとに開発され、名前もここから借用されました。

正確なコントロールなしで手や足などの体の部分を「投げる」ような、またはブンブン、ズンズン動かすような動作を含むストレッチです。ジャンプ、キック、パンチ、さらにランニングも、最近では、バリスティック・ムーブメントとしてみなされるようになっています。

現在は、スポーツの世界で再びダイナミックストレッチが戻ってきています。

ストレッチの方法は、現在、次の二つに分けられます。

1　ダイナミック（動的）ストレッチ Dynamic-stretch（動きのある with motion）

2　スタティック（静的）ストレッチ Static-stretch（動きのない no-movement）

さらに動きの種類によって、これらは次のように分かれます。

1-Aクラシック・ダイナミック　Classic-dynamic

ゆっくりとした動作で行うストレッチ。あるポジションから別のポジションへの移行をコントロールしながら関節可動域の最終域を意識して動かします（ランジはよい例）。

また、レッグライズやキックのように拮抗筋を意識して収縮させる場合、相互抑制が働きます（力が関与している）。

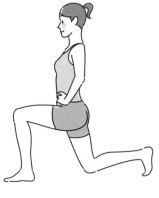

1-Bバリスティック・ダイナミック　Ballistic-dynamic

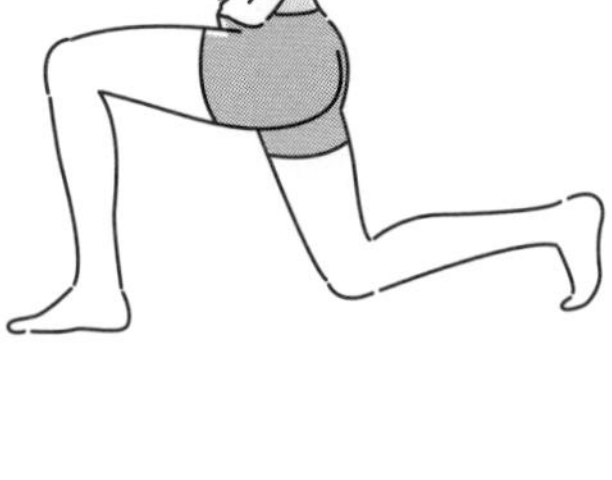

これには、急速な、跳ねる、スイング（揺れるような）、弾むような動作で、コントロールがしにくい動きが含まれます。関節最終域付近で、弾む（反動をつけるような）動作を繰り返します。

2-Aアクティブ・スタティック　Active-static

一定の時間、筋肉を伸張させたポジションを保持（キープ）することによって達成されるグラデュアル（段階的）ストレッチ。他の筋収縮が関与しているため、伸張反射を誘発しないようにゆっくり、段階的に行うのが望ましいです。人はストレッチを意識してコントロールできます。重力はストレッチに関与しています。動きはほとんどないか、まったくありません（静的）。

ヨガはアクティブ・スタティックストレッチのよい例です。

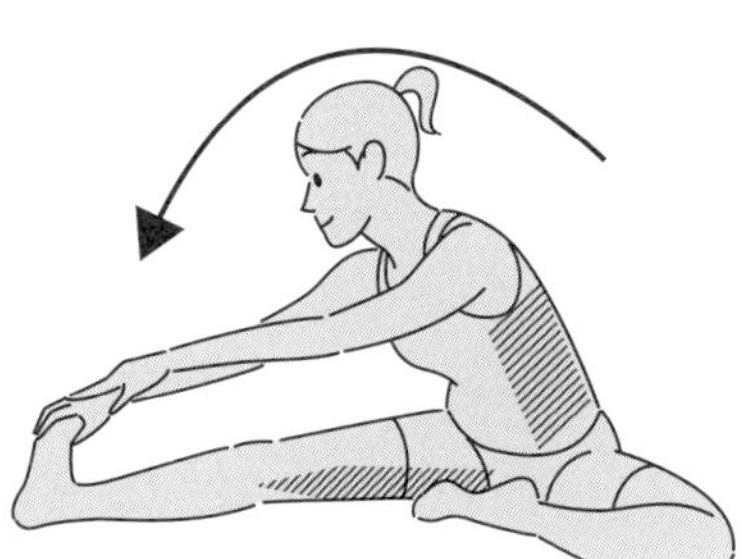

2-Bパッシブ・スタティック　Passive-static

外部、たとえば、パートナー、セラピスト、マシーン、または重力などからの補助があって行われるストレッチ。実施者は、筋肉を収縮させないようリラックスさせます。ここでも重要なのは、少なくともストレッチしたい部分では、筋肉の収縮がないことです。

NOTE

ＰＮＦとＲ．Ｉ．については、プレコントラクションストレッチング（Pre-contraction-stretching）という新しい言葉が、日本でも使われるようになるかもしれません。

これらのことは、科学がパーフェクトではないことを示しています。食事療法、脂肪燃焼、筋力増加、スピード、ストレッチングなど……多くの「素晴らしい」メソッドがあり、新しい方法は古いものに取って代わられ、もっと古いものは、少なくともそれより新しい方法に取って代わってきました。だからこそ、情報を得るだけでなく、実践して、それによりどのような変化が起こるか、よく観察しましょう。カッコイイ、トレンディな名前は、重要ではありません。名前に振りまわされることはありません。重要なのは理解と経験です。

ヨガがアメリカで広まったニューエイジの時代の理論は、ストレッチをするときに、精神的にリラックスしていると効果があるというものでした。つまり、精神的にリラックスしていないと、筋肉を効果的に伸ばすのは難しいということを主張しています。リラックスがストレッチの鍵であり、ＲＯＭ（Range Of Motion）の改善につながるというものです。

このリラクゼーションの単純化理論は、バイオメカニクスより、むしろ感情に基づいています。

前章のマッスルレセプター（筋受容器）を思い出してください（１１３ページ）。筋紡錘は、実際には主に動的線維と静的線維の組み合わせからなります。錘内筋線維が伸張されると、はじめに動的線維が、次に、静的線維が、情報を感受します。

動的線維は、速度とその割合に敏感で、静的線維は、長さの変化に敏感です。

また、筋肉が静止していて「リラックス」している状態でも、筋紡錘は緊張を保っています。ただ座っている状態でも、姿勢を保つために働いている筋肉があります。

リラックスした筋肉を持っている人にとって、問題にならないような動作でも、私のように、筋緊張が高い人とでは、反応が違います。筋緊張が高い人は、通常、スタティック（静的）ストレッチに対して、スパズムや痛みのような過剰反応を起こすため、ホールドすることは、非常に難しくてつらい動きです。

同時に内部張力は弱すぎるので、ゴルジ腱器官（ＧＴＯ）によって感知されるところまでできません。スタティック（静的）ストレッチは、ＧＴＯの抑制反応を働かせるベストな方法とはいえないのです。

一般的には、スタティック（静的）ストレッチが、主要なストレッチング運動とされていますが、そう表すべきではないと思います。特にクラシックバレエダンサーや武道家、アクティブなスポーツをする人にとってのベストな方法は、まず、ダイナミックとスタティックの両方を試してみて、組み合わせるやり方でしょう。

もしあなたが、私と同様にレジスタンスエクササイズがうまく機能している場合、ダイナミックストレッチの有力な候補者である可能性があります。

私の空手歴は、46年以上になります。そのおかげで、自分のワークアウトで75%のダイナミックストレッチと25%のスタティックストレッチを自分で使えるようになりました。ウォームアップはほとんどがダイナミックで、クールダウンはスタティックです。

私は、自分のセッションでは、乳酸などの疲労物質の排出や体液のバランスを促進する、いくつかのセルフマッサージをスタティックストレッチに追加することが好きです。

ダイナミックまたはスタティックストレッチとマッサージおよびセルフマッサージは、すべてのアスリートがもっとも学んでおくべき基本であると思います。

結論として、筋肉と腱の受容器は、腱の緊張や筋肉の長さの両方をモニターしていて、とても複雑です。あらゆる状況に適応し、けがを避けるために筋肉をゆるめたり、縮めたりすることができ、筋・腱・関節はともに連動し、協力し合って、実現しています。

プロフェショナルなフィジオセラピストから、アドバイスやセラピーを受けるのがよい理由は、そこにあります。

インテグレーション　統合　Integration

１９９０年代から流行りだした「インテグレーション　統合」という言葉は、さまざまなところで使われている言葉の一つです。この言葉は、さまざまな意味をもって使われています。たとえば、心と体は全身（一つ）の代名詞として、新しいセラピーをブランド化する言葉としても。今は、何かを統合させてホリスティックなものにする時代です。

インテグレーションは、アスリートの世界でもよく使われている言葉です。インテグレーションの第一歩は、（自分の）状況や状態を認識することです。まず（あなたの）体のプラス面とマイナス面の両方を知る必要があります。それは、クオリティ（質）であり、ハンデ（不利な条件）でもあります。身長が高すぎるか、低すぎるか、体重が重すぎるか、軽すぎるか、特定の動作、またはスポーツをするのに十分な柔軟性があるか、ないか、などということを自覚します。そして、スムーズに実行できるようになるまで、必要なトレーニングを繰り返し、問題に対処できるようにします。

インテグレーションは、リエデュケーション（リハビリ）であるともいえます。ラテン語の「integrare」は、新しい何かが、すでに存在している何か（のグループ）と融合または統合することだからです。リハビリでは、エクササイズで得られた新しい筋肉（たとえ筋量は少なくても）がもともとあった筋肉と統合すること（インテグレーション）についても意味します。

けがや病気で筋肉量が低下したあと、定期的なトレーニングを受けると、しばしば、短期間で筋量（筋線維）を1〜2キロ増やす人がいます。それは、一般の健康な人がスポーツを始めても、同じことが起こります。もちろん、ボディビルディングは、驚くような肉体をつくります。筋量の増加は、リハビリ中の患者さんにとって、素晴らしい感覚（突然スポーツカーを運転しているような感覚と比較できるかもしれない！）でありえることも、筋量または筋力をアップさせるためにサプリメントを摂取するボディビルダーにとっては、負担となることもあります。なぜなら、サプリメントで急速に得たボリュームと重さは、新しく奇妙に（変に）感じられ、体が適応するのに時間がかかる場合があるからです。車にたとえると「軽自動車」を運転していたのが、「トラック」になった感覚に近いでしょうか。

また、「エクストラ」な筋肉などは、神経系が適切に統合されていないと、特に脚や腕に負荷がかかる可能性があります。このようなこと以外でも、多くのアスリートは、必要なメンテナンスや調整を怠って、パフォーマンスの低下やけがに身をさらしてしまいます。

インテグレーションは、ロス（喪失）や障がい（ハンディキャップ）にも関係します。筋肉、関節、または四肢の機能、体の一部を失ってしまった場合、その失った不足をリハビリでインテグレーションする必要があります。

たとえば、片足の母指を失ったとしましょう。その指がなくても、バランスをとり、普通に歩く方法を学ぶ必要があります。

一般的に、インテグレーションは、いろいろなもの（=存在するが統合されていないもの）を統合するという意味合いで使われていますが、ないものを得て統合することも、失った状態で統合するなど、さまざまなインテグレーションが存在します。

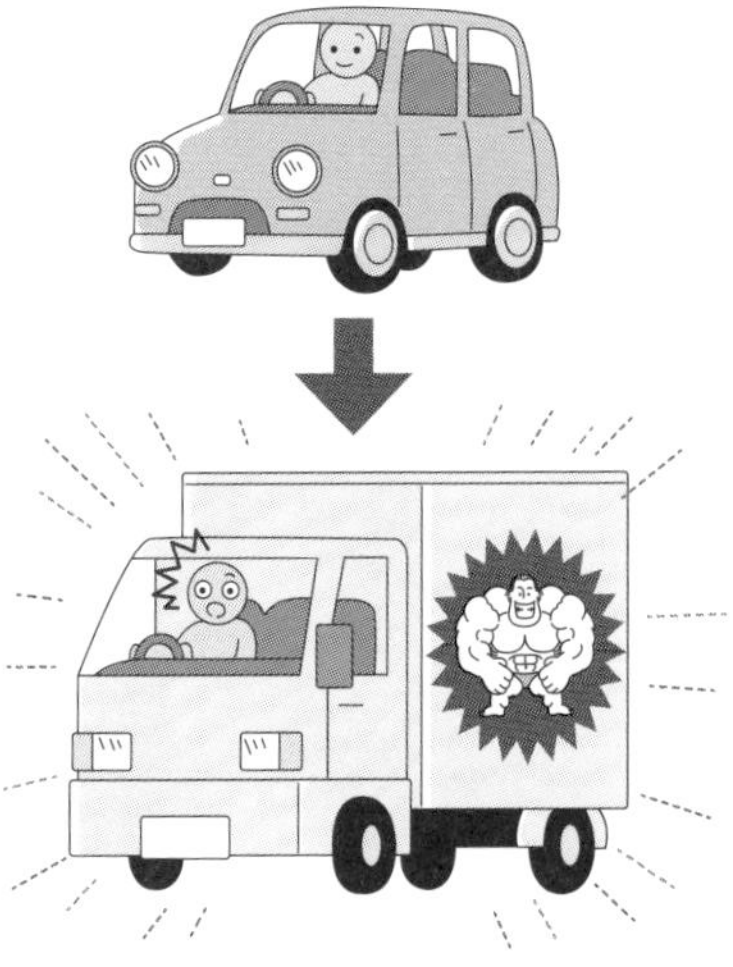

コーディネーション　Coordination

インテグレーションは、コーディネーションと呼ばれる別の重要なプロセスに、私たちを案内します。

コーディネーションも、最近、よく聞く言葉です。コーディネーションは、体のさまざまな部分を、スムーズかつ効率的にトータルで使い、動かす能力です。ラテン語の「一緒に」「まとめて」を意味する「CO」と、「整理」や、「秩序立てること」を意味する「ordinare」が組み合わさっています。

フィジオセラピーのコーディネーションは、（体がつくり出す）動きをつなぎ、うまく連携させることであり、適切な動作が可能になるように、繰り返しトレーニングを行います。したがって、基本的な動作を繰り返すという同じ原理によってなされるため、コーディネーションもリハビリの大きな部分を占めます。

スポーツやアクティビティでは、適切なタイミングで、動きにふさわしい筋肉を選択する能力が必要です。それは才能ともいえるでしょう。コーディネーションには、速度、距離、方向、タイミング、バランス、動作の最適化のコントロールも含まれます。感覚器で得た外界からの情報を処理し、指令を送る能力も、コーディネーションに求められます。

空手の形でたとえると、軸がぶれずに繰り出される突き、スピードの緩急、ジャンプしながら回転したあとの着地などは、素晴らしいコーディネーション能力です。相手チームからボールを奪い、ドリブルで距離を稼ぎ、そのままフリーシュートまでもっていくサッカー選手、これも素晴らしいコーディネーション能力ですね。

セラピストは、ウォーキング、座る、物をつ

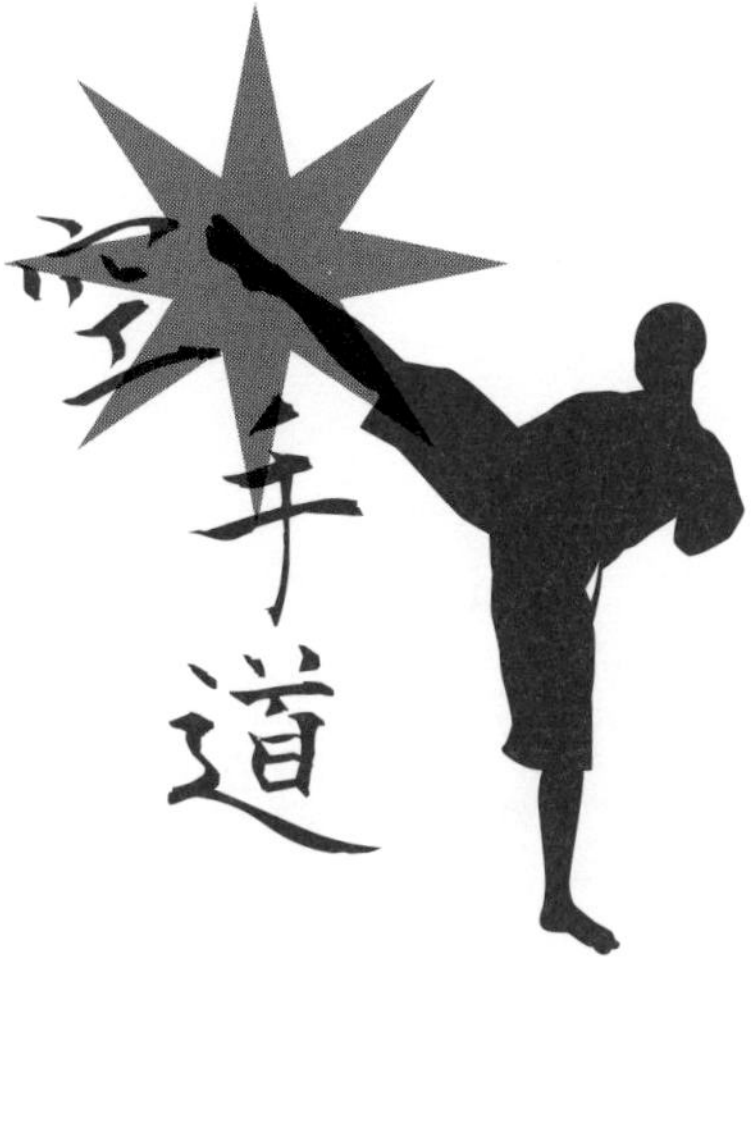

かむというあらゆるシンプルな日常生活の動作から、患者のコーディネーション能力を確認します。コーディネーションは、インテグレーションと同じように、「体を意識すること」が鍵となります。

トヌスのコンセプト「トニックとファジック」Tonic and Phasic

ここでは、筋肉のアクション収縮（動作または運動）とテンション（トヌス）について紹介します。トヌス（tonus）は、「テンション（緊張）がある状態」を意味するラテン語です。トヌスを筋肉について使うときは、筋肉のテンションレベルを表します。

トヌスの状態により、トニック（遅いまたは長い）と、ファジック（速いまたは短い）に分けられます。「これは、赤筋と白筋では？」と思われた読者の方、よく理解されています。トニックは赤筋、ファジックは白筋といえます。

この分類法、実は、フランスや、ヨーロッパ、ほかのラテンの国ではよく使われています。

では、トヌスの考え方で筋肉を見ていくと、どうなるでしょうか。

トニックマッスルは、もともとは、純粋に姿勢を保持する働きを持っていた筋肉で、ファジックマッスルは、主に動き（運動）をつくるときに働く筋肉でした。現代の人では、トニックとファジックの筋肉を厳密に見分けることは難しく、筋肉のグループの中には、両方の機能が備わった「ミックス」と呼ばれるものがあります。トニックとファジックは、異なる効果器によって起こるアクション（動作）モードに依存します。

トニックマッスルは、括約筋や、重力や不良姿勢などから常にプレッシャーがかけられている筋肉で、通常、収縮している時間は長いのです。したがって、そのほとんどは収縮速度が遅く、長耐久性の筋線維（赤）でできています。

ファジックマッスルは、刺激に対して、すばやく強力に反応し、急速に収縮して（大きな）動きを生み出します。しかし、持続性はありません。ここでの効果器は、大脳皮質からの錐体路（随意、直接指令）と、錐体外路（無意識）にコントロールされています。ファジックマッスルは、トニックマッスルと比較して「lazy（怠惰）」と呼ばれることが多いです。

通常、よく起こる問題は、筋肉の中のトニックマッスルが、収縮（短縮）すると、ファジックの筋線維が弱くなることです。短縮したトニックマッスルは、その拮抗筋の機能を抑制して、それは、さらに共同筋であるファジックマッスルにまで及びます。この筋肉のインバランスは、不安定であって、そこに不調和が生じてしまいます。

筋肉のインバランスは、不活発（活動がない）な状態から、過度なトレーニングまで、多くの状態によって引き起こされます。動作をする際、理想は参加する筋肉のハーモニーがよいことですが、どこかの筋肉が優位だったり、過度な緊張でスムーズな動きができない筋肉があったりすると、インバランスが生じます。（正しい方法でない）過度のエクササイズ、悪い姿勢（不良姿勢）、そしてけがや関節炎、その他の問題を抱えながら、筋肉をバランスよく使うことは、いわばチャレンジです。

骨格筋、特に脊柱のカーブは、姿勢をつくるトニックとファジックの適切なバランスに依存しています。トニックマッスルは、椎骨のまわりでブレース（96ページ）のように支えとして機能し、適切なアライメント（骨や関節の配列）を維持し、重力と動作という両方の「バイオレンス（暴力）」に抵抗しています。

人が二足歩行になったときから、不良姿勢への挑戦がはじまりました。姿勢に関していえば、二足歩行によってさまざまな障害も増えたといえます。ある部位では、過度に活動的なトニックマッスルがあり、そのためにインバランスを引き起こしやすくなっています。

筋肉のインバランスは、身体能力や動作のキャパシティを低下させて、毎日の生活も、そして人生をも、より困難にしてしまいます。さまざまなストレスに反応して、トニッ

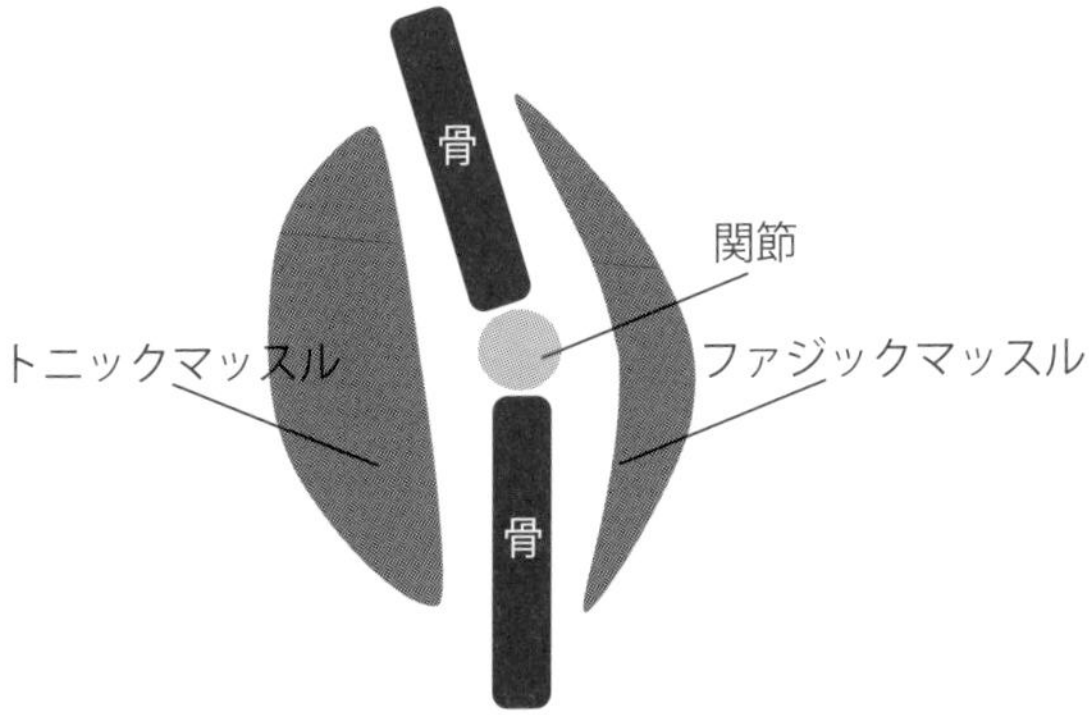

クマッスルが過度に、または急激に収縮（短縮）すると、保護と防御のためにファジックマッスルよりも収縮速度が速くなり、スパスティック（けいれんのような状態）を引き起こすことがあります。

この過剰反応は、トニックマッスルの拘縮や損傷につながる可能性があります。また、痛みを伴う筋スパズムと呼ばれる状態は、筋肉が異常な緊張や収縮をし続けることで引き起こされます。

たとえリラックスモードであっても、収縮した筋肉は柔軟性が低いということは、簡単に理解できると思います。緊張した筋肉は、関連する筋肉、腱、靭帯に負担をかけ、大きな痛みを引き起こします。

正しいリハビリプログラムは、根本から問題を解決（改善）する唯一の選択肢で、このようなケースでは、薬は痛みの対症療法であることがほとんどだと、理解することが必要です。有能で献身的なセラピストがいても、バランスと柔軟性を取り戻すには、多くの時間と努力が必要です。しかし、結果は誰か（または自分）の人生を大きく変える可能性があるので、トライしてみる価値はあります。

NOTE

◆主なトニックマッスル（屈筋に関連づけられる）

胸鎖乳突筋、斜角筋、大胸筋、肩甲挙筋、上腕二頭筋、脊柱起立筋（腰椎および頸椎・前弯《ぜんわん》）、

腰方形筋、ハムストリングス、腸腰筋、大腿直筋、股関節の内転筋、薄筋、梨状筋、大腿筋膜張筋、腓腹筋、ヒラメ筋

◆主なファジックマッスル（特に四肢の伸筋と関連する）
菱形筋、僧帽筋、上腕三頭筋、脊柱起立筋（胸部レベル。後弯に反して）、腹部（腹横筋、腹直筋、腹斜筋）、大腿直筋を除いた大腿四頭筋（＝外側広筋、中間広筋、内側広筋）、臀筋、前脛骨筋、腓骨筋

脊柱と脊柱の湾曲　Spine

脊柱は、関節を備えた椎骨で、7頚椎、12胸椎、5腰椎と、主に三つのグループをつくっています。乳児は座ることができるようになると、重力により頚椎のカーブ（前弯）がつくられ、歩行が始まると、同様に重力により腰椎のカーブ（前弯）が生じて、胸椎のカーブ（後弯）も形成されていきます。

理想は、12の胸椎と、頚椎と腰椎（7＋5で、これも12）からなる二つのカーブ（前弯）のつり合いが取れ、バランスがよい正しいバーティカル（垂直）を形成できることです。

しかし、残念なことに、関節や筋肉に不調があったり、その不調が悪化していたり、または、単に背骨をまっすぐに保つため、重力と戦うために必要な筋力が足りない人が多いのです。それらの要素は、前弯を前弯症に、後弯を後弯症へと変化させることがあります。

一般的な健康診断では、原因は前弯症に関連していても、より見た目に明らかな後弯症を指摘することが多いです。前弯症としての問題はそのままなので、前弯および後弯の状態を改善するために、ファジックへのリハビリを広い範囲で行う必要があります。理学療法士はそのことを理解しているので、後弯にだけフォーカスせずに、前弯を矯正するように患者を導きます。

最終章で緊張が強いハイパートニック筋群をゆるめ、強いファジックコントラクション（収縮）で、よい姿勢が回復されるデイリーエクササイズを紹介しています。

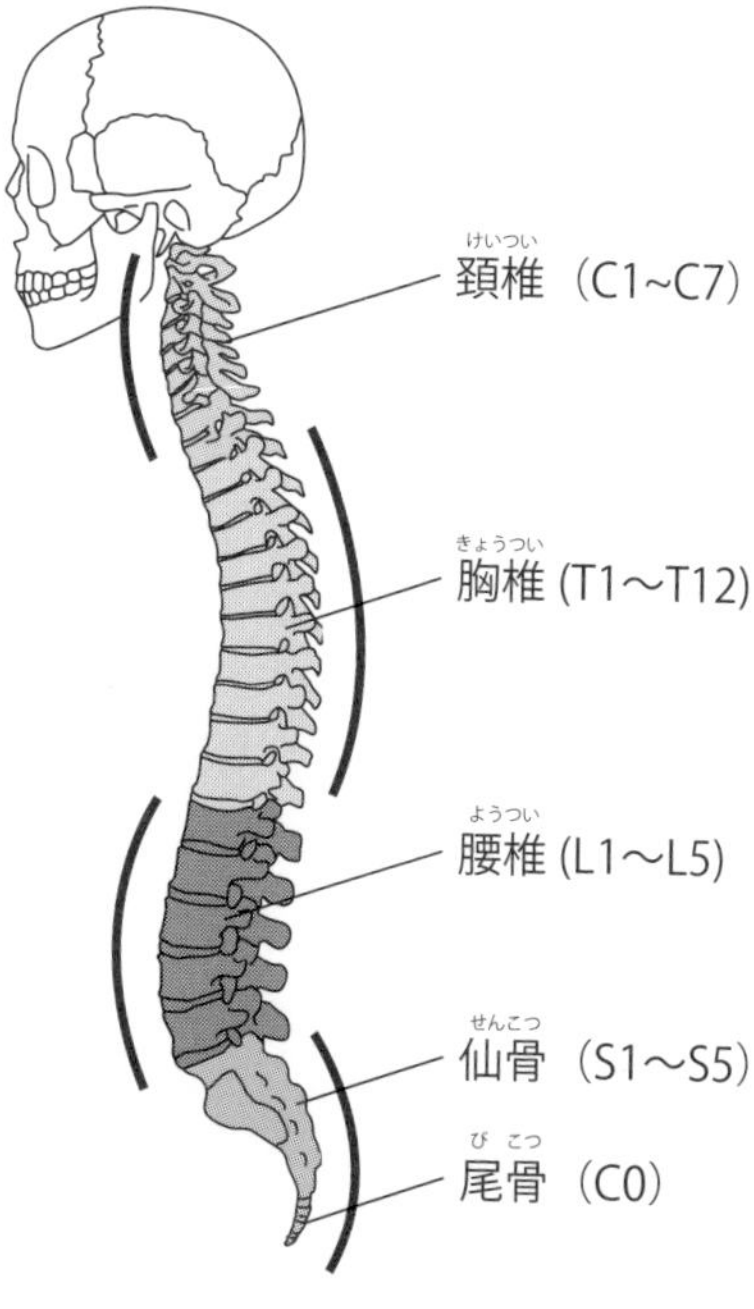

前弯症、後弯症、側弯症：病理を定義するために使用される用語。スコリオシスが、側弯症となると、ギリシャ語で「3D で湾曲」という意味になる。

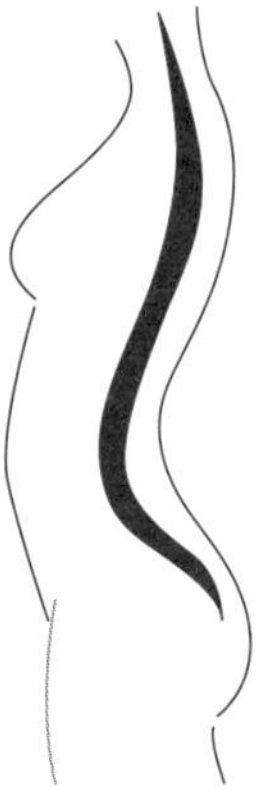

前弯 Lordosis

脊柱の前湾 / ロードーシス：（ギリシャ語；ロードスは「前にカーブがある」を意味する）脊柱の頚椎および腰椎の自然な凸面カーブ（湾曲）

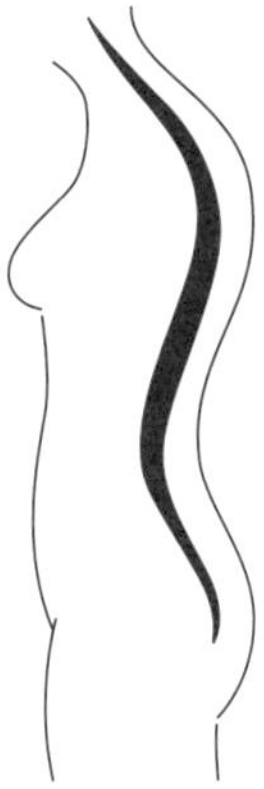

後弯 Kyphosis

脊柱の後湾 / キーフォーシス（ギリシャ語；「カーブが後ろ、ねこ背」を意味する）脊柱の胸椎および仙骨部の自然な凹型カーブ（湾曲）

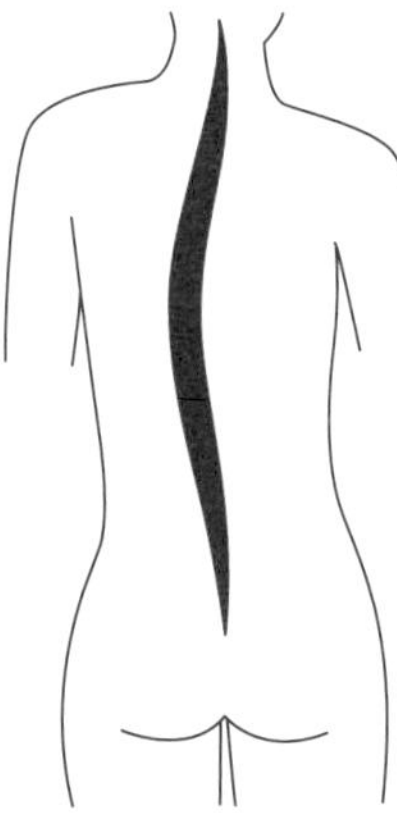

側弯 Scoliosis

脊柱の側弯／スコリオシス（ギリシャ語：スコリオシスは「曲がった、ねじれた」を意味する）脊柱のわずかな左右のカーブ（S字状の湾曲）

骨格筋の解剖学　Muscle Anatomy

チャプター2でみたように、筋肉には、骨格筋、心筋、平滑筋がありましたね。

ここでは、骨格筋についてみていきましょう。この筋肉は、ズームアップすると何千本もの細い筋線維が束になっています。

筋細胞は、骨格筋では、筋線維とも呼ばれます。筋線維には、筋原線維というさらに細い線維が集まっています。筋原線維は筋肉を収縮させる基本単位で、長い鎖状の筋節（サルコメア）が詰まっています。

筋節（サルコメア）は、タンパク質であるミオシンとアクチンからできています。その規則的な配置によって、横紋筋の構造がつくられています。筋原線維は互いに平行に走り、その幅は数㎝です。

エクササイズは筋原線維を増加させて、逆に不活発な状態で筋肉を使わないと減少します。

①筋原線維が、グループになる
↓
②筋線維になり、グループになる
↓
③筋束（筋線維束）となり、
グループになる
↓
④筋肉になる

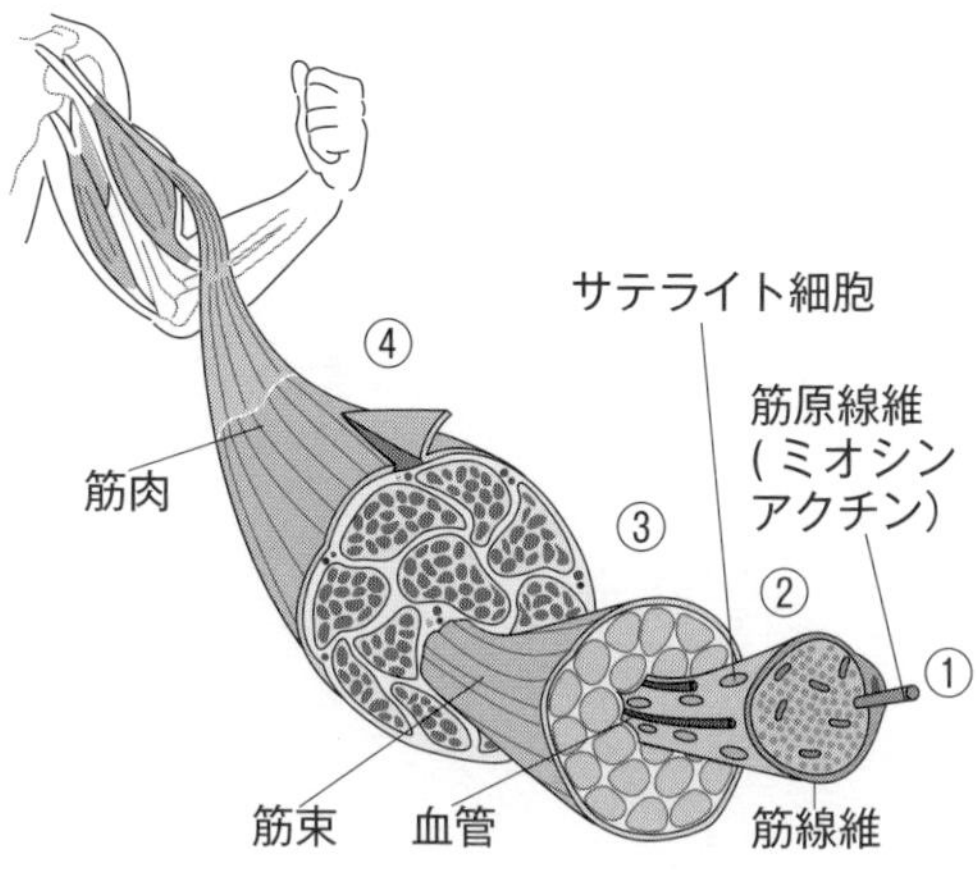

筋肉のサイズでは何が変化する？
What change in muscle-size?

最後に、筋肥大について、みてみましょう。

筋肥大とは、筋肉のサイズが大きくなることです。いくつかの要因が筋肉の体積を増加させます。これは、筋原線維の肥大と、筋形質の肥大の2種類があります。

①筋原線維の肥大

これは、個々の筋原線維の大きさや厚さ、または数の増加を指します。筋原線維は、筋線維に含まれる細長い線維で、筋肉を収縮させる基本単位でしたね。これらは、筋線維の「モーター」で、動力を起こす収縮装置です。筋原線維は細いタンパク質アクチンと、太いタンパク質ミオシンのフィラメントでつくられています。これらが収縮することで筋収縮が起こり、歩いたり、物をつかんだり、瞼を開いたり閉じたり……ということができます。

つまり、筋肉は短くなることで動きが生まれて、その動きは、筋原線維によってつくられているということです。

筋肉トレーニングは、筋収縮によってタンパク質の合成を刺激します。それにより、筋肉のサイズと強度が向上します。また、筋トレで負荷をかけて筋肉をハードに使うと、筋線維に潜在的な損傷が起こったと体は信じます。次に休息することで、筋肉は修復（再生）されて、より強い線維をつくることが起こります。すごい再生能力です。

最近の研究では、筋線維の細胞膜の表面に存在するサテライト細胞（骨格筋の幹細胞）は、刺激を受けると増殖・分化することがわかっていて、筋肉の病気の分野で研究されています。これは、エクササイズによっても引き起こされます。

筋線維の数は、筋肉によって違いますが、数百本から数千本もの筋原線維が集まってできているので、それであれば、筋肉の総体積が大幅に増加することが想像できそうですね。

筋原線維肥大だけでは、実際には大きな筋肉量をもたらしませんが、太い線維をつくり、より多くの力を発生させることができます。

②筋形質の肥大

各筋原線維の周囲の液体物質の体積の増加による、筋形質の拡大を指します。この流体は、エネルギーの源（ＡＴＰ、グリコーゲン、クレアチン）で、組織の修復と成長のために使われるタンパク質も含んでいます。

ボディビルダーが、ボリュームを得るために行うスペシャルトレーニング「筋肉ポンピング（パンプアップ）」は、実際には筋原線維の肥大よりも筋形質肥大を引き起こすといわれています。ボディビルダーの筋肉は、主に水でつくられているから弱いと非難され、論争になる理由です。

ボディビルダーは、トレーニングとダイエット（食事法）で、非常にうまく、ある種の浮腫を引き起こします。それは筋肉の腫れが特徴です。ですが、私にはフランスでボディビルディングチャンピオンになった友人がいて、彼らには十分なパワーがあることと、水がすべてではないことを知っています。

私がリンパセラピストとしていえることは、筋肉の活性化において、その環境にタンパク質が多く関与していれば、膠質浸透圧（タンパク質が水を引き寄せる場合の浸透圧）が大きく促進されるであろうということです。

そしてもう一つ、基本に戻ると、私たちの体の約3分の2は水分であることです。その水分は、細胞内にも細胞外にもあるので、筋肉の線維が増えれば、それをとりまく水分量も増えます。

つまり、筋形質の肥大というのは、筋肉のボリュームアップに深く関わっているのです。

結論として、実際には、筋肉が成長するどのケースでも、

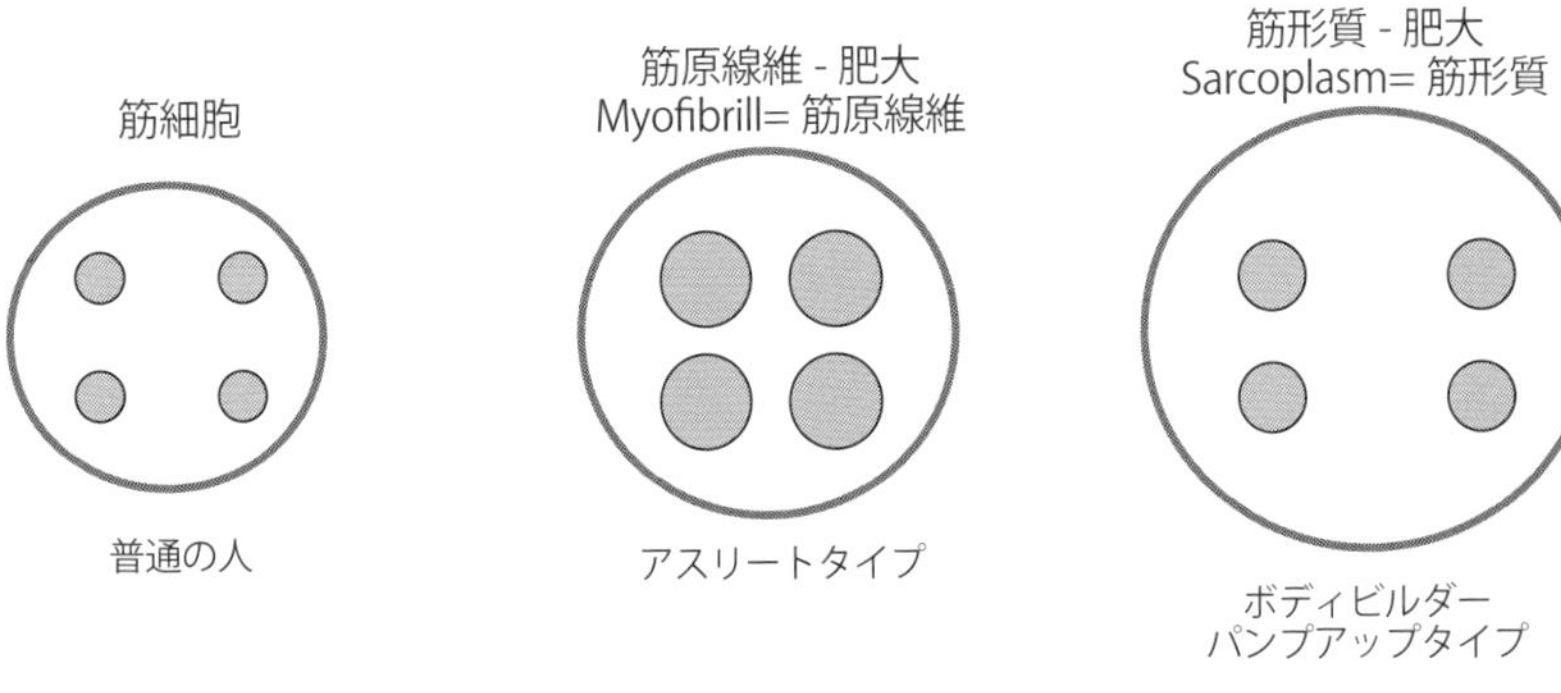

筋原線維‐肥大は、筋に栄養を与えるため筋形質‐肥大を引き起こすはずなので、①か②のどちらかだけが起こることはなく、どちらも起こっているということがいえます。

また、パワーとボリュームの増加は、どの筋肉トレーニングからも得られます。それには、個々の資質、トレーニングレベル、エクササイズの種類（ターゲットにする筋線維の種類）、摂取する栄養などが、重要な要素になります。

最近は、筋トレの効果が科学的に証明されてきています。スポーツは、健康によく、すべての身体システムの修復に役立つ大きな可能性があります。そして、けがや病気を防ぎ、精神にもよい影響を及ぼします。スポーツが強い人をつくる理由です。

さまざまなムーブメント　主な関節による体の動き

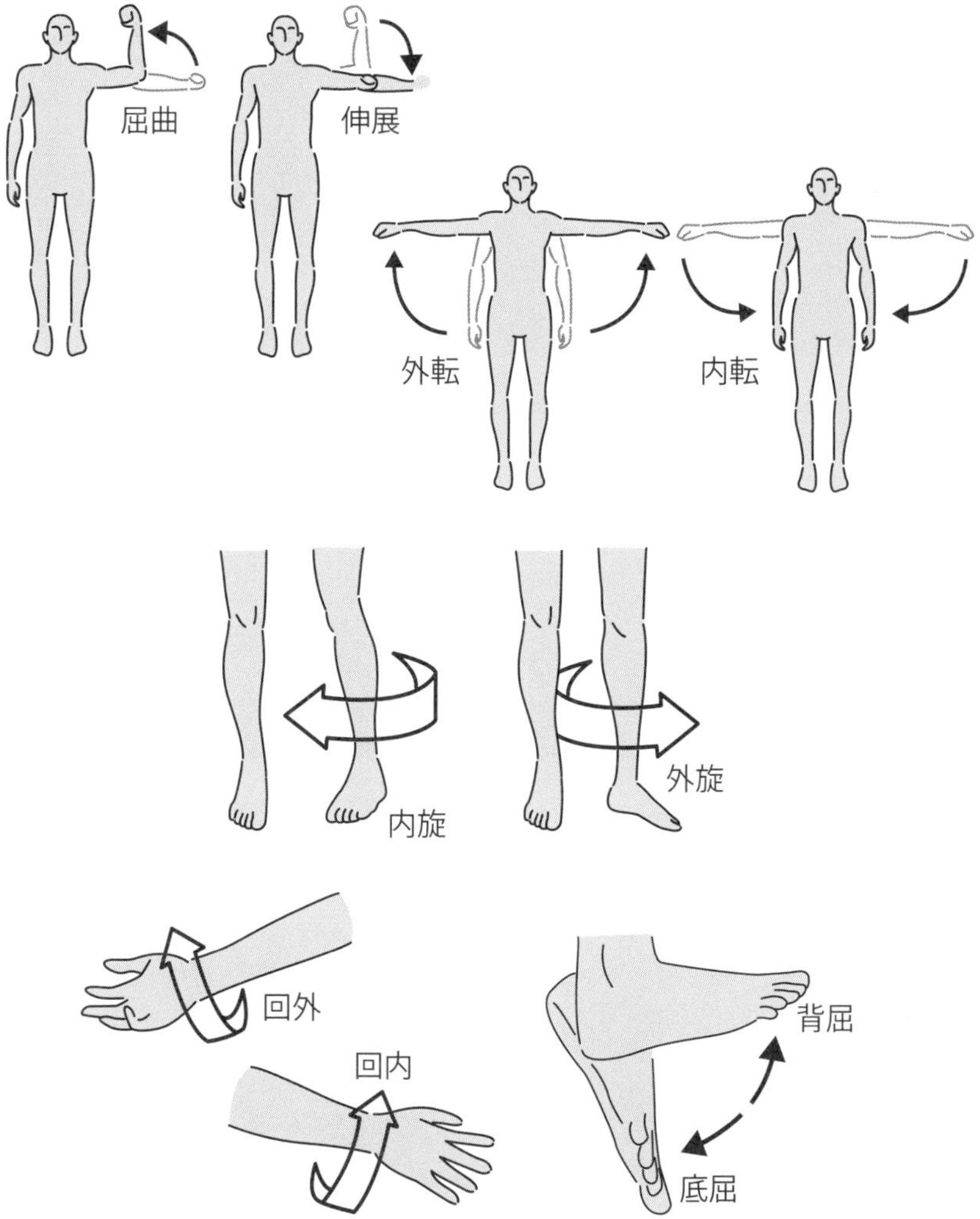

CHAPTER 5

ハイドロセラピーと治癒
HYDROTHERAPY AND CURE

by ダニエル・マードン

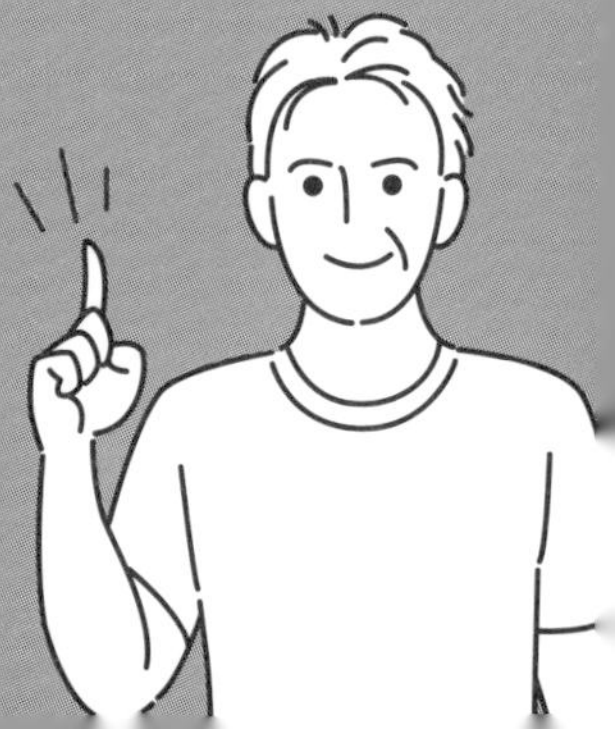

ドライ・リハビリテーション

ドライ・リハビリテーションは、しばしば痛みを伴うことがあり、リハビリを受ける人にとって、ハードワーク（困難な作業）であることが多いものです。

私はフィジオセラピストとしての仕事に情熱を注ぐ一方で、長年武道家として空手の鍛錬にいそしんできました。またパラグライダー、モトクロスなどにも挑戦してきた経験から、プロのスタントマンやアクション俳優の仕事もしてきました。そのような人生を送る中ではけがも多く、股関節に人工関節を入れる股関節置換術を3回受けています。したがって、前述のハードワークを数回、経験しています。

一般的に行われているリハビリを想像してみてください。「たいへんそう」「頑張って！」などという言葉が心に浮かびませんか。

フランスでは、リハビリを二つに分けています。先にお伝えした「ドライ・リハビリ」と「ウェット・リハビリ」です。ウェット・リハビリである**ハイドロセラピー**は、フランスで行われている医療リハビリの主軸の一つで、研究と実績においてレベルの高いことで、世界的に知られています。

また、ウェット・リハビリは、海洋療法としても研究されています。フランスは、**タラソテ**

ラピー（海洋療法）の先進国であり、タラソテラピーが生まれた国としても知られています。

チャプター3でお話ししたドライ・リハビリは、日本やアメリカでは、クリニック、病院、または病院付属のリハビリ施設で行われています。フランスでは、理学療法は、独自で診療を行うことが許可されており、理学療法士の約80％は、独自のクリニックを運営するか、団体などに所属し、活動しています。

ウェット・リハビリテーション

ウェット・リハビリは、水中で行います。「ハイドロ（水）キネジテラピー」という専門の名前があります。ドライ・リハビリと同様に、マッサージは治療の一部になります。セラピストがサポートし、メディカルプールで行われます。プールはエクササイズをするのに十分な深さで、水温は32℃以上の温かい温度で行います。

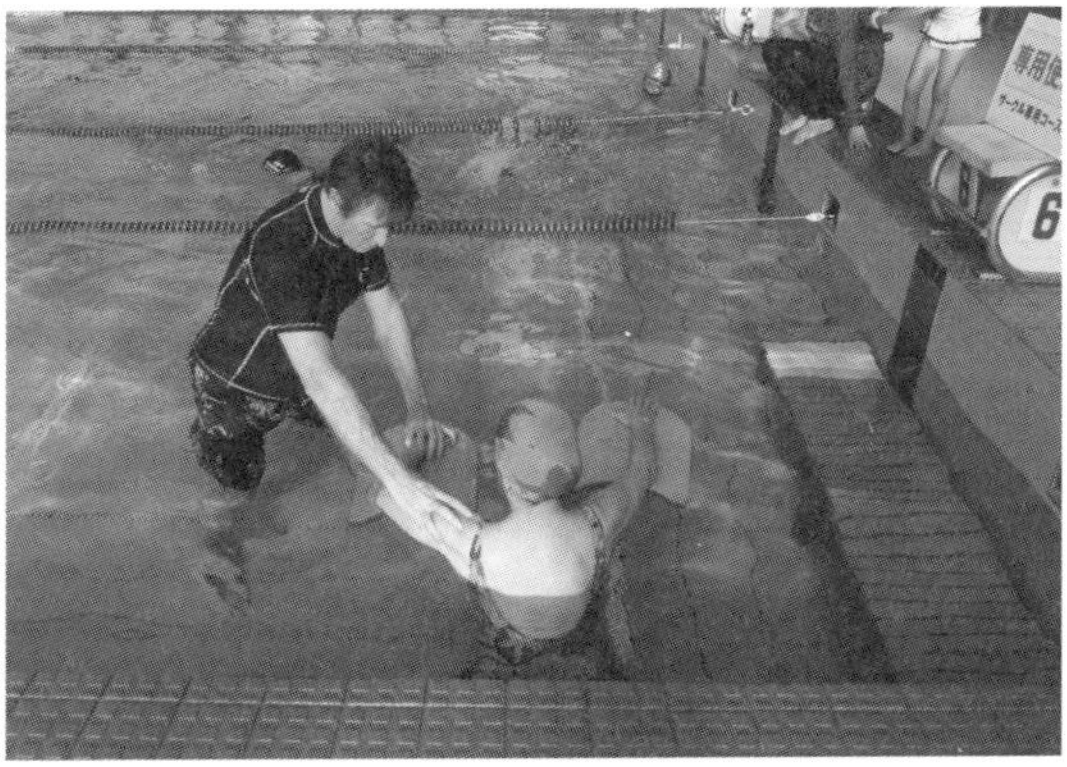

Mini-Dictionary

ハイドロテラピー ギリシャ語の hydro から。水を利用して行う治療。水治療法、水療法。
キュア（ズ） ラテン語の cure から。治療、ケア、特定のケアを提供する場所。
バルネオテラピー ラテン語の balneum から。バス（風呂）、入浴による治療。入浴療法。
サーマリズム ギリシャ語の thermos から。熱。温泉の治療的使用。温熱療法。温冷療法。
タラソテラピー ギリシャ語の thalassa から。海。海による治療、海洋療法。

ウェット・リハビリの効能効果は、物理学と生理学の法則に関連して数多くあります。皮膚に対して穏やかな静水圧がかかるなど、アロマプレッシャーのメディカルリンパドレナージュと共通の利点が多数あります。

ハイドロアロマセラピーは、アロマセラピー効果が加わるという利点があります。バルネオテラピー（入浴療法）のバスタブにエッセンシャルオイルのブレンドを入れます。これは、ジェットマッサージの有無にかかわらず使用できます。ハイドロセラピーが体へ及ぼす作用には、物理的作用と生理的作用の2種類あります。それぞれについて解説していきます。

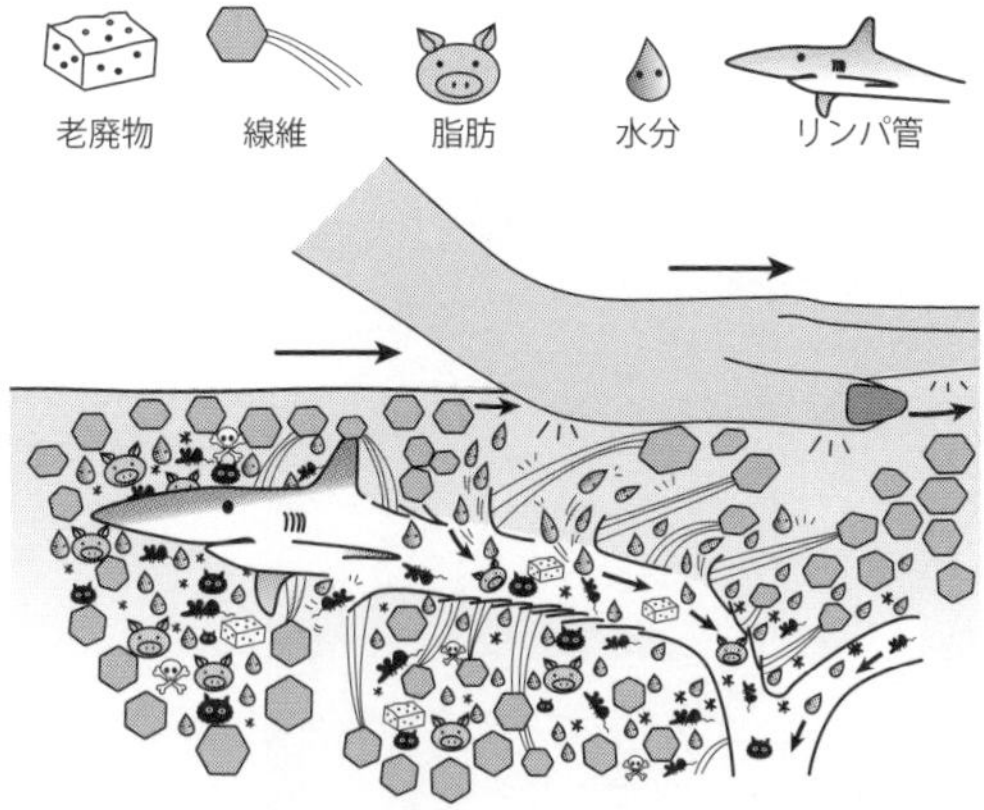

ウエットリハビリとメディカルリンパドレナージュの共通点。セラピストの手による圧は、静水圧等による ANP ホルモンや ADH ホルモンへの刺激など、循環器系や泌尿器系などに共通する作用が数多くある。

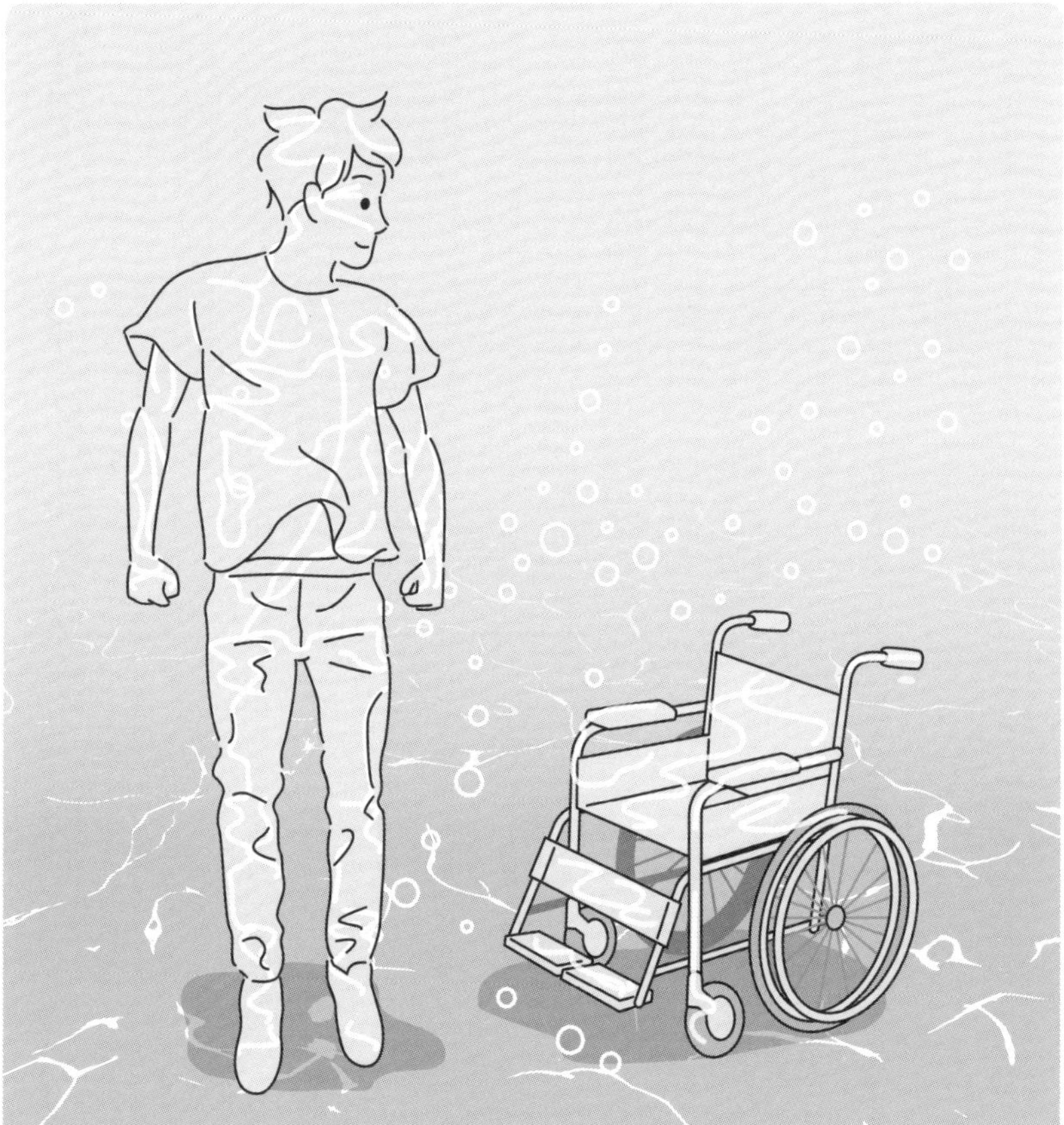

体のムーブメントと心のムーブメント（自由に！）

物理的作用　Physical effects

①アルキメデスの原理「浮力」

水に入ると体が軽く感じられるのは、水中では浮力の影響を受けるためです。浮力は、（押し上げられて）水に浮かぶ力のことです。アルキメデスの原理では、「浮力の大きさは、物体が排除（押しのけた）した流体の重さと等しい」と説かれています。

浮力は、鉛直上向きに作用（押し上げる力）し、物体と流体の比重、重力も関係します。「比重」をみると、人間は約０．９５g／㎤、真水は１．０ g／㎤、死海は約１．３g／㎤で人の体のほうが水よりも軽く、水中に浮かぶことができるのがわかります。死海（湖）の水の塩分濃度は海水よりも高く、水よりも海水よりも比重が高い（重い）ので、体は完全に浮いてしまうという、不思議な現象が起こります。

さて、浮力による体重への影響はどれくらいあるでしょうか？　一般的なプールの場合、水位が胸の高さでは、体重はおよそ70％も軽くなります。ここからも関節への負担（特に下肢）が減少することがわかります。障害がある人も、**浮力によって水中でのモビリゼーションが容易になります。**

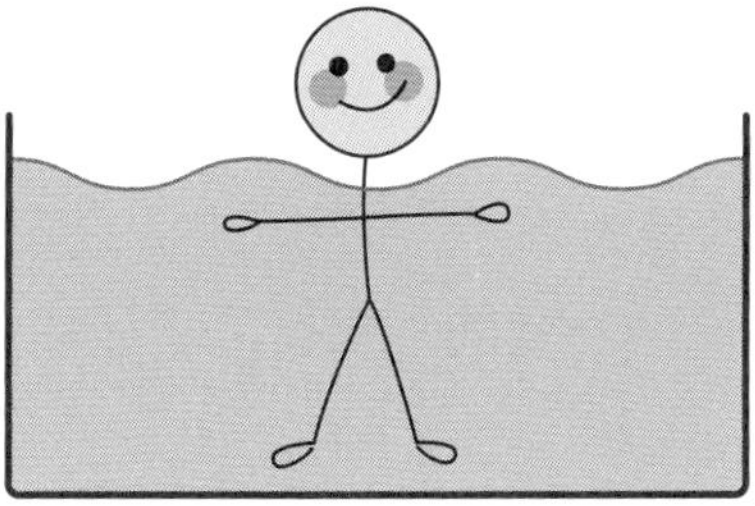

Archimedes アルキメデスの原理
浮力

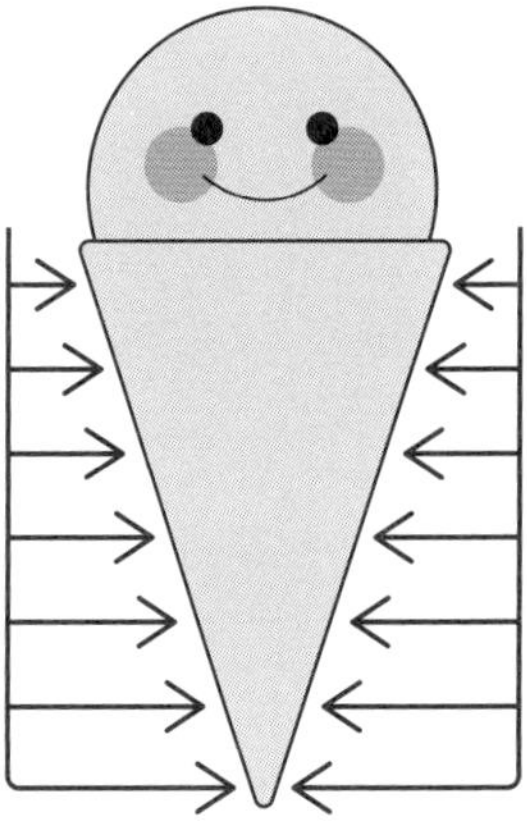

静水圧の円錐効果

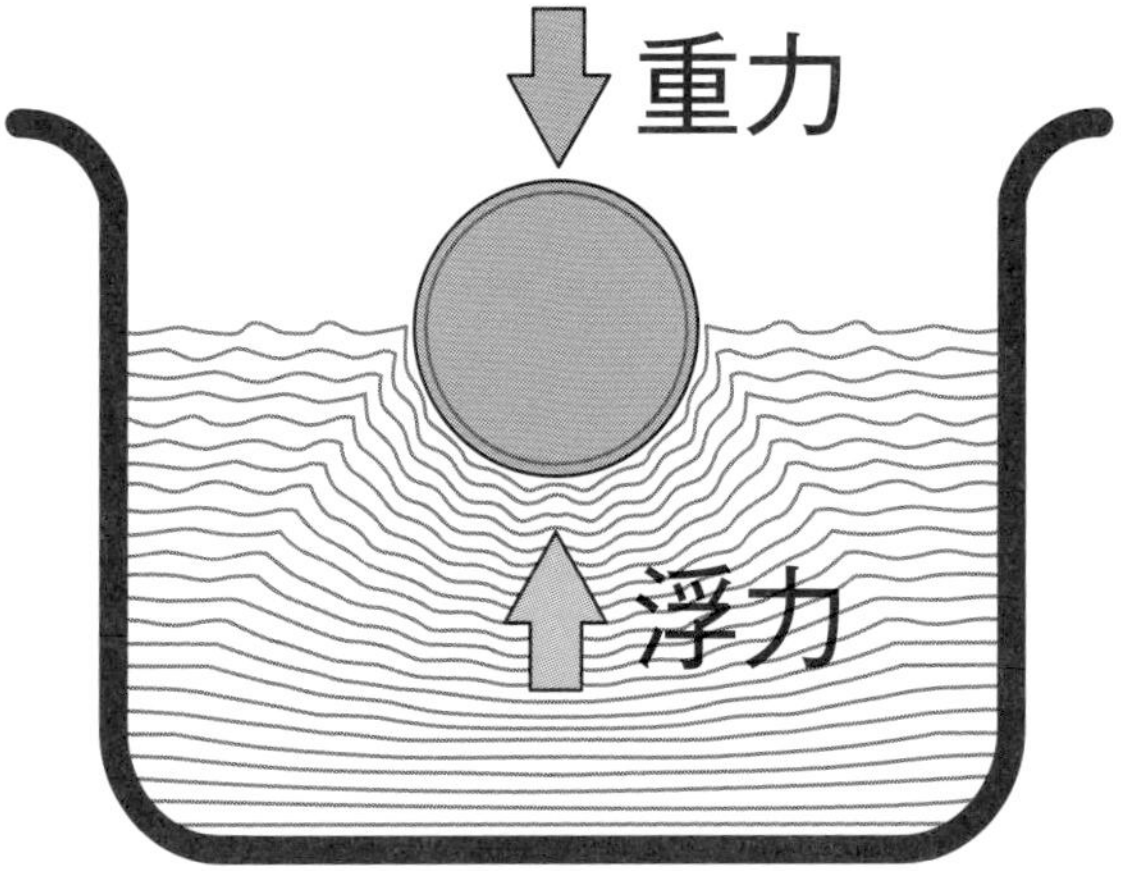

水に浮かぶボールには、重力と（逆の力の）浮力がかかっている。ウエットリハビリでは、静水圧と水抵抗が加わることになる。

② 水抵抗

水による抵抗は、水（液体）の粘性に依存します。水中で運動をするときには、体の表面である皮膚が抵抗を受けています。あなたがバスタブに浸っているときも同様で、湯の中で腕を動かしてみると、肌は水の抵抗を感じますよね。水は、運動に対して軽い抵抗を与えてくれ、同時に、動作が安全にできるよう体を支えるので、起立が難しい、筋力が弱いといったケースに有効です。

フランスの医療プールでは、人工的に水流をつくることで抵抗を増やせます。通常、3段階で抵抗をコントロールしています。骨折したケースでは、最初のプロトコールは、まず体を完全に水に浸け、その後、骨折部位の遠位から状況に合わせて調整します。フィン、フロート（浮き具）などの装具は、抵抗を増やし、バランスをとるために使用できます。

また、水の抵抗は、皮膚感覚受容器を刺激します。

③ 静水圧

静水圧は、皮膚にかかる水圧のことです。**水の圧力は、深さによって変化し、深くなるほど圧は高くなります。** これは、Foldi（フォルディ。日本ではフェルディ）のバンテージテクニックを用いて循環を刺激する「円錐効果」のコンセプトに似ています。

静水圧は、物理的作用であり、循環器系、呼吸器系、泌尿器系などへの生理的反応を促します。その原理と効果は、リンパドレナージュセラピーによって引き起こされるものと非常に似ています。

生理的作用 Biological effect

①循環器系

ハイドロセラピーは、リンパドレナージュと同様に、静脈、リンパ、動脈という三つの循環に、多くの連鎖反応を起こします。リンパと静脈の循環（静脈還流）が促進されると、血流による右心（心臓の右側）への負担が増加します。右心房の拡大は、末梢血管の拡張などによって血圧を下げるＡＮＰホルモン（心房性ナトリウム利尿ペプチド）の分泌を促進します。受動的なハイドロセラピーにおいても組織へかかる軽い水圧により、血液循環と同様、リンパの循環も促進されます。

また、水温やエクササイズによって体への負荷が変化し、心拍数や血液量の増減、血圧に影響を及ぼ

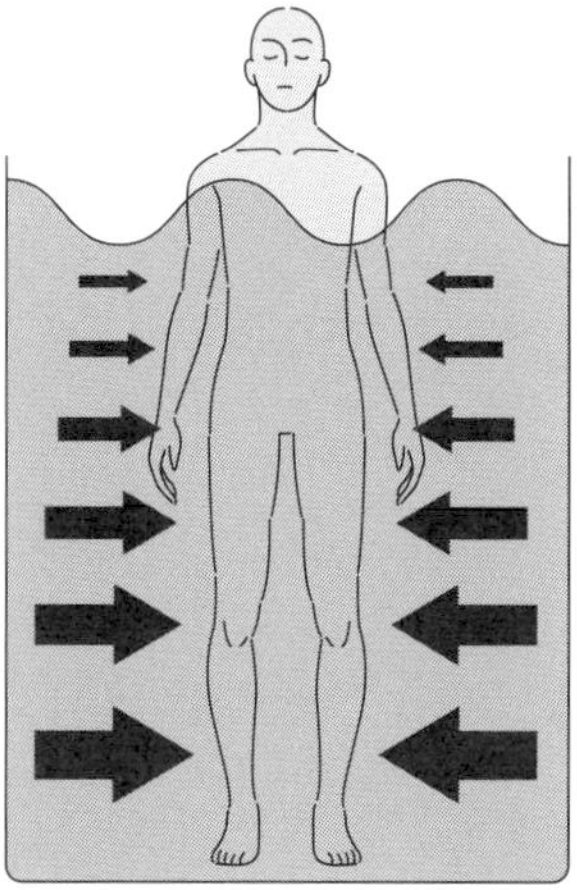

静水圧
深くなるほど水圧が高い。

します。

②呼吸器系

胸郭と胸腔、腹腔が静水圧の影響を受けます（特に全身。立位の場合）。呼吸で生じる抵抗で、肋間筋と横隔膜のエクササイズにつながります（静水圧は、呼気の抵抗となる）。

③泌尿器系（腎機能）

循環血液量の増加は、ANPホルモン（心房性ナトリウム利尿ペプチド）を分泌する右心房の筋細胞受容器を刺激します。ANPは、ナトリウム、カリウム、水をコントロールすることにより、腎臓からの排出量を促進します。さらに、ANPにはADH（抗利尿ホルモン）分泌を抑制する働きがあます。そのため、排尿が倍増します。

④温度による影響

水の熱伝導率は、空気の約25倍です。そのため、温浴が低体温（症）を治療し、冷浴が高体温（症）を治療するための最も優れた方法だといえます。

水温は交感神経系と副交感神経系の両方に作用します。33～36℃まで、体は快適ゾーンにあり、熱い、冷たいという感覚はほとんど感じられません（不感温度帯）。快適ゾーンは、副交感神経が優位な状態で、これより上か下になると、体は温度の影響を受けて交感神経系が活発になります。優れた熱伝導率から、体温の変化（特に全身の場合）に注意が必要です。

NOTE

冷水は、血管収縮による浮腫や炎症を抑えるために使われます。一方、温水は筋肉や関節の痛みを和らげたり、けいれんを治したりするためにも使用されます。

脚の循環の問題には、冷水と温水を交互に利用して対処します。筋緊張がゆるむと、リハビリ運動やエクササイズを行いやすくなります。痛みのために「ドライ・リハビリ」が行えない場合は、ハイドロセラピーが最適な選択肢になります。

⑤体性感覚受容器

水中運動を行い、感覚受容器で水や水圧を感じることにより、よい姿勢の認識（プロプリオセプション）を高め、神経系のリハビリにより、体のバランスを整えていきます。

⑥浸透と拡散

水中（温泉また海水）に含まれるミネラルの濃度により浸透圧が生じ、体から毒素が排出され、有益なミネラル粒子が水から体内へ拡散されます。しかし皮膚には、バリア機能があるため、短時間の入水による成分の移動は起こりにくく、ミネラル成分は、真皮から循環器を介して微量に取り込まれます。

NOTE

毒素排出（デトックス）

体からの毒素の排出については、水（温泉・海水）による肌からのデトックスは、ホットヨガと同じようなソフトデトックスになります。汗腺や皮脂腺、角質層からなどの体の表層の毒素排出です。

それに対して、セルラーデトックスという深部からの毒素排出があります。これは、肝臓や腎臓などの機能によって、体外へ排出する作用を助ける方法です。手による正しいマッサージ（メディカルリンパドレナージュ）が非常に有効な方法です。

⑦メンタルヘルス

浮力により、痛みや障害からの解放感が得られます

また水は、幸福感を与え、「神聖」ともいえる効果をもたらすことがあります。潜在意識が退行し、母親の子宮の中にいるような安心感が生まれます。水や波による揺

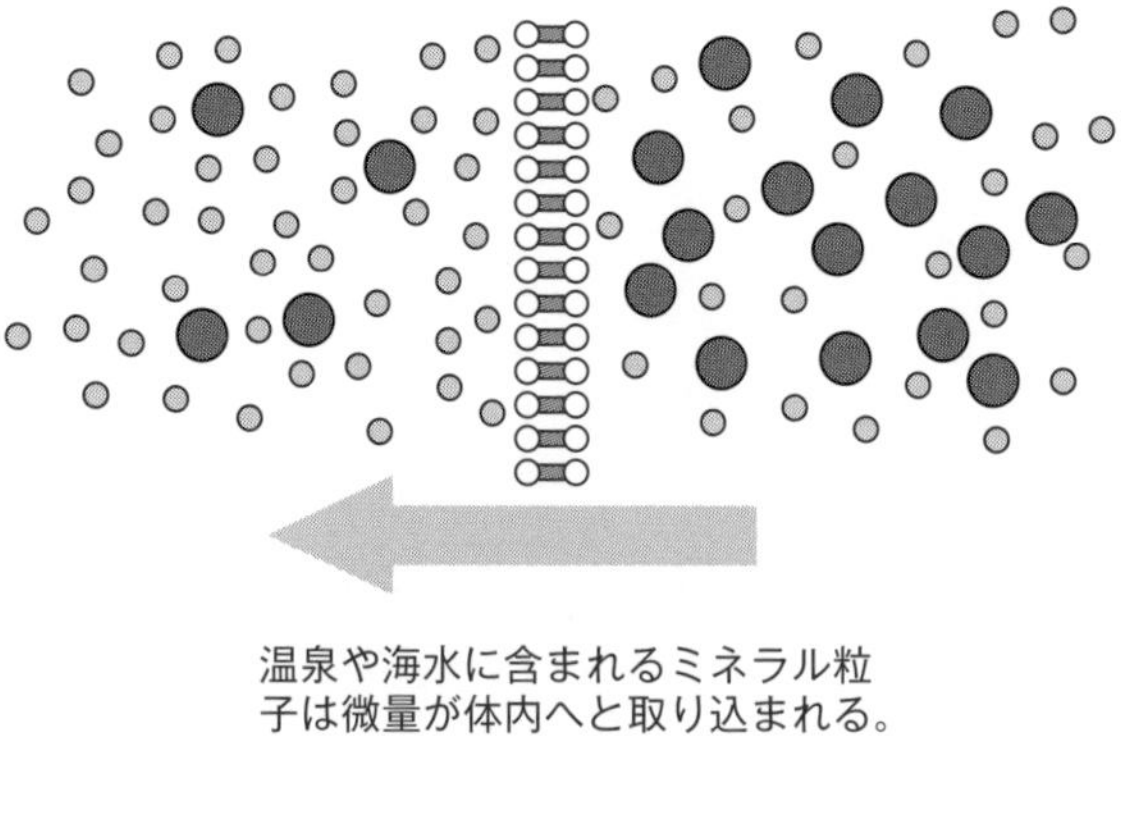

温泉や海水に含まれるミネラル粒子は微量が体内へと取り込まれる。

らぎのリズムを受けたり、水中の音を感じたり（水中では、水上の音は聞こえにくい）することで、感覚がより純粋になり、心へつながります。

⑧ジェットマッサージ

ウェット・リハビリのあとに、ジェットマッサージを行う方法では、クライアントは水着のまま続けて行うことができるため、セラピストの負担が減り、短時間で効果を上げることができます。

フランスでは、ハイドロキネジセラピーは非常に多くのケースで適用されるリハビリとして用いられ、多くのリハビリが従来の「ドライ・リハビリ」から、ハイドロキネジセラピーへ替わる傾向があります。自動受動的（自分の他の腕を使う）モビリゼーションは、肩峰形成術、または、腱板修復術の術後2～3日で行われています。

⑨温泉

日本の天然温泉、特に有名な温泉地が、フランスのようなメディカルマッサージやハイドロセラピーを含めたフィジオセラピーコンセプトを取り入れれば、世界のどの国よりも、素晴らしい温泉保養国となると私は提唱しています。しかし、残念なことに、温泉は家族や友人との楽しい旅行の目的地というのが、日本人の一般的な認識になっているようです。

フランスは、日本よりもはるかに源泉数が少ない国です。それにもかかわらず、100以上が医療利用されて世界的リーダーとなっています。エビアン、ヴィッテル、ボルヴィック、ヴィシーなどは、フランス国内やヨーロッパだけでなく、世界中から人が訪れる有名な保養地です。

日本の泉源数は、なんと約27000本以上あります（環境省自然環境局「平成30年度温泉利用状況」より）。しかし、このうち、実際に利用されているのは約17000本です。この現状を見て感じるのは、日本では、まだまだ真の健康産業やヘルスツーリズムといったマーケットが開発されていないといっても過言ではないということです。


一般的に、海に近い温泉はアルカリ性が強く、山にある温泉は酸性が強くなります。それは泉源の起源によります。あるスパでは、酸性とアルカリ性のそれぞれ独立した二つの温泉を提供しています。一方は山から、もう一方は海から発生しているために可能なのです。

温泉水にはさまざまなミネラルが含まれていて、日本

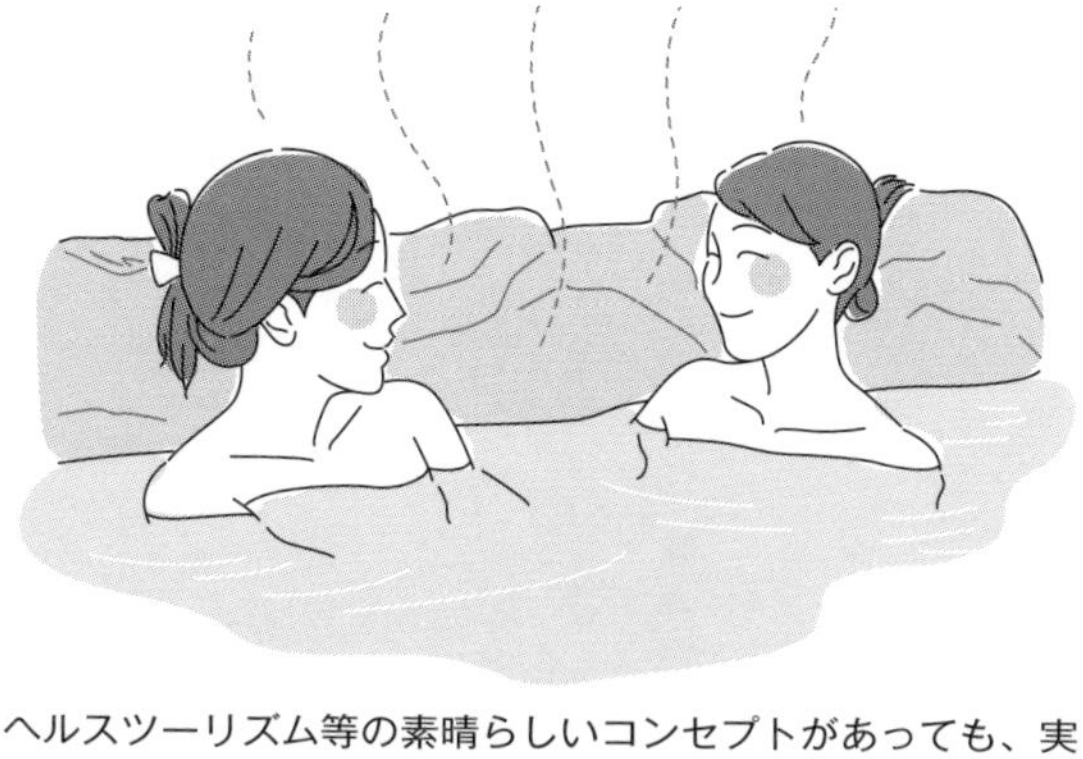

ヘルスツーリズム等の素晴らしいコンセプトがあっても、実際にはセラピーの質が伴わない施設は多い。日本は、世界一の温泉保養国になる可能性がある！

では、成分による色や匂いの違いなどでも分けられています。世界共通の温泉の種類分けは、pH値（水素イオン濃度指数）です。pH7が中性で、数値がそれより低いほど酸性で、高いほどアルカリ性になります。海水はpH8前後です。しかし世界的に海水のpHは、年々酸性化しています。

酸性の水（湯）は、火山のある場所に多く存在します。地球の深部で熱せられるマグマのガスの成分や溶けた岩石などの成分によってつくられるからです。

逆に、水酸化ナトリウム（またはカルシウム）の影響を受けた源泉はpHが高く、アルカリ水になります。皮脂の油脂分が、アルカリ性の強い温泉に加水分解されて（鹸《けん》化《か》）、肌はつるつると石鹸のような滑らかな感触になります。味は、塩味を感じます。泉源が異なれば、それぞれの治療効果も変わってきます。

ハイドロテラピー HYDROTHERAPY

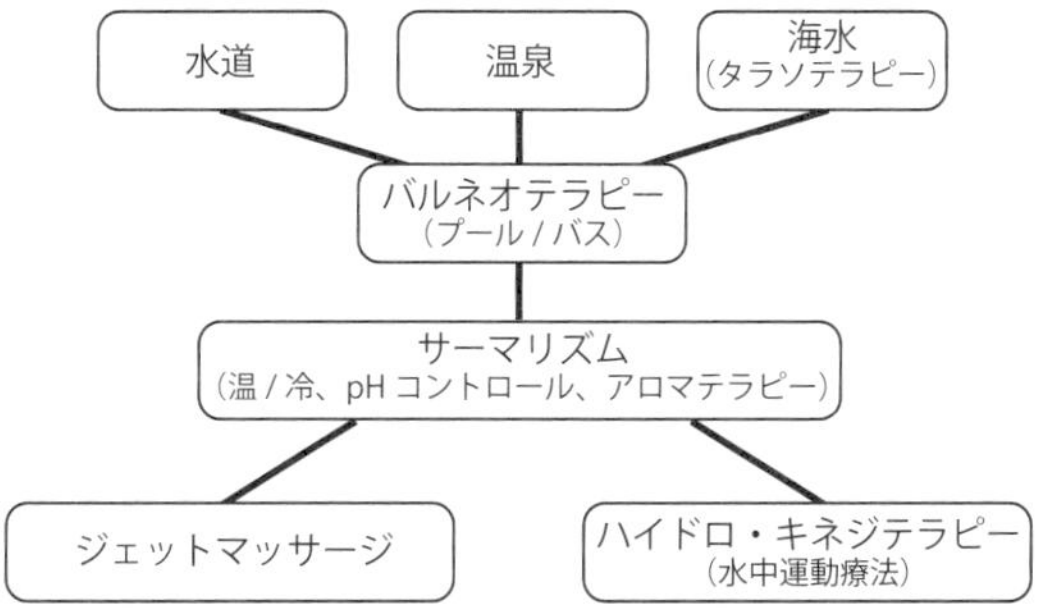

ヒートショックプロテイン（HSP）

人の細胞は、通常43℃以上に温度が上がる（加熱される）と死滅しはじめます。41℃で入浴すると、体は特殊なタンパク質HSP（ヒートショックプロテイン）を増産しはじめます。HSPは、傷ついた細胞をすべて修復し、ストレスを防御、より強い免疫システムをつくるタンパク質です。数回のセッションを行うと体温は上がり、数週間以内で体温は1℃以上、上昇するといわれています。これは、代謝と免疫システムの両方を高めます。

反対に、「体温が1℃下がると、がんを発症するリスクは約35%増加する」といわれます。日本には慢性的な低体温症の女性が多いので、改善する一つの方法になると思います。湯船に浸かるとき、湯の温度が、42℃の場合は最低10分、41℃では15分、40℃では20分という入浴時間が、ヒートショックプロテインが増える時間の目安です。

フランスで生まれたタラソテラピー　Thalasso therapy

タラソテラピーは、フランスをはじめヨーロッパでは、ごく一般的なセラピーです。ギリシャ・ローマ時代から存在していますが、医療としてのタラソテラピーを確立してきたのは、フランスの医師たちです。それは、今からおよそ250年も前のことです。

1778年から、ノルマンディーのディエップというところで、現代のタラソテラピーとタラソ・サーマリズムが、複数の医師たちによって、生み出されてきました。1865年には、医師のジョセフ・ラ・ボナルディエール（Dr. Joseph La Bonnardière）が、「タラソテラピー」という名前を考案しました。タラソセラピーは、「海での治療」を意味し、日本では、海洋療法と訳されているようです。

1904年には、フランスの医師で生物学者のルネ・カントン（René Quinton）が、血漿と海水には類似性があることを示しました。

現在は、世界中に増えているタラソテラピーセンターですが、世界初の専門施設は、1899年にルイ・ユージーン・バァゴ博士（Dr. Louis-Eugène Bagot）によっ

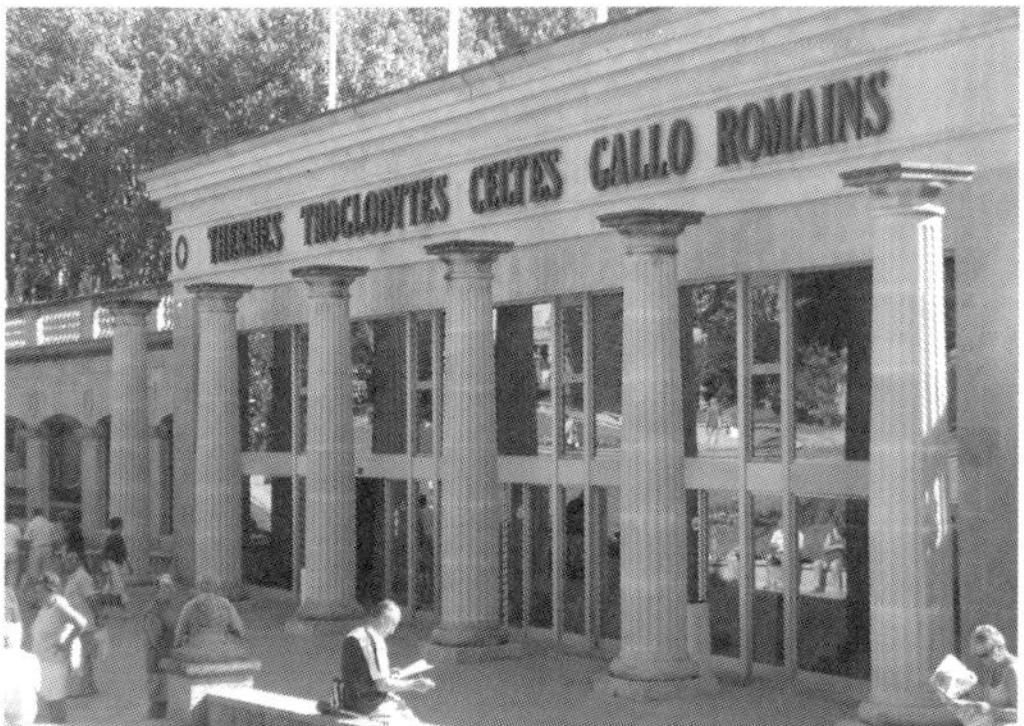

フランスの有名な保養地
グレウー・レ・バン

て、ロスコフに開設されました。しかし、実際には、それより前の1887年に、バァゴ博士はタラソテラピーをはじめていました。

実は、バァゴ博士は、タラソテラピーよりも、「マリンハイドロテラピー」と呼ぶことを好んだようです。これは、「海による水治療法」という意味になります。また、バァゴ博士は、さらに高度な治療法「キネバルネオテラピー」を考案しています。それは、海水を37℃に加熱し、パッシブ（受動）エクササイズと「パルペローレ」マッサージ手技を加えた療法です。

19世紀には治療法として確立されていたタラソテラピーですが、フランス政府から病気の予防と治療として、公式に医学として認められるようになったのは、そこから100年近く経った1977年でした。

タラソテラピーは、海水、海藻、海泥、海洋環境の組み合わせで行われます。これらは、タラソテラピーセンターの公式ライセンス資格を得るためにも必要です。さらに、ライセンス取得には、海岸から100メートル以内に施設があることも必要です。これらを満たしてはじめて、公式ライセンスが付与されます。その他、正式にタラソテラピーと名乗るには、諸処の条件があります。日本でタラソテラピーと呼ぶものには、正式でない施設が多いようです。

今日、フランスのタラソテラピーは、深刻なケースの患者だけでなく、予防医学、また病気の初期症状に適したプログラムがあります。タラソでは、ナトリウムイオン、カルシウム、マグネシウム、カリウム、サルフェートなどの多くの有効成分を含む海水の生化学的な作用に特化しています。

海水の負の電荷と皮膚の正の電荷の状態は、海洋イオンが細胞へ運ばれやすく、また海水を温めるほうが、成分が浸透しやすくなります（サーマリズム）。

NOTE

外科技術の進歩により、患者は、術後の翌日から起きて歩いたり、エクササイズをはじめたりすることさえできるようになってきています。ただし、股関節や膝関節置換術などの場合は、一般的な「ドライ・リハビリ」では、患者の回復に非常に長い時間がかかります。手術のあとは、患者は正しく歩くことができない状態です。これは手術を受けたからという理由だけはありません。たとえば、股関節の痛みを伴う状態で、何年にもわたり、痛みをかばって可動域の不足を補っていると、体はバランスを欠いた姿勢に慣れています。そのためリハビリは、新しい関節に慣れるための柔軟性を再構築するだけでなく、バランスよく歩く方法を再び修得しなければなりません。

関節だけではなく、関節を取り巻く筋肉、腱、靭帯などの軟部組織も、何年にもわたりダメージを受けているので、実際にはそれらも修復すべきです。組織が線維化することで、循環（リンパ、血液、組織間液の）の問題が発生していることがとても多いのです。

それらに対処できるために、フランスでは、リンパドレナージュやメディカルマッサージが、医療として発達してきているのです。「ウェット・リハビリ」は、先に述べた水の素晴らしいサポートと利点を有効活用することで、はるかに早い回復が可能になります。

術後の経過にもよりますが、可能な限りの早い段階で、水によるリハビリが処方されます。まず術後の「ウェット・リハビリ」は、肩の場合が特に推奨されます。股関節、膝関節についても、経過を見て早い段階から適応させていきます。

フランスのほとんどのプロアスリートは、タラソテラピーセンターでリハビリを行っています。フランスの人々は、一般的な医療の一環として「ウェット・リハビリ」を行います。このことからも、フランスでは、ハイドロセラピーは、国民的な医療として文化的水準の高さを誇るものであると感じます。

「ウェット・リハビリ」の本質的な利点（恩恵）は、ほかにもあります。たとえば、脳卒中で運動麻痺が生じた場合です。浮力効果が動きをサポートするだけでなく、静水圧によって、リンパや血液などの循環に刺激を与えたり、不安定な体のサポートをするなどがあります。

もちろん、温かい湯に体を浸すと痛みが和らぎます。また、麻痺がある手足が水の中を動くのを見ることができたら……体のムーブメント（動き）だけではなくて、爽快感や解放感といった、心のムーブメントも起こるかもしれません。

特別寄稿

SPECIAL CONTRIBUTION

心の痛みとフィジオセラピー

保坂 隆

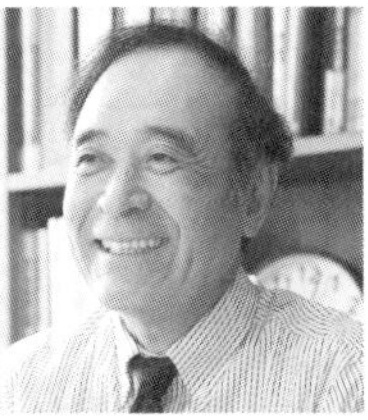

保坂隆（ほさか　たかし）
保坂サイコオンコロジー・クリニック院長。聖路加国際病院診療教育アドバイザー。1977 年慶應義塾大学医学部卒業。カリフォルニア大学ロサンゼルス校に留学後、東海大学医学部教授、聖路加国際病院精神腫瘍科部長、聖路加国際病院リエゾンセンター長等を経て現職。著書に『精神科医が教える 60 歳からの人生を楽しむ孤独力』（大和書房）、『がんと共存　ちょっと癒される話』（さくら舎）等多数。

体の痛みと心の痛み

体の痛みと心の痛みは当然、関係が深い。痛みは不安・抑うつ・恐怖心などのいやな気分（心の痛み）を引き起こしやすいし、そのようないやな気分は、さらに体の痛みを強く感じさせるものである。

このことは、最近の「脳機能画像解析（ｆＭＲＩ）」などによって、脳の活動部位が可視化されることにより、詳細に検討されてきている。簡単にいえば、末梢の痛みの受容体からの刺激（これを「侵害受容」と呼ぶ）は、末梢神経（求心神経）を通じて、脳の「痛み関連脳領域」に伝えられることがわかった。

この「痛み関連脳領域」とは、痛み刺激に対して活発化する脳領域ネットワークのことで、痛みに純粋に反応する「体性感覚野」だけでな

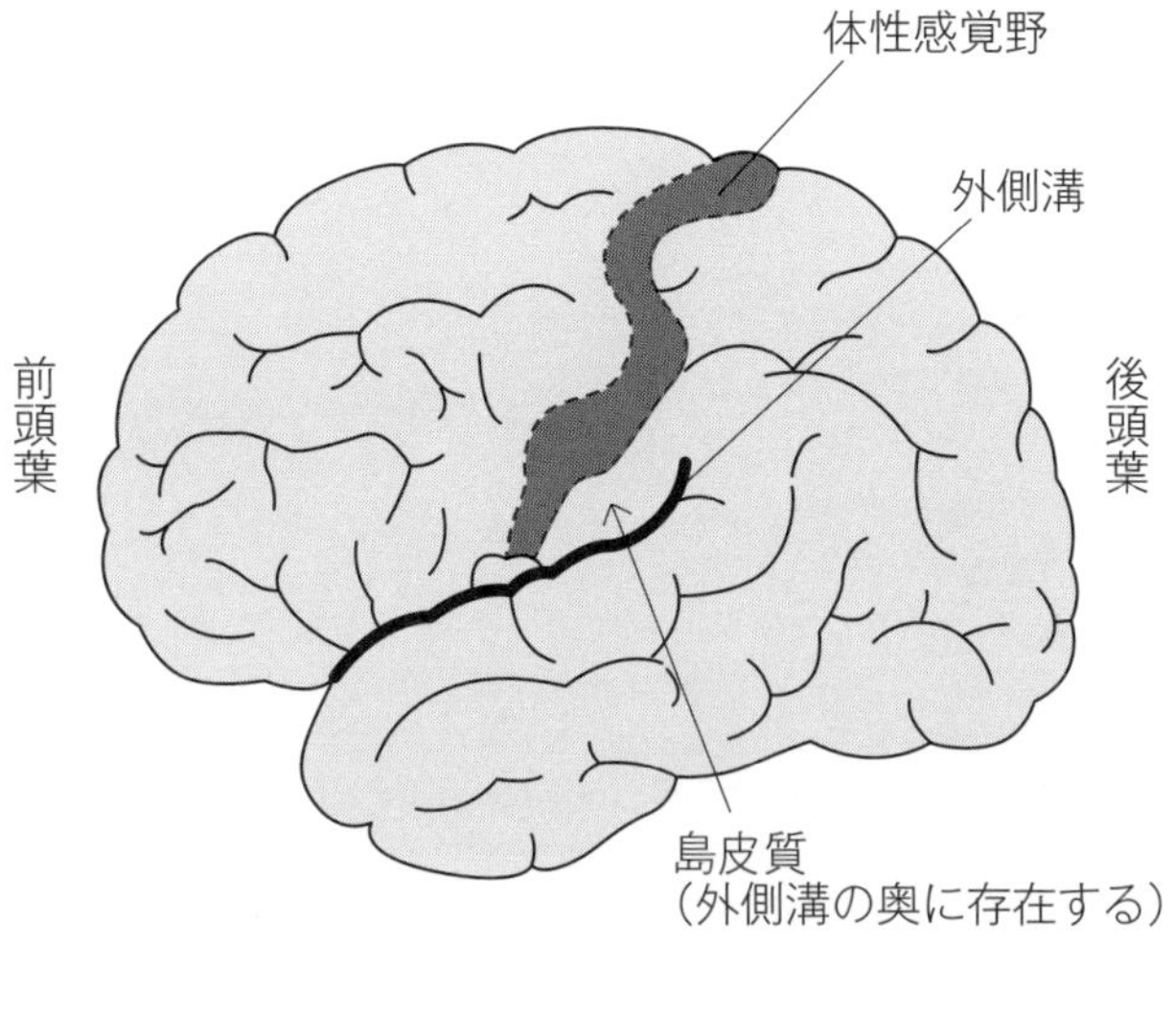

く、島《とう》や帯状回などの広範な脳領域を含んでいる。そのため、痛みは痛みとしてだけでなく、過去の認知・記憶などを介して感情体験にも移行し、「痛み体験」として統合されることになる。そして、痛み刺激に付随し、過去のいやな気分や不快な感情が蘇るのである。

たとえば、シンガー（Tania Singer）らは、被験者の腕に電気刺激を与えると、身体的な痛みを感じる脳領域（体性感覚野という脳の外側部位、詳細にいえば、前部島皮質と前中部帯状皮質）と、精神・感情的な痛みを感じる領域（島や帯状回など脳の内側部分）の2か所が反応することを明らかにした。

続いて、その被験者のパートナーに対して同じ電気刺激を与え、被験者のｆＭＲＩを測定すると、身体的な痛みを感じる脳領域は刺激されず、精神・感情的な痛みを感じる領域だけが活

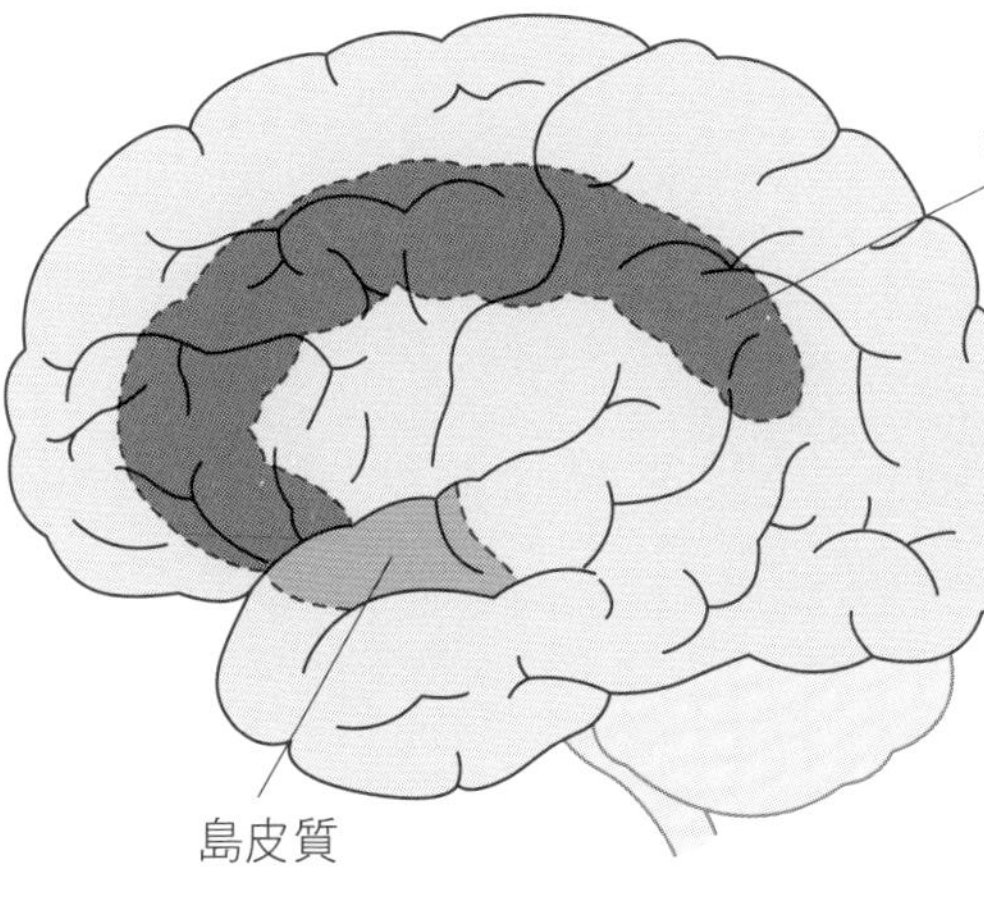

体の痛みと心の痛み

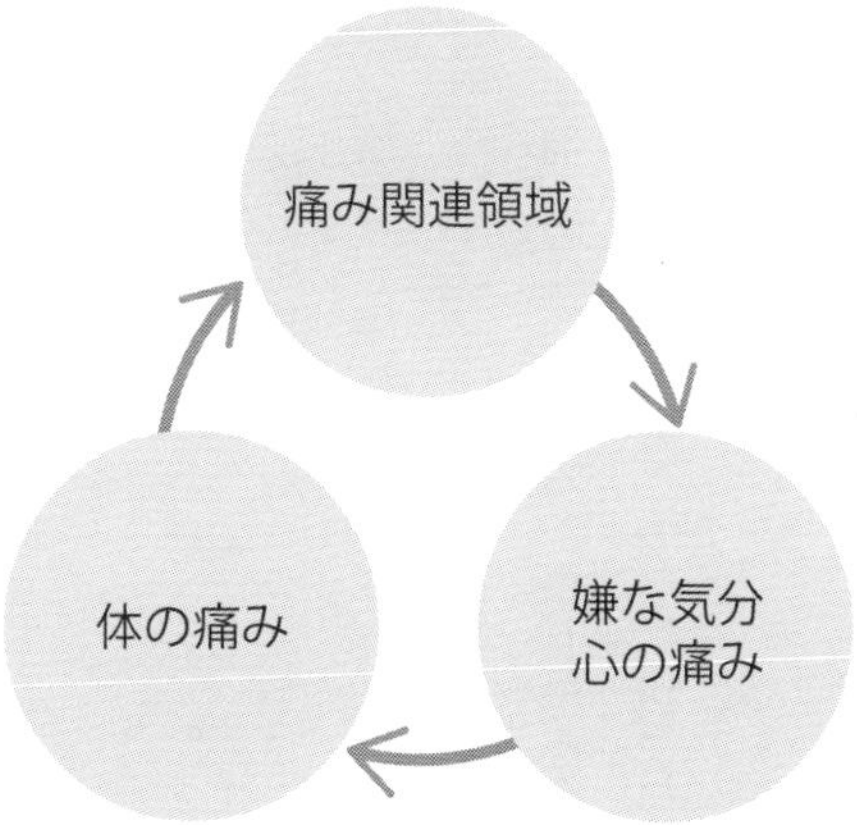

抑うつやうつ病の診断
1. 抑うつ気分 憂うつ、淋しい、悲しい、孤独だ、自責、涙もろい、など **2. 精神運動性抑制** ・精神機能の抑制：頭がスッキリしない、考えがまとまらない、物忘れが多い、覚えられない、集中力がない、持続力がない、など ・運動機能の抑制：何をするのも億劫、何もする気になれない、など **3. 身体症状** 食欲不振、体重減少、疲れやすい、肩凝り、頭重感、不眠、便秘、など

発に活動していることを示した。つまり、感情移入をすることによって、恋人の痛みを自分の精神的・感情的な痛みとして感じていることが示されたのである。

これとは逆に、不安や抑うつがあると、痛みを感じる閾値《しきいち》が下がる、つまり「痛みを感じやすくなる」こともよく知られている。末梢神経からの純粋な痛みは、脳の「痛み関連脳領域」を刺激して、まず不安や恐れという痛み体験を想起させ、続いてそこで生じた不安や抑うつは、逆に、純粋な痛みを増幅させるというループを構成することになる。

そこで、痛みをメンタルヘルスから考える場合、まずは、痛み体験を増悪させるような「不安や抑うつの存在」を評価するところからはじめなければいけないことになる。最も基本的には「抑うつ」や「うつ病」の存在を評価して、それがあった場合、痛みを総合的に改善させるためには、並行して、「抑うつ」や「うつ病」の治療をする必要があるからである。「抑うつ」や「うつ病」の評価は、以下のような症状がそろった場合に強く示唆されるが、その区別は専門家に委ねられるものである。

痛みとオキシトシン

一方、脳の下垂体後葉からは、生物にとって重要なホルモン2種が分泌されている。

その一つが、バソプレッシン（抗利尿ホルモン、ＡＤＨ）というもので、①腎臓で利尿を抑制する、②直接に血管を収縮する、ことによって血圧を上昇させる作用がある。生命を維持するのに必要な血圧調整をしていることになる。

そして、もう一つがオキシトシンである。このオキシトシンは、哺乳類のすべてに同じ構造をしたホルモンが分泌されている。また、鳥類・爬虫類《はちゅうるい》でも、ほぼ同じ構造をしたホルモンが分泌されていることが知られていて、何百万年の動物の歴史に綿々と受け継がれてきたホルモンということになる。

構造的には、９個のアミノ酸からなる、比較的単純な構造のペプチドホルモンである。１９０６年にヘンリー・デールによって発見され、１９５２年に分子構造が決定されたので、研究の歴史は比較的最近だということになる。

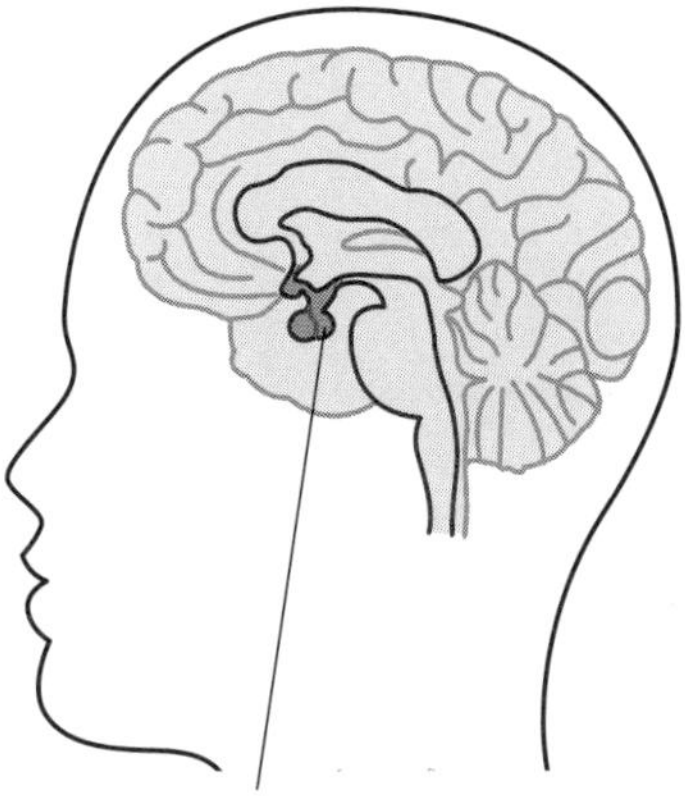

この下垂体後葉から分泌されるオキシトシンは、その上部にある視床下部で生成されるもので、①脳内では神経伝達物質としてセロトニンなどと相互に作用し、②全身の臓器へはホルモンとして影響を与えている。具体的には、（1）出産のときに子宮を収縮させる、（2）出産後に母乳を分泌させる、ことなどが当初の研究でわかった。その後の研究で、オキシトシンは母親だけが出すものではなく、母親になっていない女性も、男性も、しかも年齢にも関係なく、分泌されることもわかってきた。

しかしそのオキシトシンの作用は、生物学的な作用だけでなく、人の行動や情動にも大きく作用していることが、最近の研究でわかってきたのである。その作用とは、①人への親近感、信頼感が増す、②ストレスが消えて幸福感が得られる、③免疫力が高まる、ことなどであり、その結果、「安らぎと結びつきシステム」の活性化のためのホルモンともいわれ、「愛情ホルモン」とも呼ばれるようになった。

その後、オキシトシンの研究は急ピッチで進み、その驚くべき「神秘的な力」も注目されるようになってきた。たとえば、脳や心が癒やされ、ストレスが緩和され、不安や恐怖心が減少する、他者への信頼の気持ちが増す、社交的となって人と関わりたいという好奇心が強まる、親密な人間関係を結ぼうという気持ちが高まる、学習意欲と記憶力が向上する、などの作用も明らかになってきたのである。

さらに、オキシトシンは、脳内の前頭前野・海馬・扁桃体などにも働きかけることもわかり、たとえば、うつ病に関わりの深い海馬の神経細胞の新生を促進させることによって、うつ病を改善する可能性も指摘されている。
また、ラットにオキシトシンを注射すると、痛みの閾値が上がることもわかってきているのである。

オキシトシンとフィジオセラピー

このように、脳や心が癒やされ、ストレスが緩和され、不安や恐怖心が減少することは、痛みを増悪するループを抑制する作用を有していることになる。さらにオキシトシンには、痛み刺激の閾値を下げるうつ病への効果も期待できるので、それを増やすことは、痛みへの補助療法とも言えるのである。ではこのオキシトシンは、どうやったら分泌されるのだろうか？

オキシトシンを分泌させる方法としては、まずは、触れ合う、スキンシップ、抱擁（ハグ）、キス、性交渉などがあげられる。さらに、家族の団らん、友だちと食事やカラオケに行く、スポーツなどのハイタッチなど、とにかく一緒に遊んで、心を開いて楽しめば、オキシトシンが分泌されることもわかっている。

さらにそれ以外にも、感動する、感情を素直に表す、思いやりの気持ちを呼び覚ます、ペット特に犬とのスキンシップ、などでもオキシトシン値が上昇するといわれている。

そして、意外にも、「他人のために祈る」ことも、オキシトシンを増加させることがわかっているのである。だから、病気の友人のために回復を祈ること、他人のために祈ること、世界平和を願うこと、などによってオキシトシンが分泌されるのである。注意したいのは、祈りは祈りでも、決して自分のことを祈ることではないようだ。

このように考えてくると、マッサージやタッチングなどは、オキシトシン分泌のためには最もパワフルな効果を持っていることがわかる。その意味で、これまで詳細に説明されている「フィジオセラピー」こそ、オキシトシン分泌のためには最大の治療法であることがわかる。このような研究もこの数年間で急激に増えてきている。

たとえば、Morhennらの研究では、「リラクセーションの研究をする」という広告に志願した参加者95名を無作為に2群に分けたところ、単に安静にした対照群と比較して、マッサージを受けた群では、オキシトシンが上昇して、ストレスホルモンといわれるACTHは減少することが示された。(Morhenn V.,Beavin L.and Zak P.: Massage increases oxytocin and reduces adrenocorticotropin hormone in humans. Altern Ther Health Med, Nov-Dec 2012;18(6): 11-8.)

このように、身体的な痛みは、不安・抑うつ・恐怖などの心の痛みと密接に関連して、悪循環を繰り返し、痛みが増幅されていくのである。そのネガティブ・ループを効果的に断裂させて痛みを軽減するのには、オキシトシンが作用するのが効果的である。フィジオセラピーは、このオキシトシンの分泌を増加させることによって、体の痛みも心の痛みも回復していく効果的な介入方法である。

CHAPTER 6

フィジオセラピーの実践
LET'S PRACTICE!

by ダニエル・マードン　高橋結子

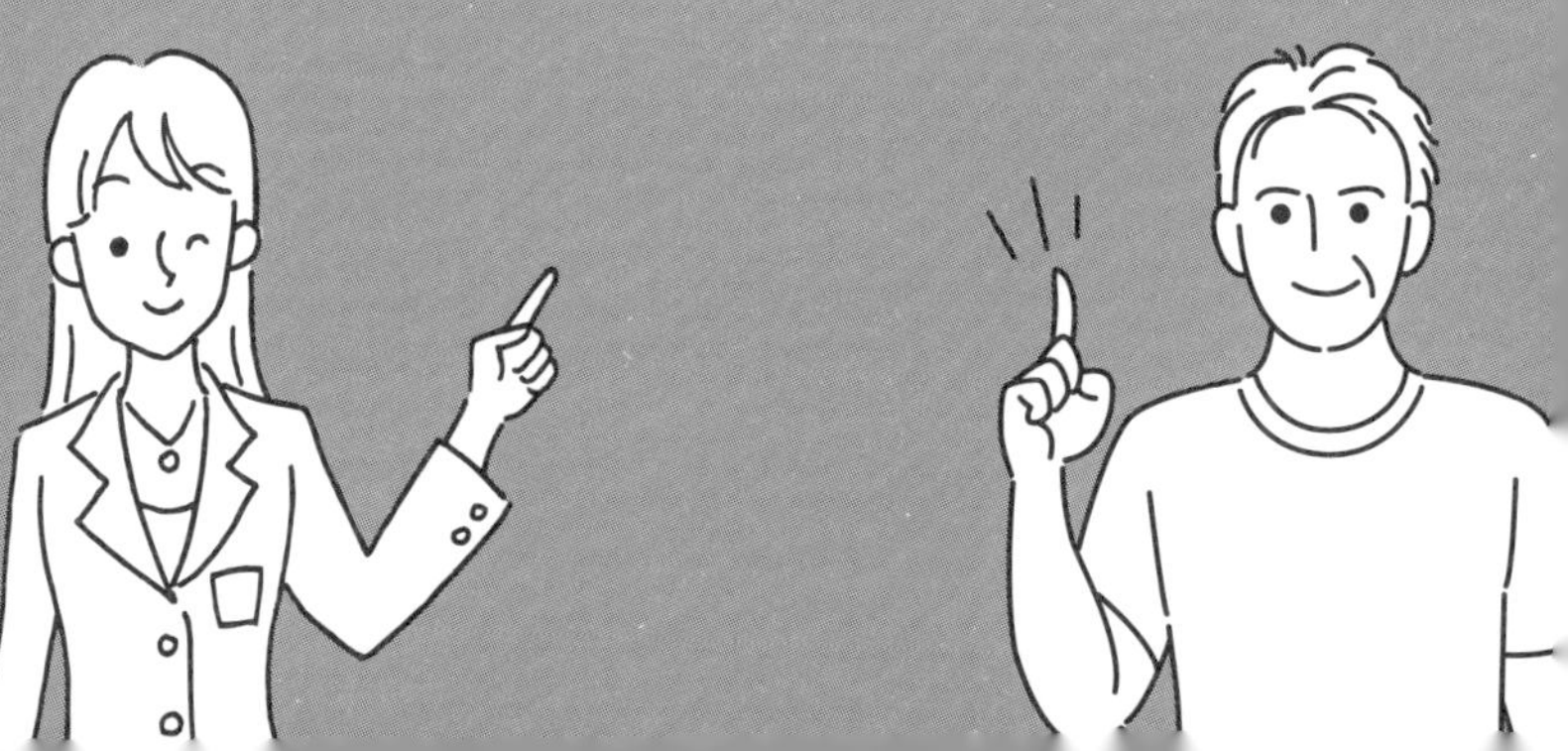

フィジオセラピーマッサージの手技

フィジオセラピーのメソッドで行っているマッサージセラピーです。ここでご紹介する手技は、私たちが使っている多くの技術の中から、クライアントが不調を訴えやすい部位へ対応する手技を選びました。

比較的やりやすい手技を選んでいますが、紙面では説明に限界があることをご理解ください。正しく実践できるようになるには、確実な指導のもと、実習を繰り返すことが必要です。

筋肉へのアプローチだからと、強くやればよいというものではないので、十分に気をつけて行ってください。

ここで紹介している手技には、すべてクリニカルアロマテラピーオイルを使用しています。

基本の手の使い方

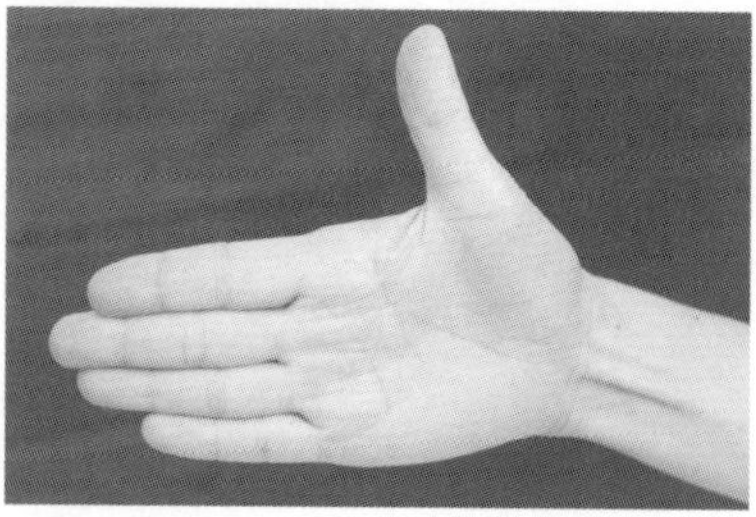

オオカミの手

基本の手の形です。手技により、手や指の使い方は変わりますが、緊張させないことが大切です。指を曲げたり、そらしたり、指を開いたりすると、うまく圧がかかりません。

ポジション

セラピストにとって、ポジションはとても大切です。正しい姿勢で施術を行うと、腰や手首、指を痛めることがありません。

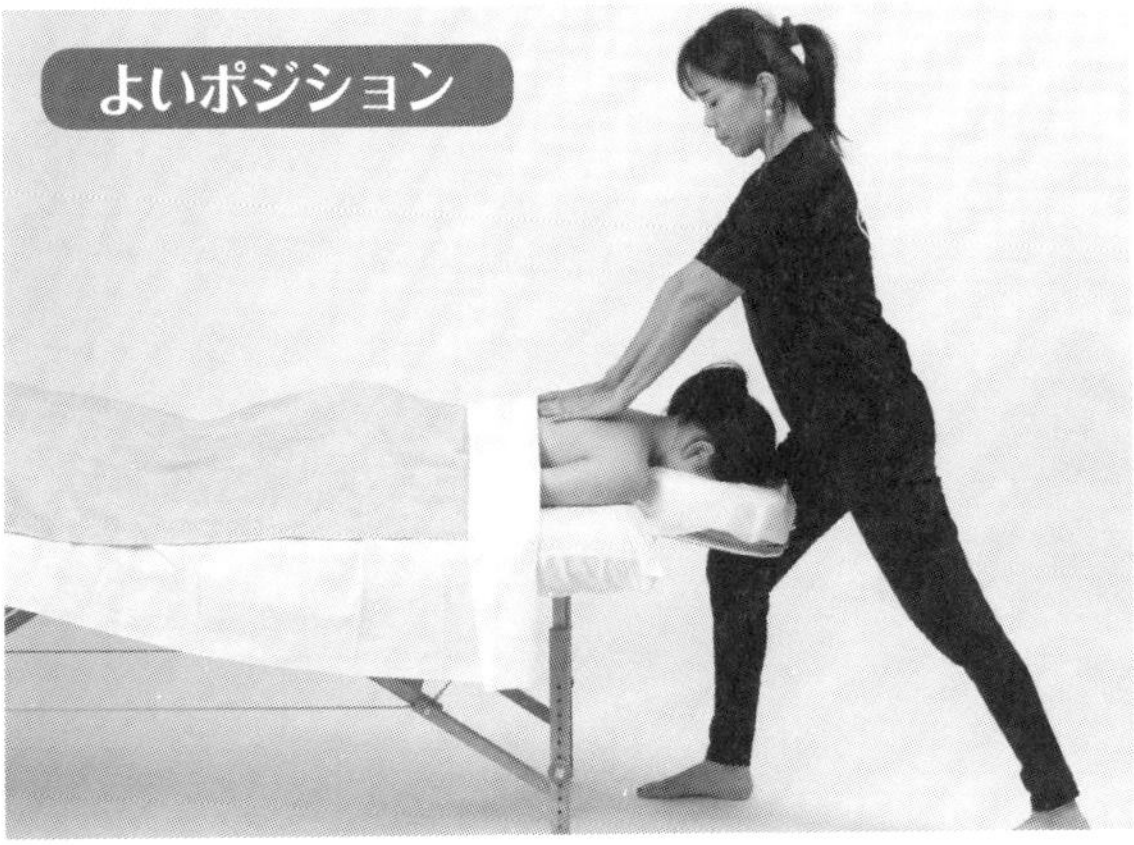

脚は写真のように前後を開いた前屈立ちの状態にします。股関節幅くらい開いて、背筋をまっすぐにして、少し腰を落として、膝をブロックしないで行いましょう。

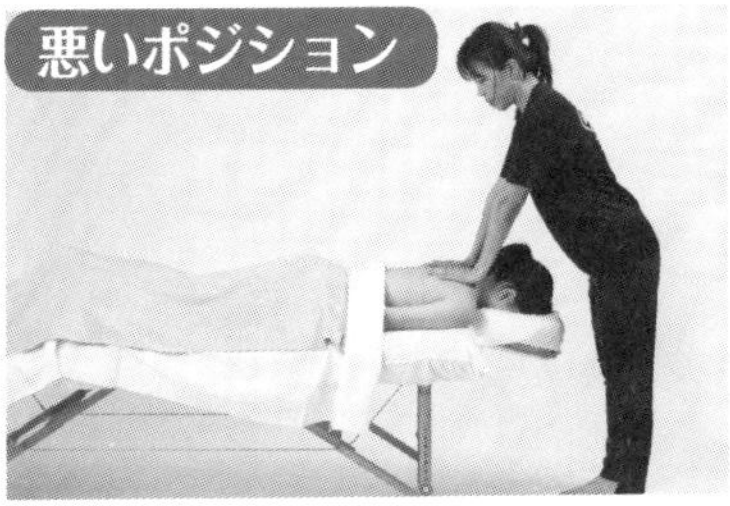

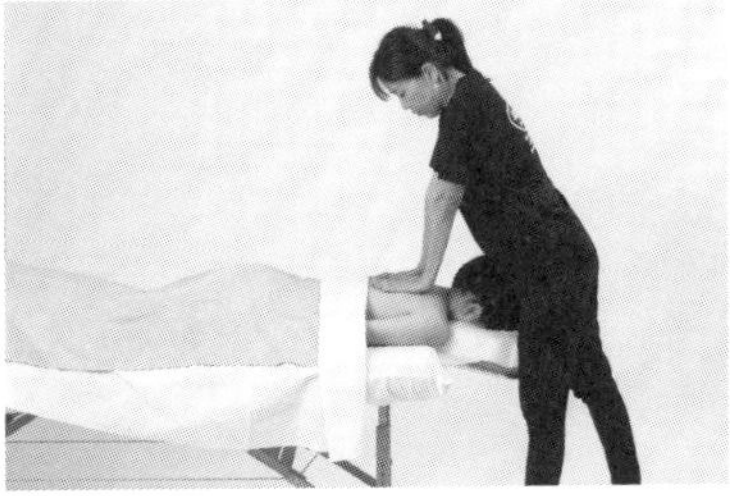

上　膝をブロックして、突っ立った状態は、バランスを失いやすく、圧も入りにくい。手先だけでやりがちになり、セラピストが体を痛める原因にもなる。

下　クライアントの頭にセラピストが覆いかぶさっている。また上から圧をかけるポジションは、セラピストの手首を痛める原因になる。

脊柱と脊柱起立筋沿いのディープバックワークとドレナージュ

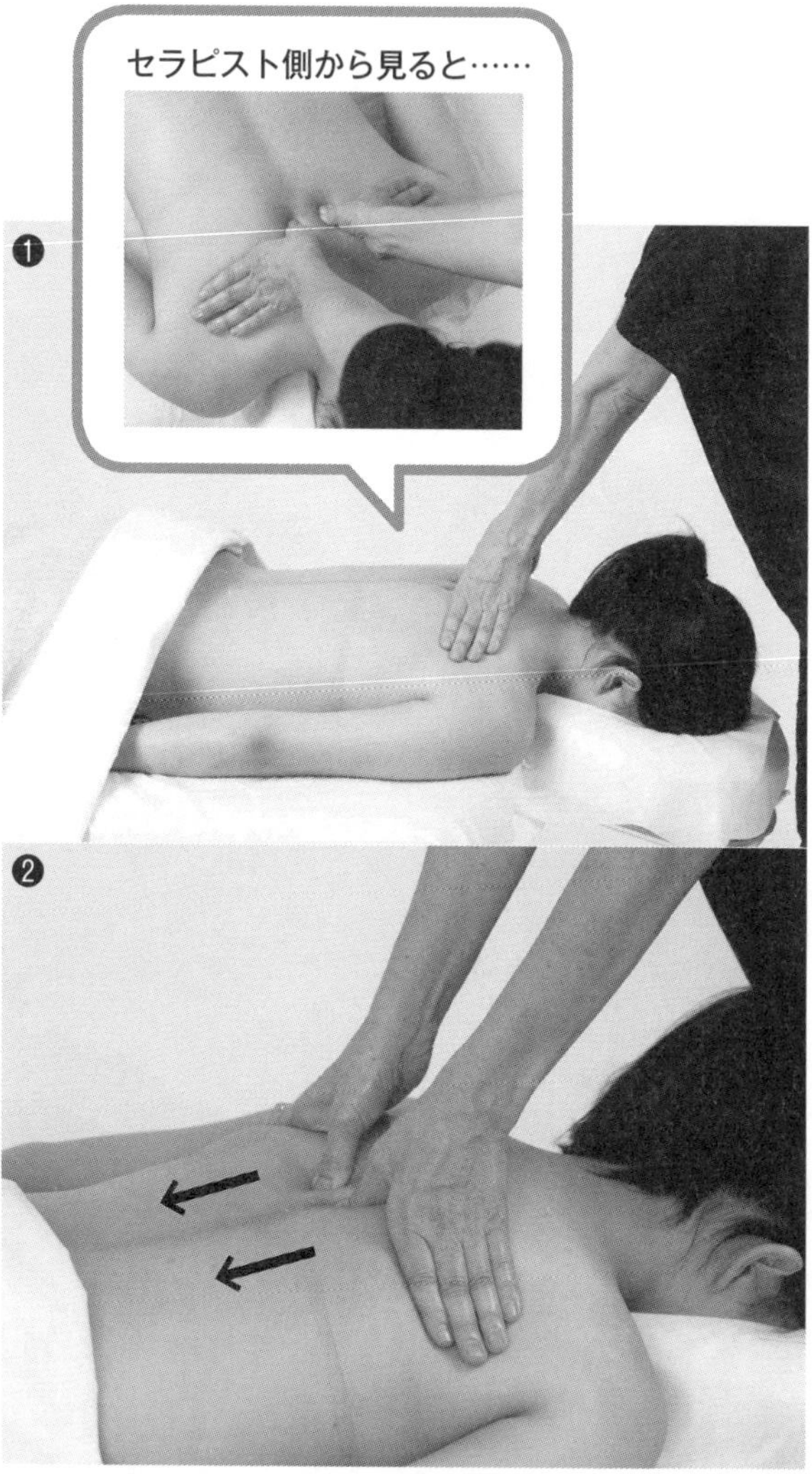

第７頸椎の棘突起（少し突出している）を確認して、脊柱沿いを母指でスライドさせる。深部の筋肉へアプローチするので、圧はしっかり入れる。

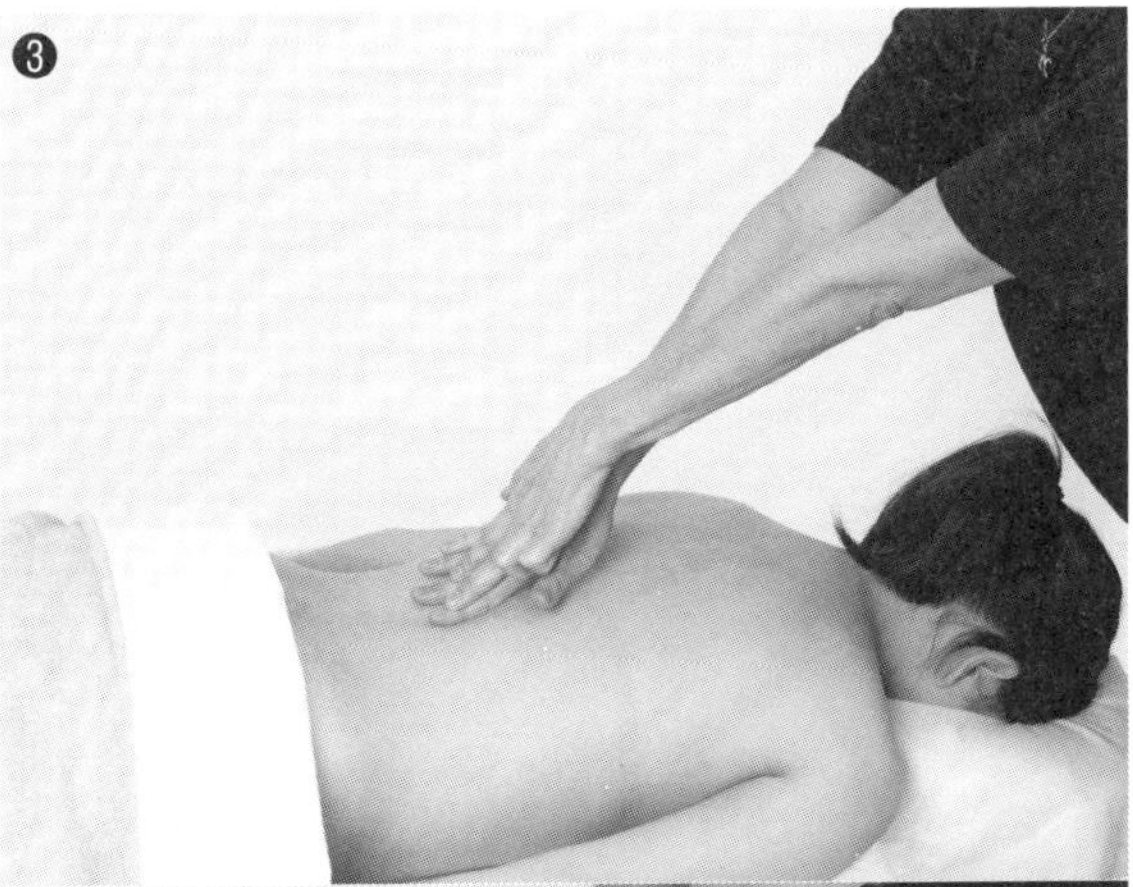

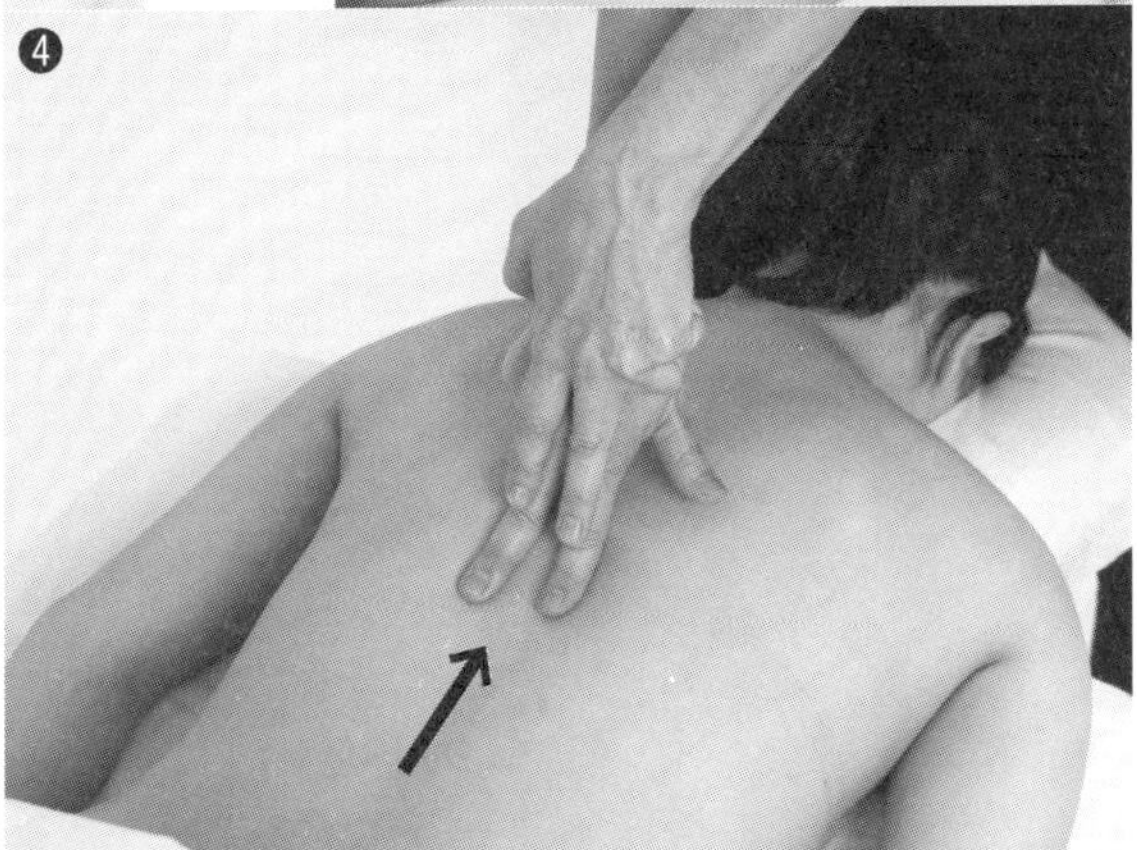

仙骨からの戻りは、ドレナージュ。両手の二指を重ねて、皮膚に密着させながらソフトな圧で戻る。

肩関節のオープニングと腋窩リンパ節のリリース・マトリックスセラピー

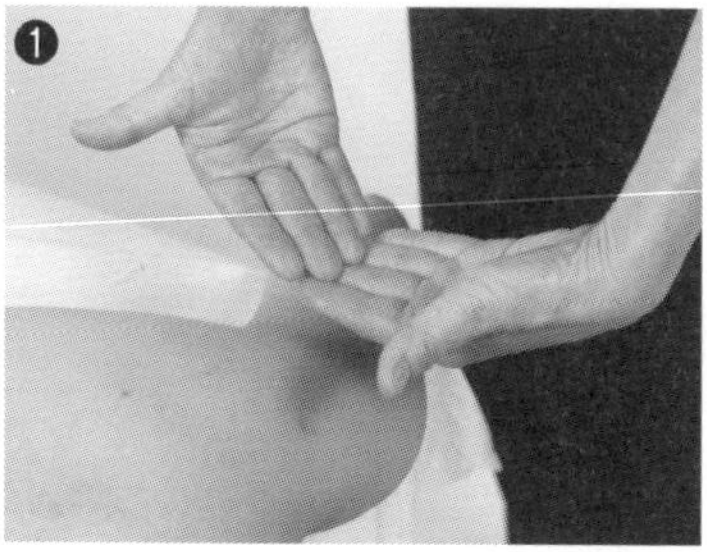

「オオカミの手」を合わせる。

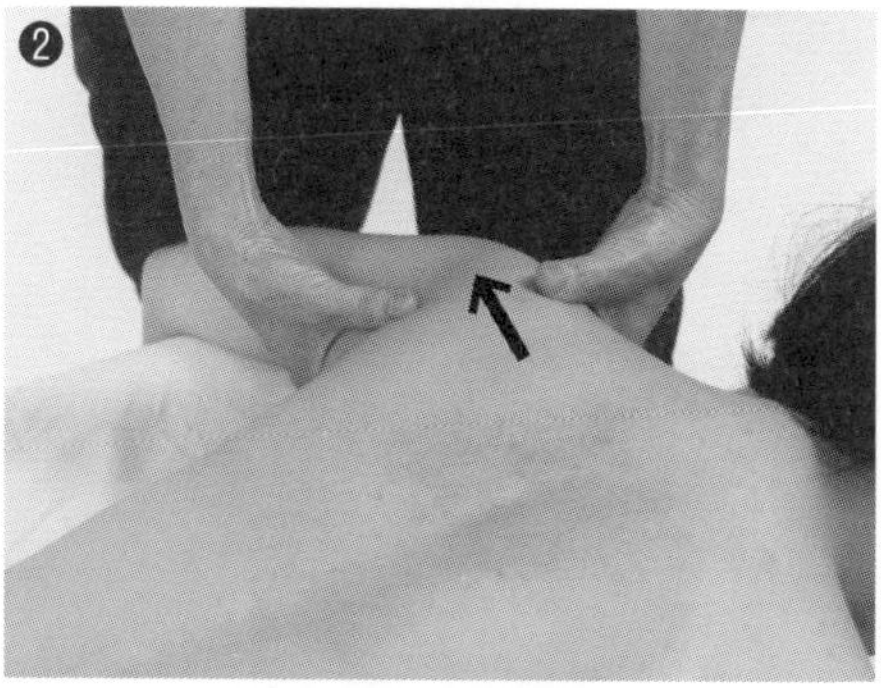

肩の関節を包むように支えて、外側に開く。

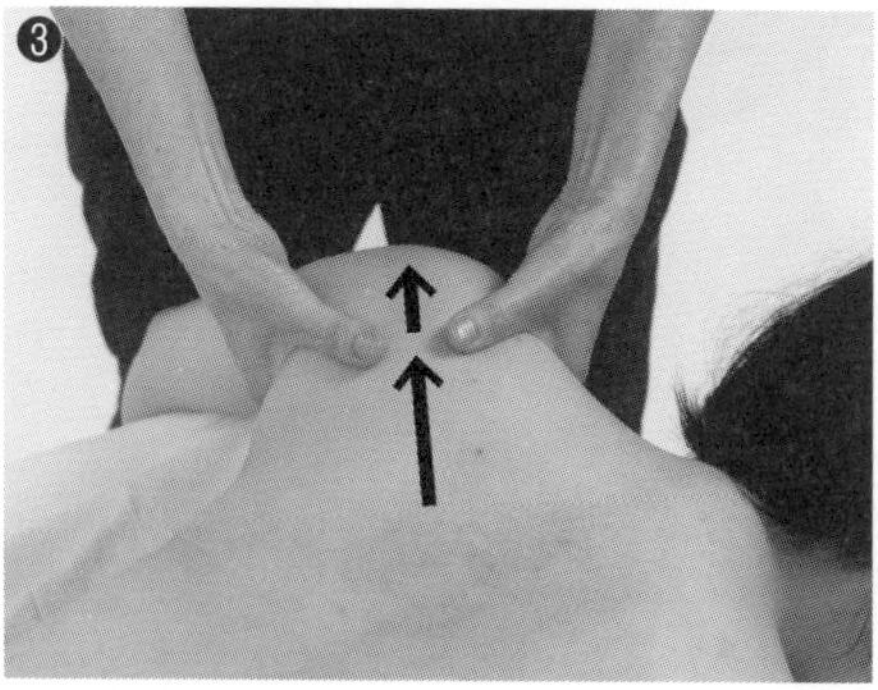

外側へ開くときは、少し上に上げて、外側に開くようにするとよい。

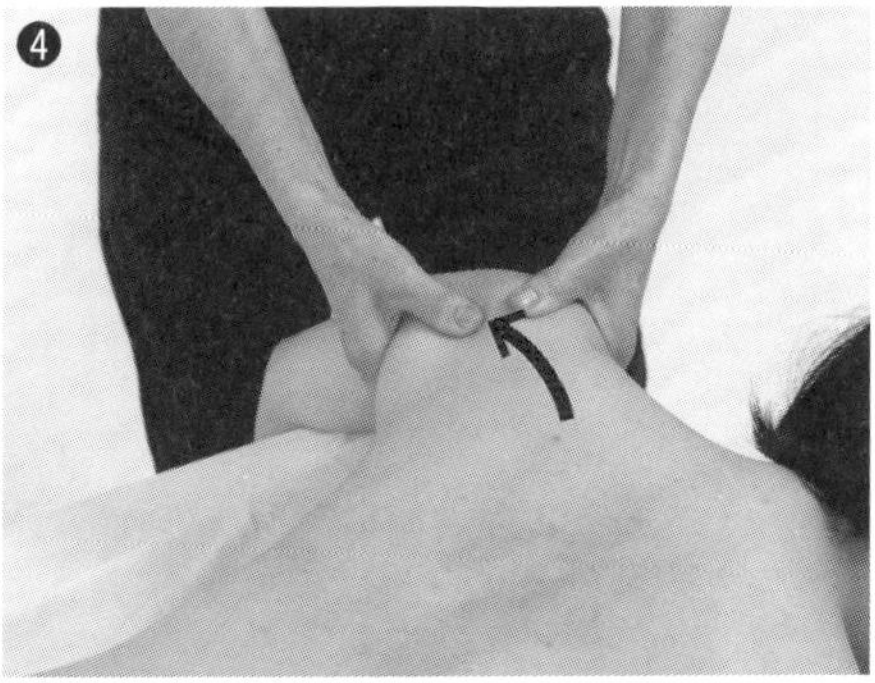

ゆっくりとした動きで下へ降ろす。

別の角度から

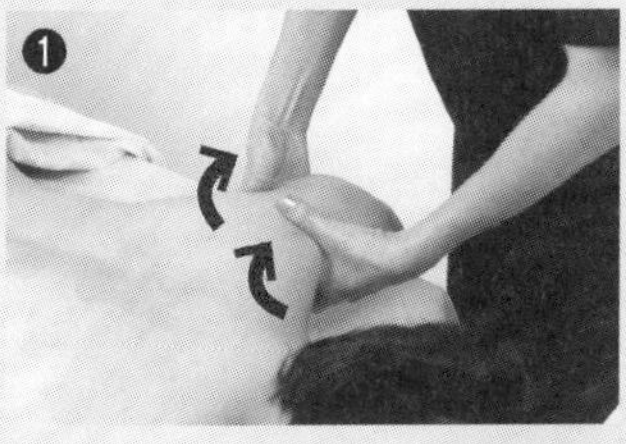

支えている４指は、指を立てないようにする。

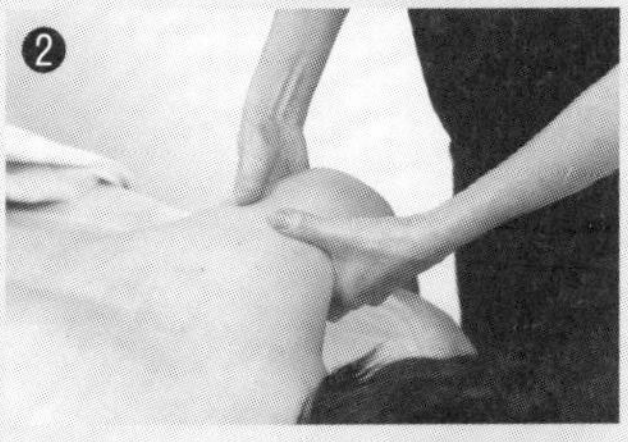

クライアントの肩を持ち上げて、手前に引き寄せるイメージでやると行いやすい。

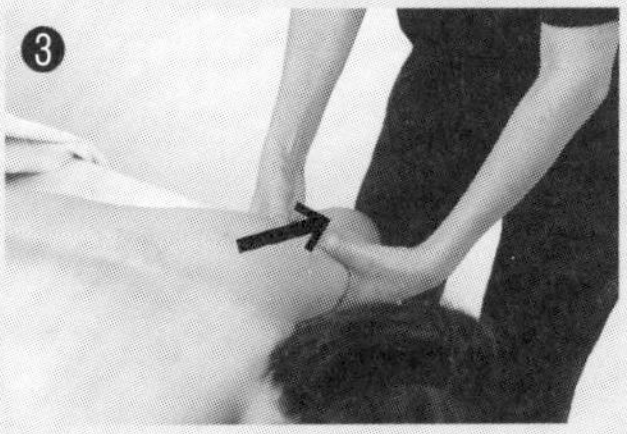

肩関節を動かす三角筋、大胸筋、広背筋などもストレッチされる。腋窩リンパ節と周辺組織も解放されて循環が促進される。

8フィンガーズ・スクープのディープバックワーク

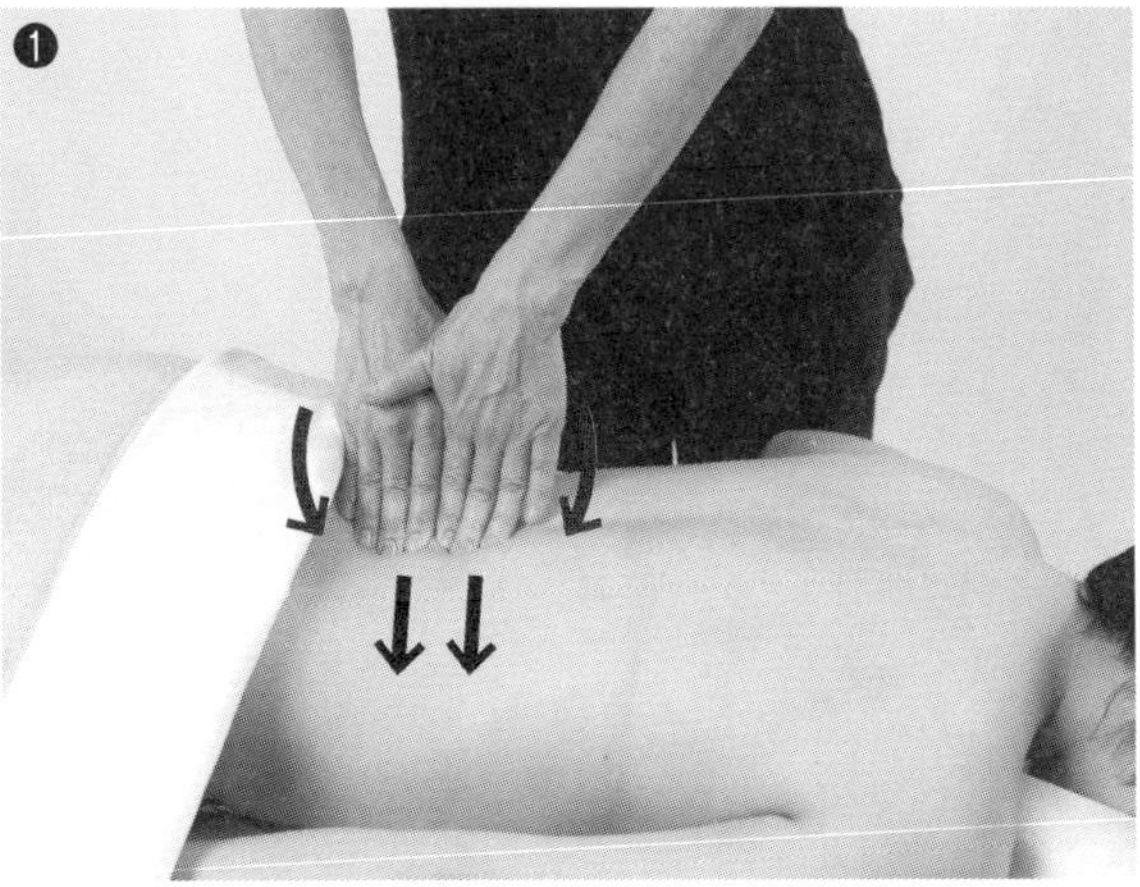

ポジション１　両手の８指を揃え、脊柱に沿って脊柱より外側に指を置き、外側方向へ押す。

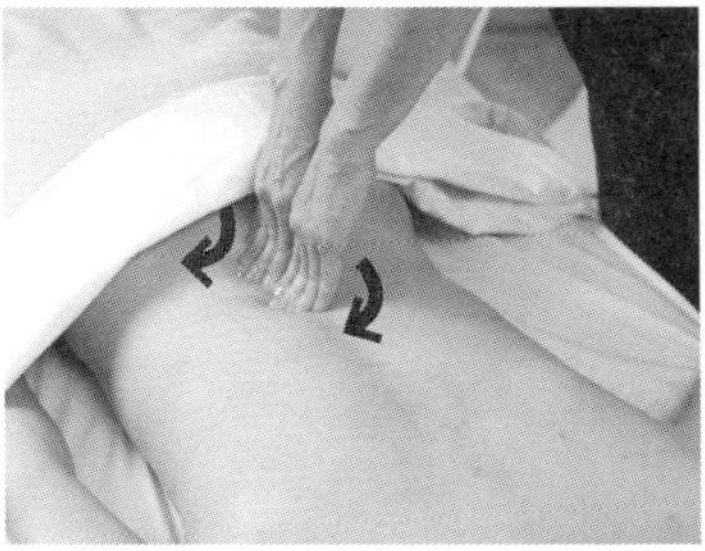

❷
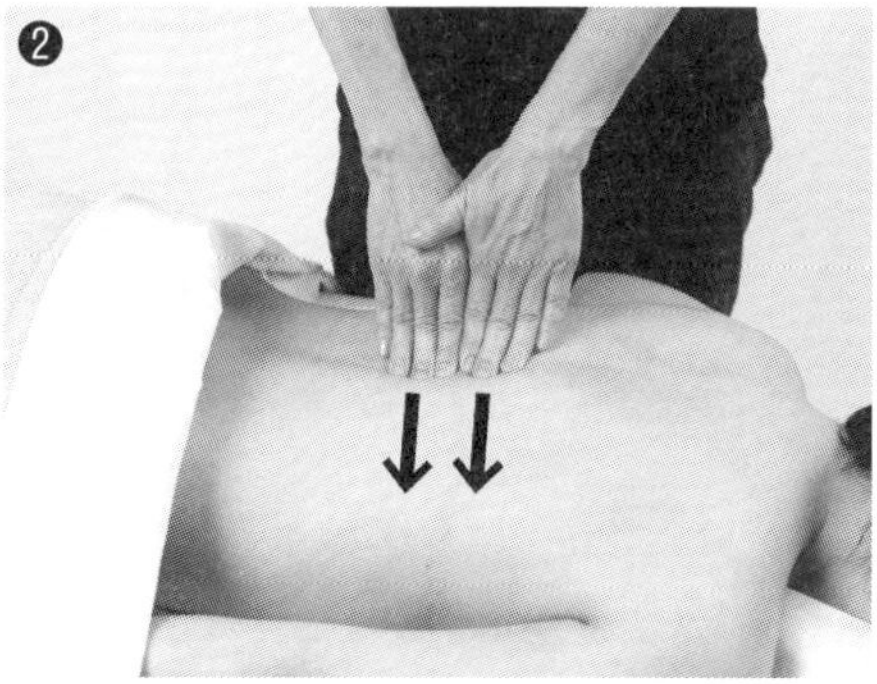

ポジション2　手を置く位置を移動し、同様に外側方向へ押す。指の腹が脊柱に触れてもよい。

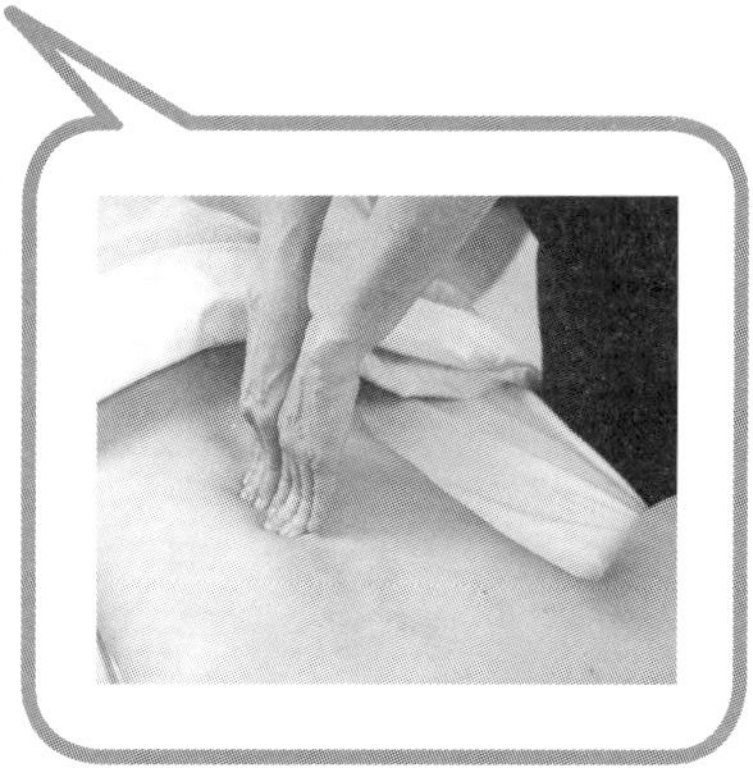

❸
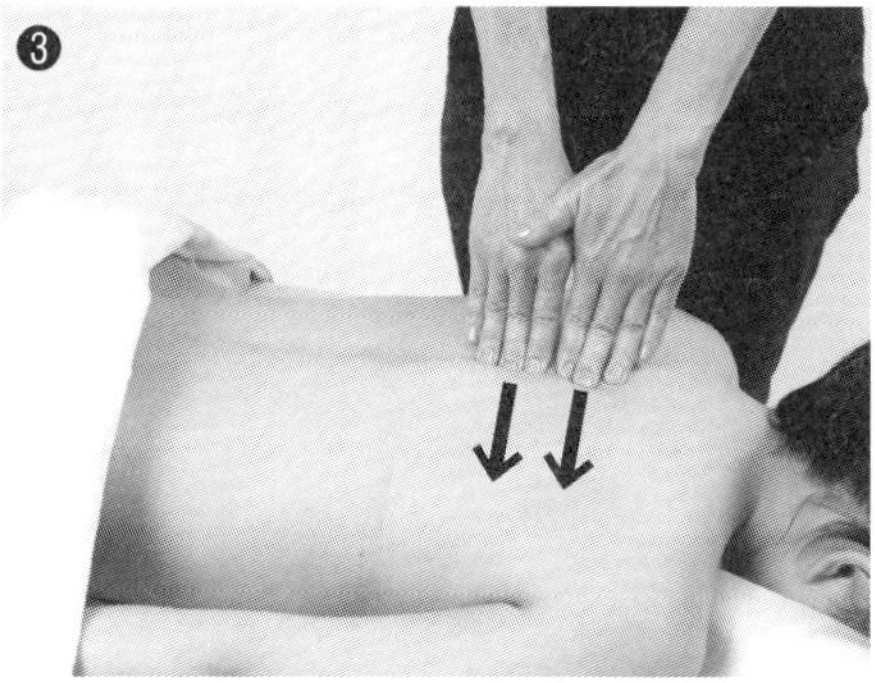

ポジション3　脊柱起立筋などの深部の筋線維へも、しっかりとアプローチすることを意識して行う。

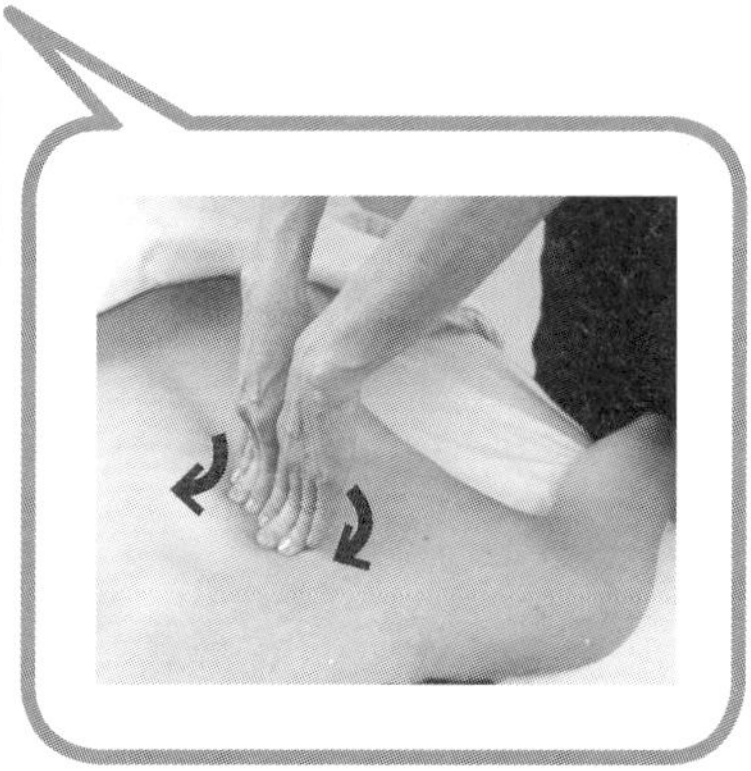

肩甲骨まわりのディープワーク

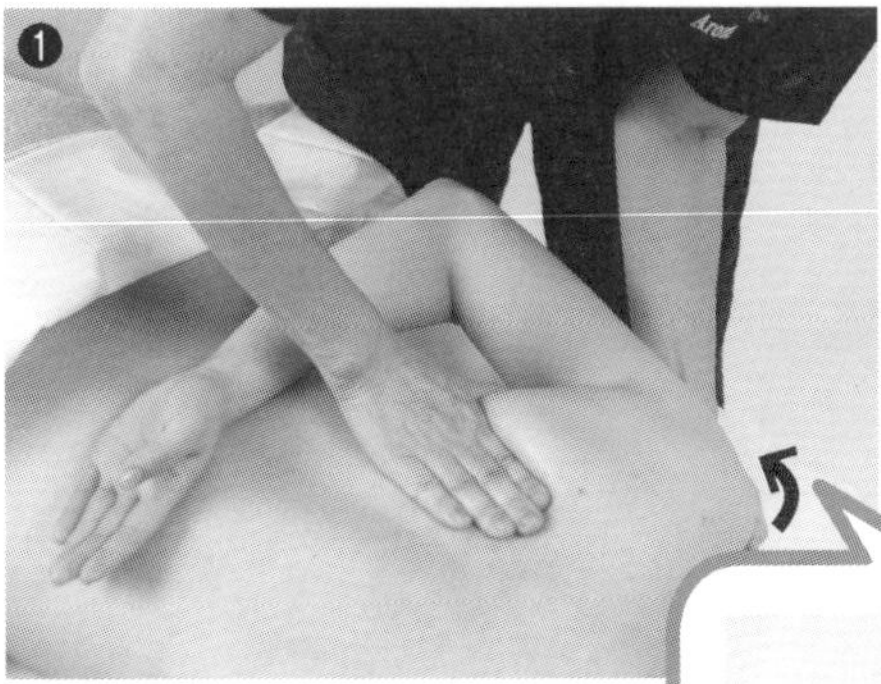

▼クライアントの
頭側からの
アプローチ。

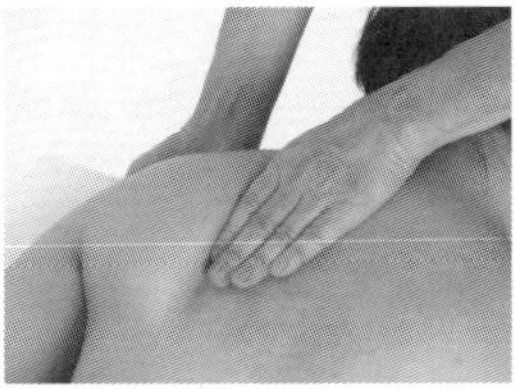

肩甲骨を確認する。添える手（写真では左手）を持ち上げるようにすると、形を確認しやすい。動きが悪いか筋肉は緊張しているかなどの状態も、ここでチェックする。

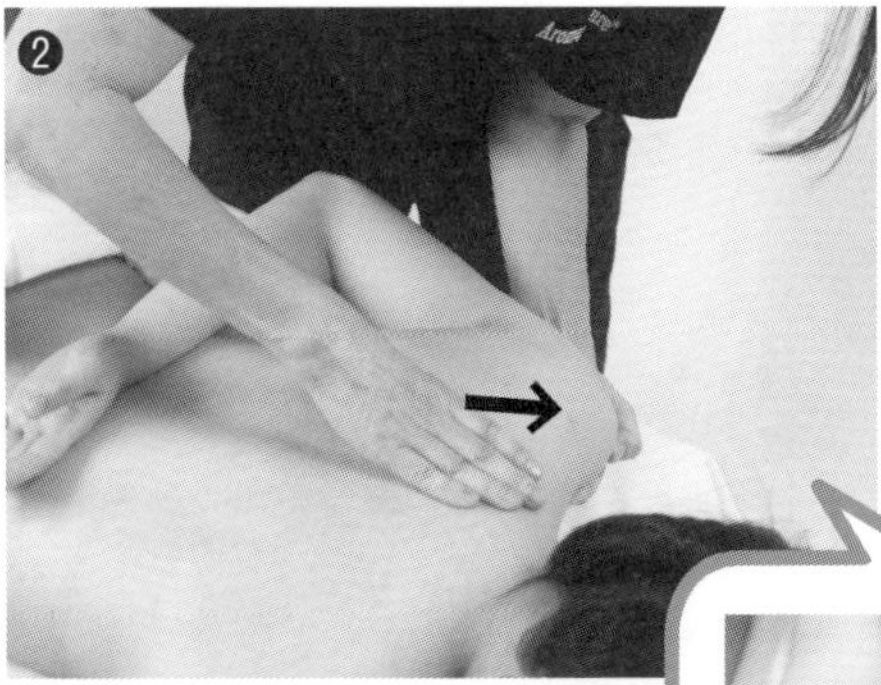

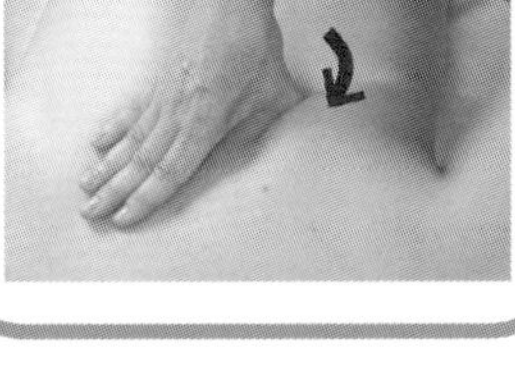

ポジション１　肩甲骨（の内側縁）に沿って、下（角）から上（角）へ、３～５か所を母指で押す。本書では３か所押している。

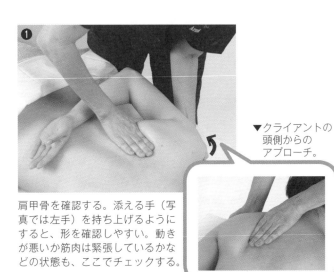

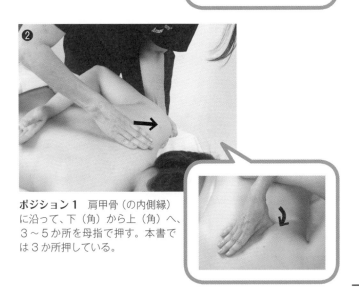

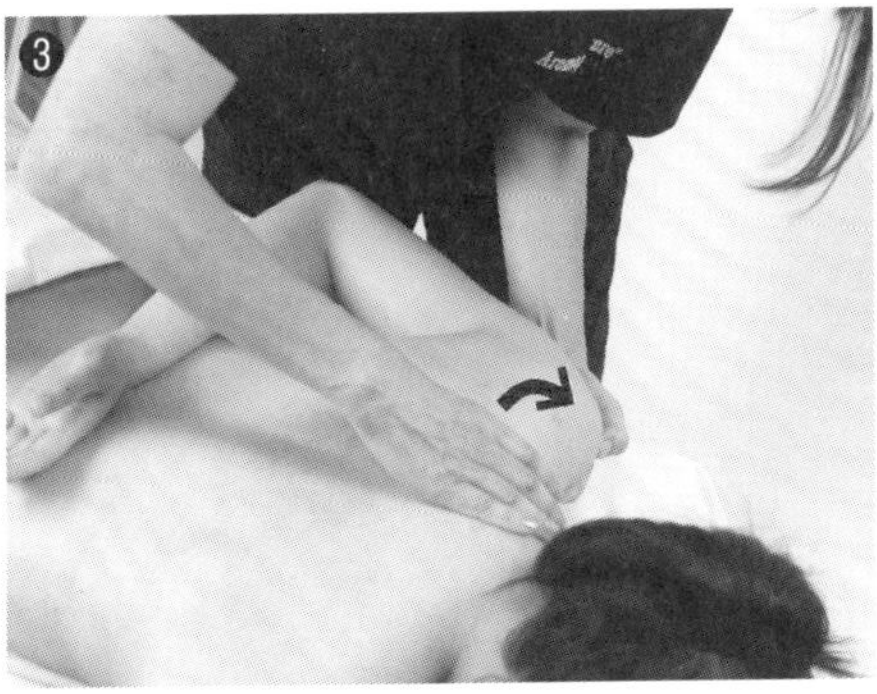

ポジション2　肩甲骨の下へ母指を入れるように押す。

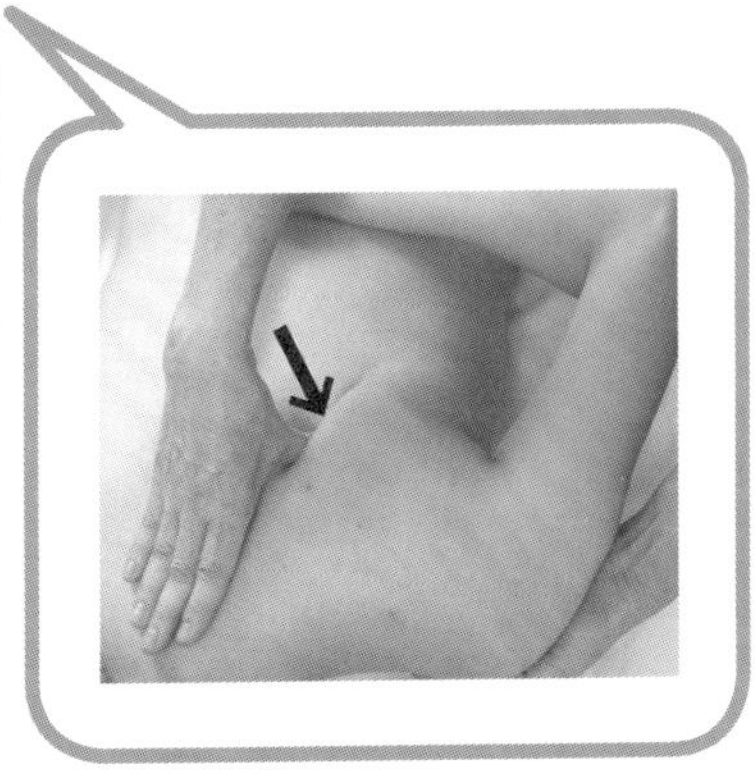

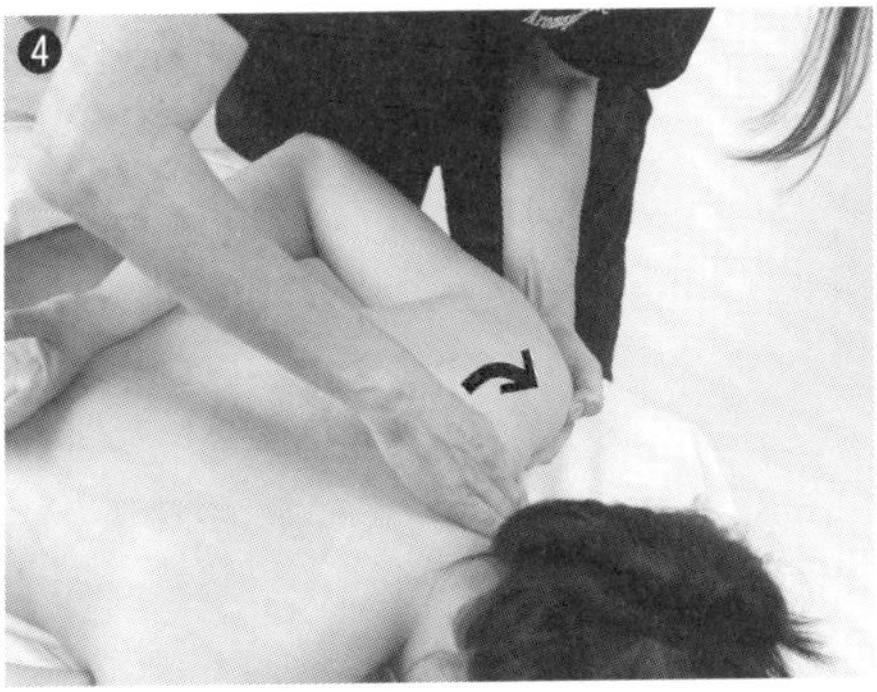

ポジション3　母指で押すときに、支えているほうの手で、クライアントの肩を少し持ち上げると深く入る。

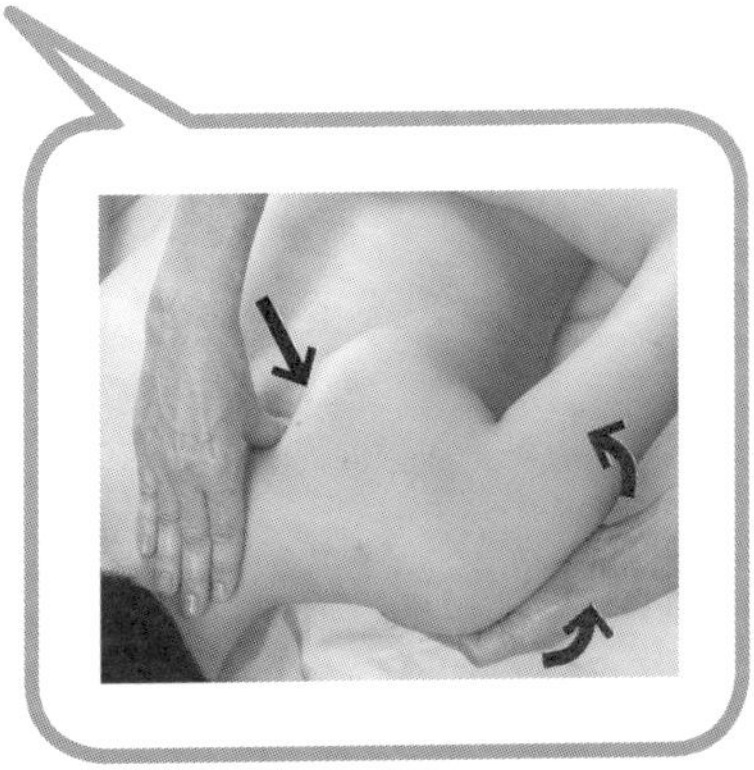

肩甲骨まわりディープワーク後のドレナージュ・8フィンガーズ

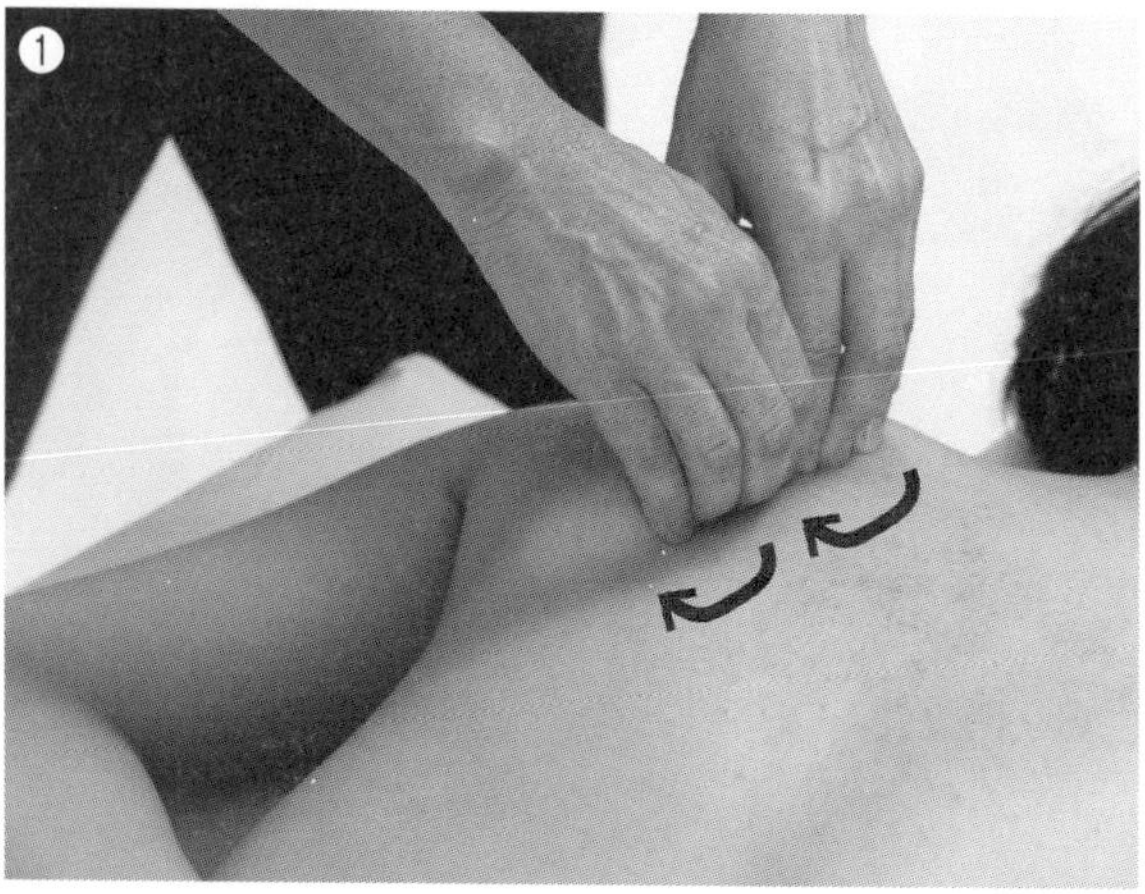

ポジション1　8指をそろえて肩甲骨（内側縁）に添える。上（角）からスタートする。2か所行う。

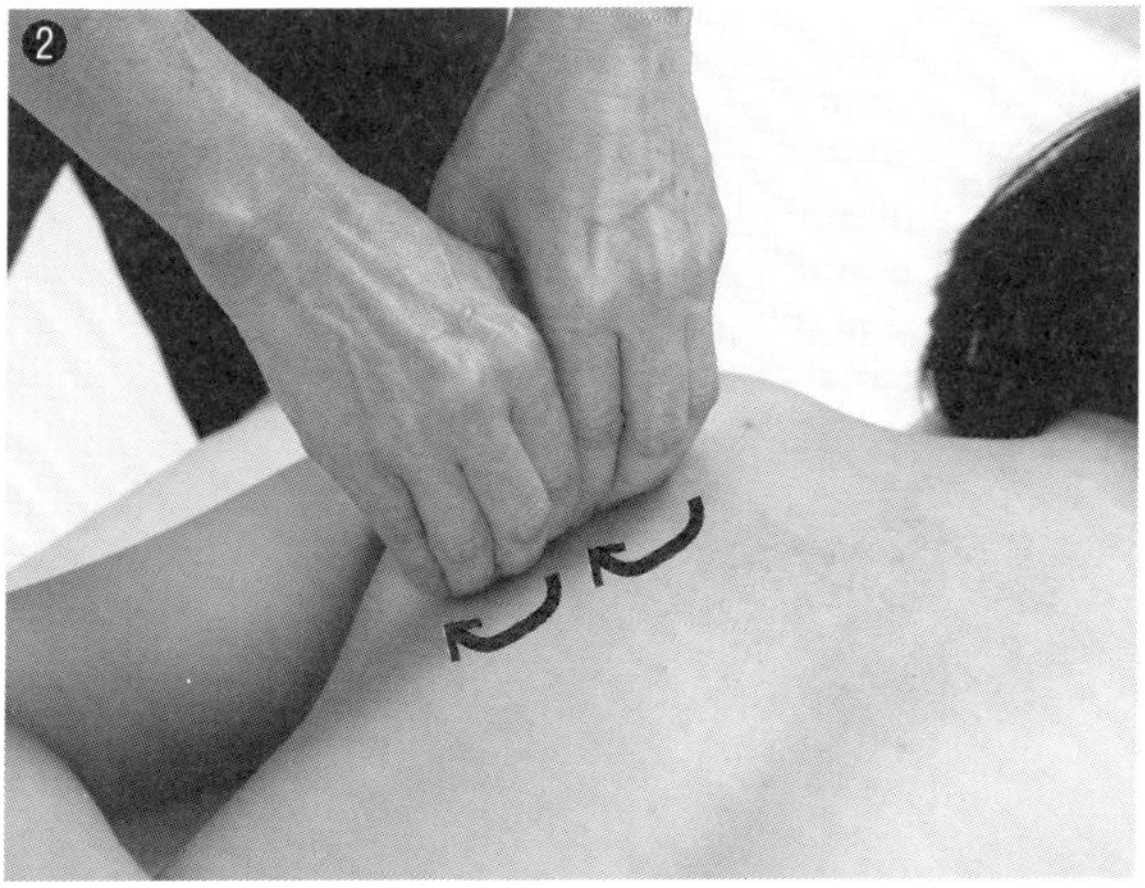

ポジション2　手の位置を下（角）へずらして、同様に行う。動かす方向は、腋窩リンパ節へ向かうように意識するとよい。

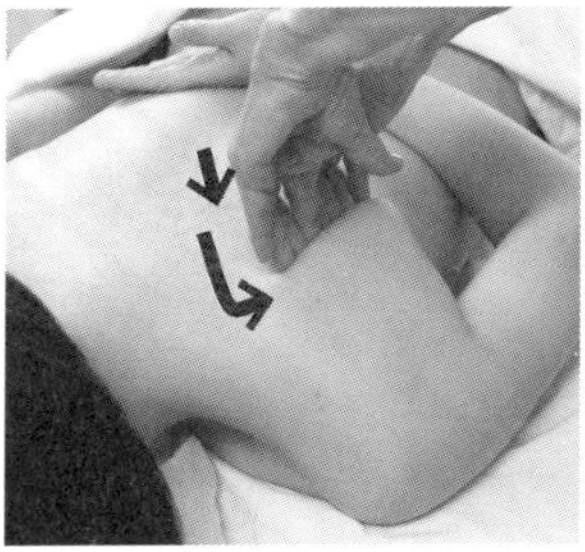

WARNING!

爪を切っていないと皮膚を傷つけてしまう可能性がある。また、爪が当たると痛く、クライアントにとってとても不快。セラピストは常に爪を切ってやすりをかけるようにしましょう！

体側のペトリサージュポンピング

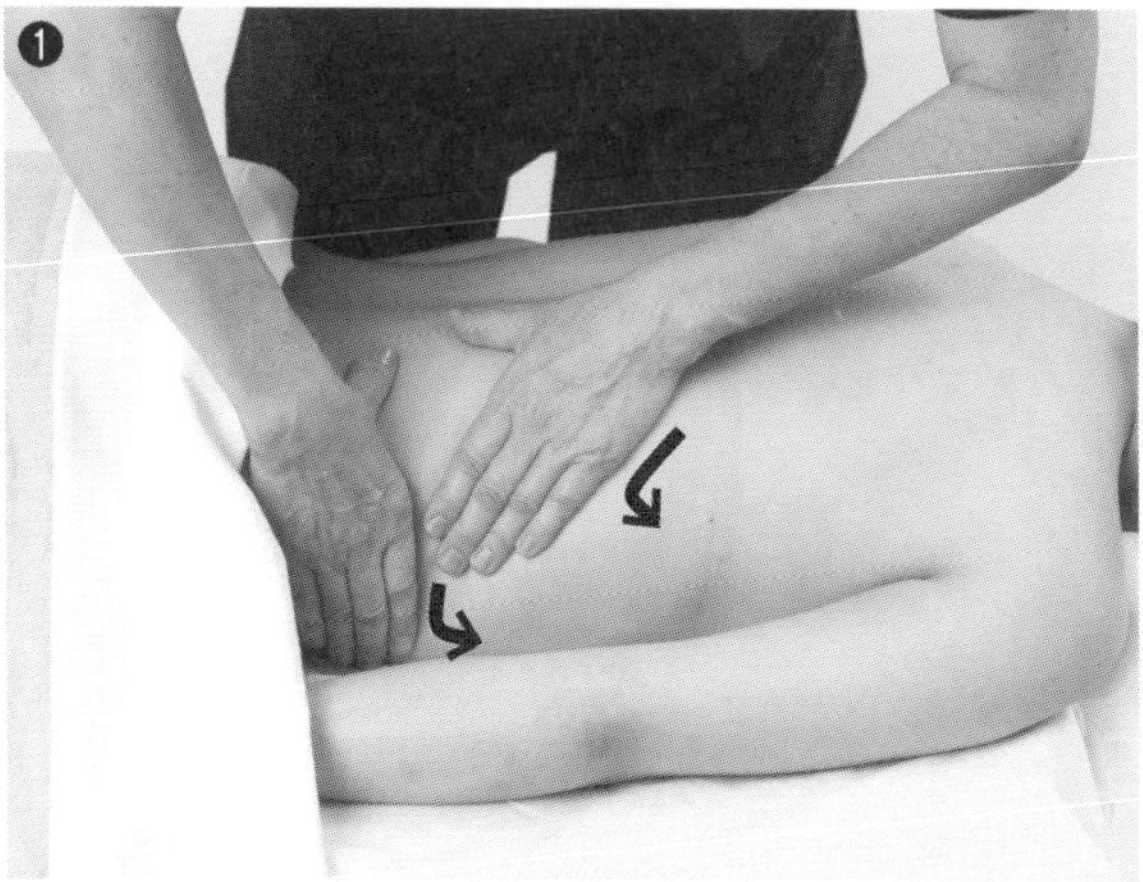

ウエストラインからスタートする。

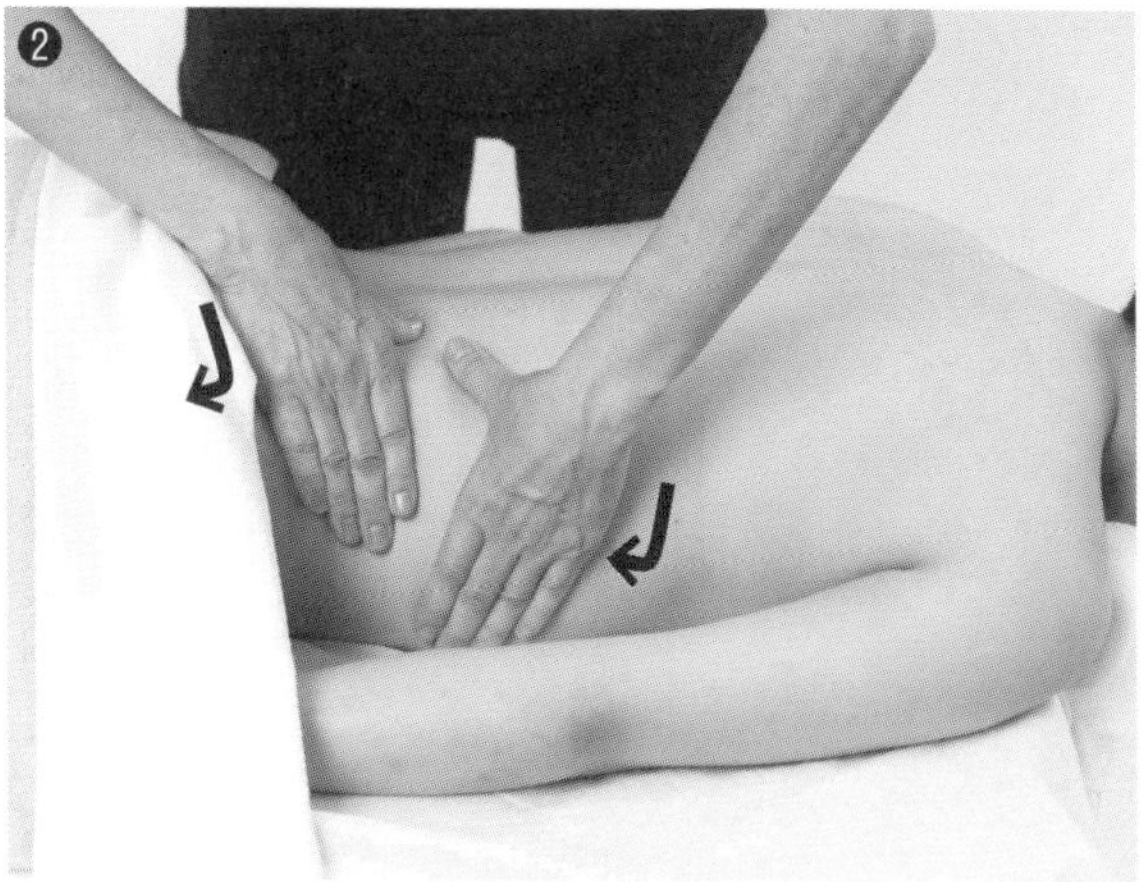

手はリラックスさせて交互に動かす。

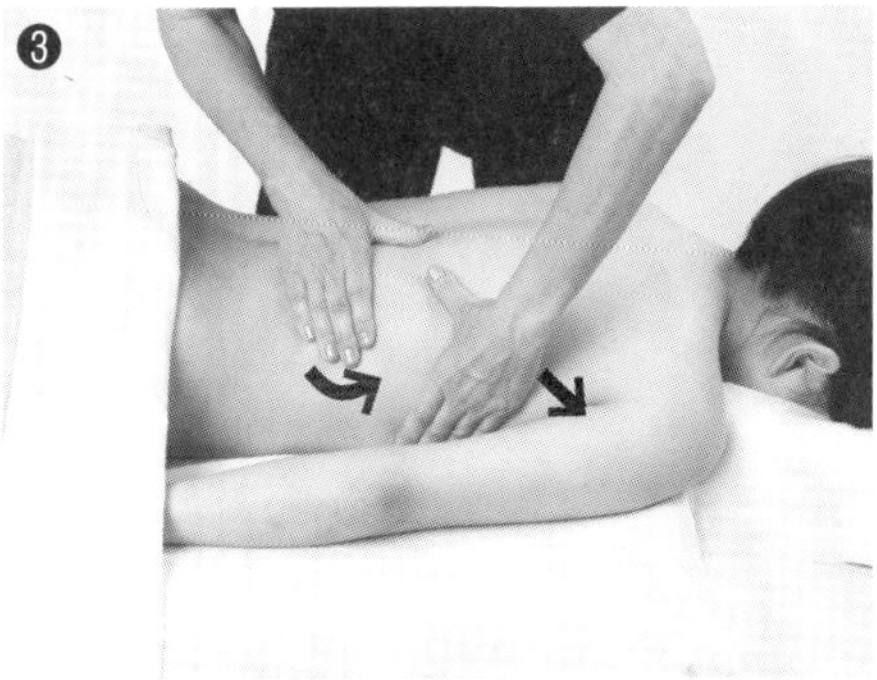

側面にフォーカスし、徐々に腋窩へ向かう。

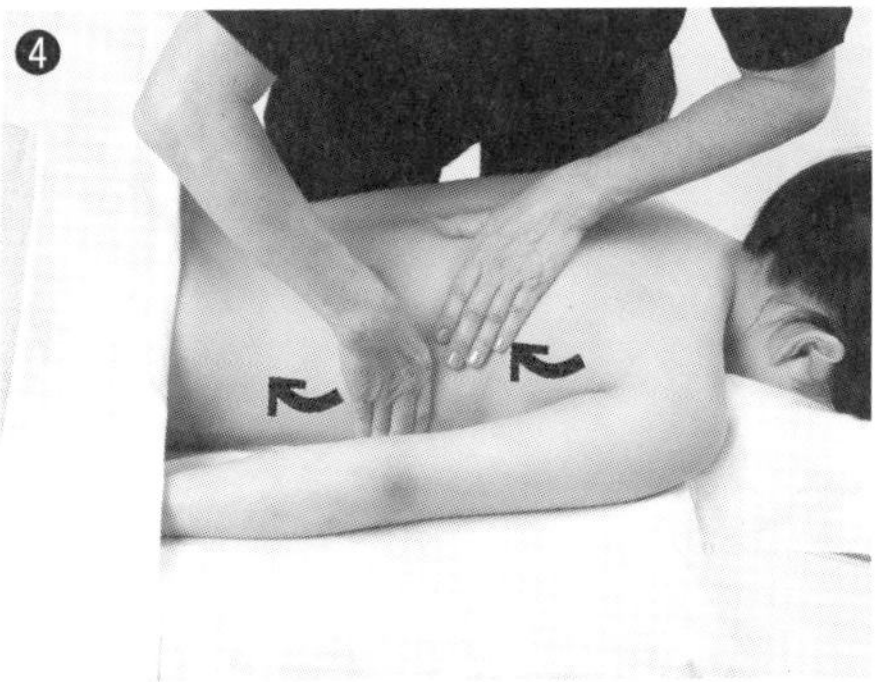

胸椎、腰椎、腸骨、大円筋、上腕骨などに付着している、大きな広背筋へのワークを意識して行うと背部がゆるむ。

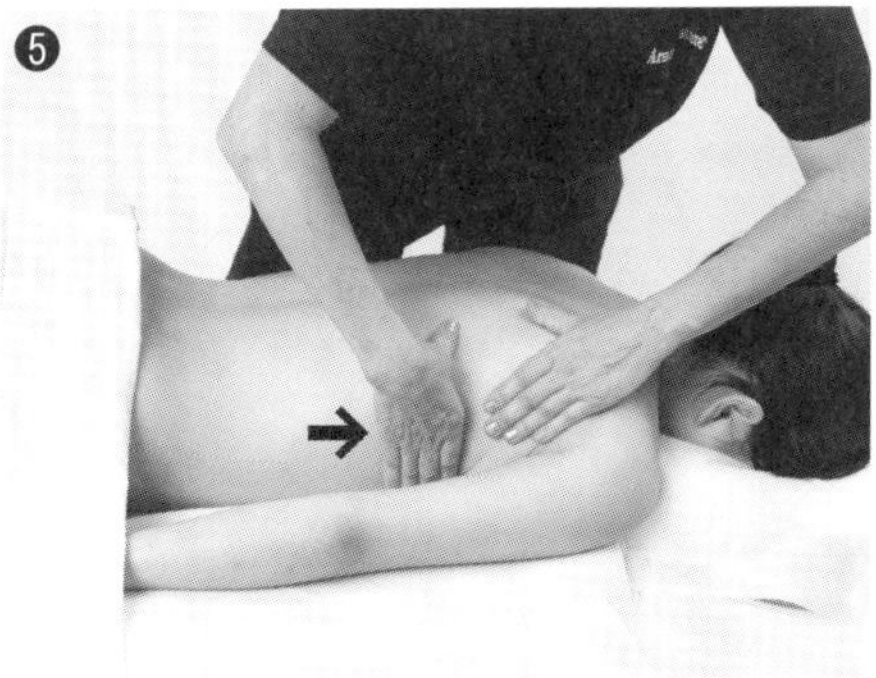

腋窩までいったら同じ動きで戻る。その動きを繰り替えしてもよい。

ロミロミスタイル伝統的なエルボー・ディープワーク

◎力を強く入れる手技は、雑になりやすいです。反動をつけずに静かに圧を入れるように心がけてください。

❶

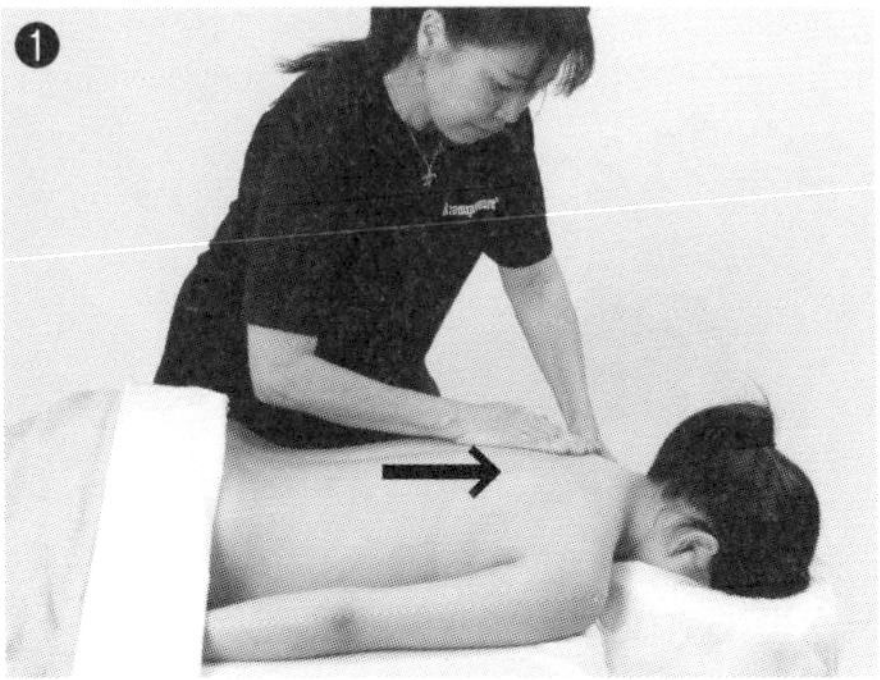

手のひらを密着させて移動しながら前腕を密着させていく。このとき、セラピストの小指が、クライアントの脊柱に沿うようにスタートするとわかりやすい。

❷

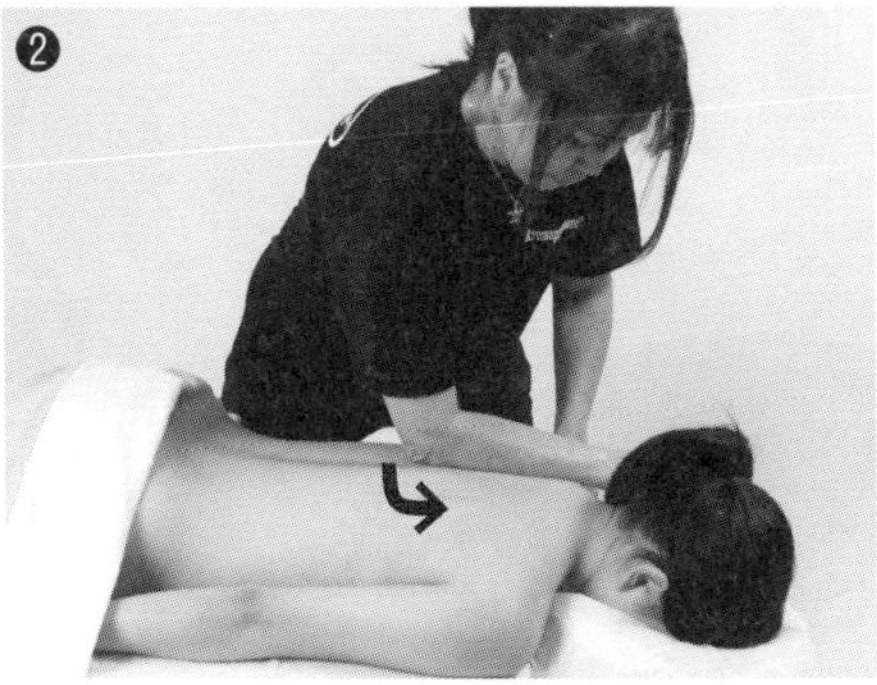

肘まで密着させ、圧を入れたまま肩へ滑らせていく。

❸

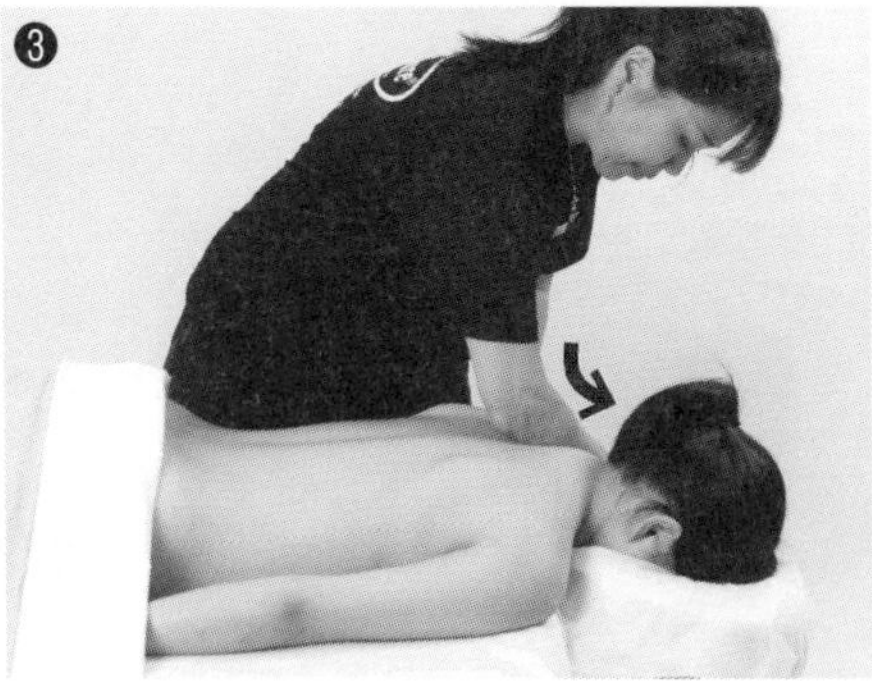

慣れてきたら、肘を意識して脊柱沿いをなぞるように移動することができる。

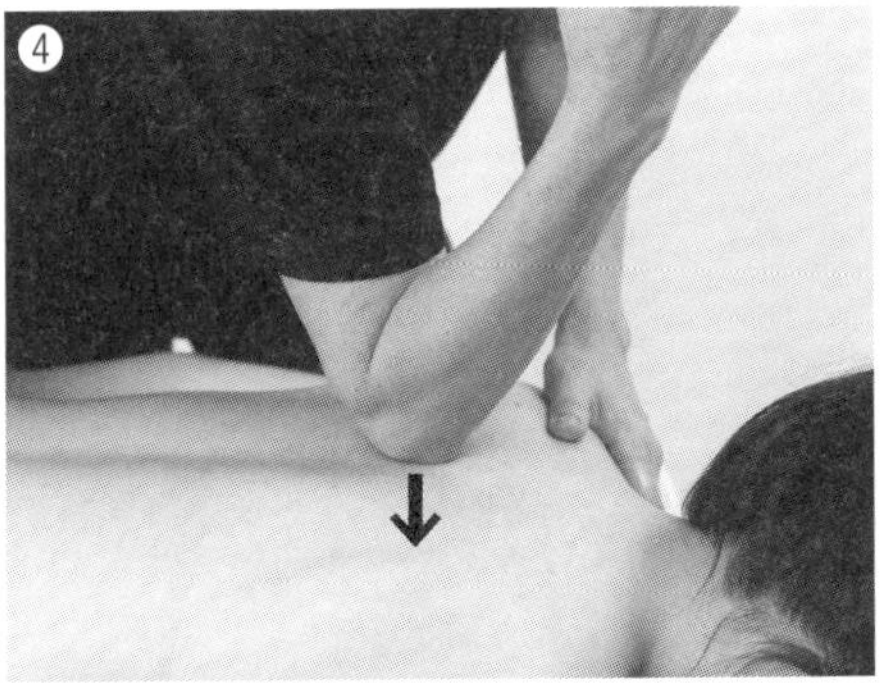

肘に角度をつけて、筋肉がかたいポイントを押すと強い圧が入りやすい。

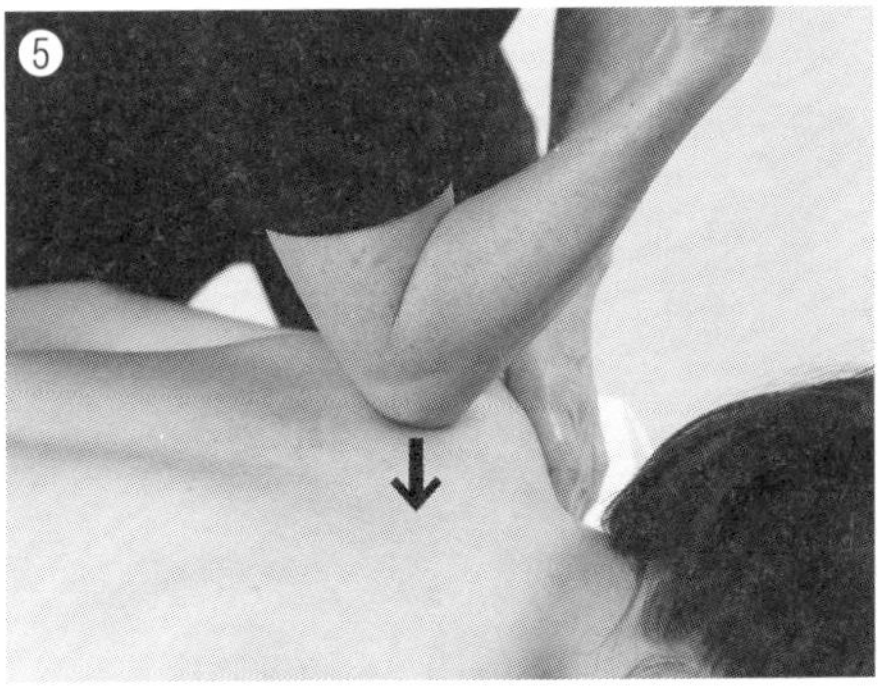

胸椎沿いと肩甲骨（内側縁）に沿って、数か所行う。

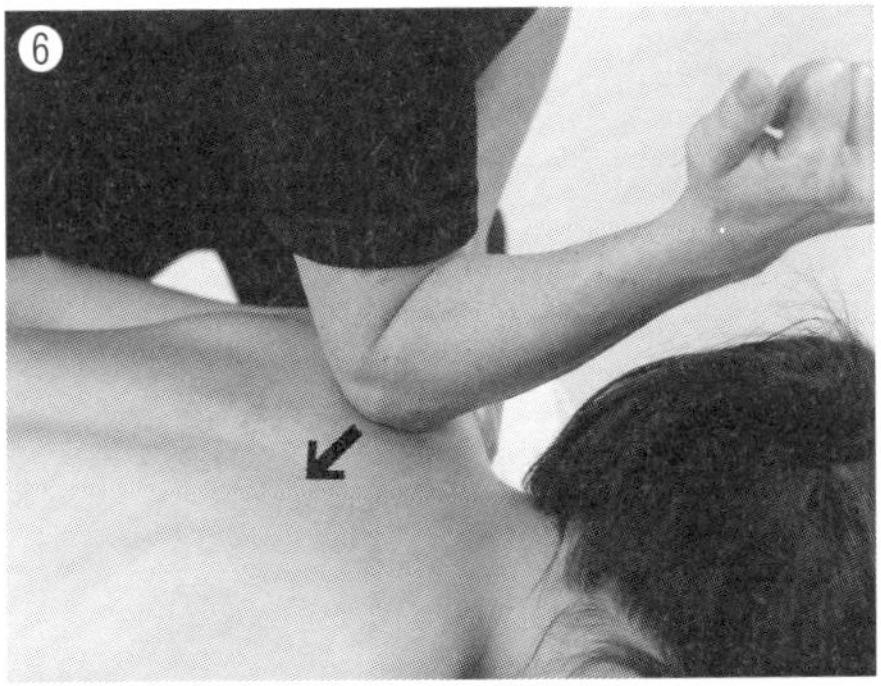

力を入れる方向は、直角に入れると圧が入りやすい。圧は入り過ぎることがあるので、十分に気をつける。

菱形筋のディープバックワーク①

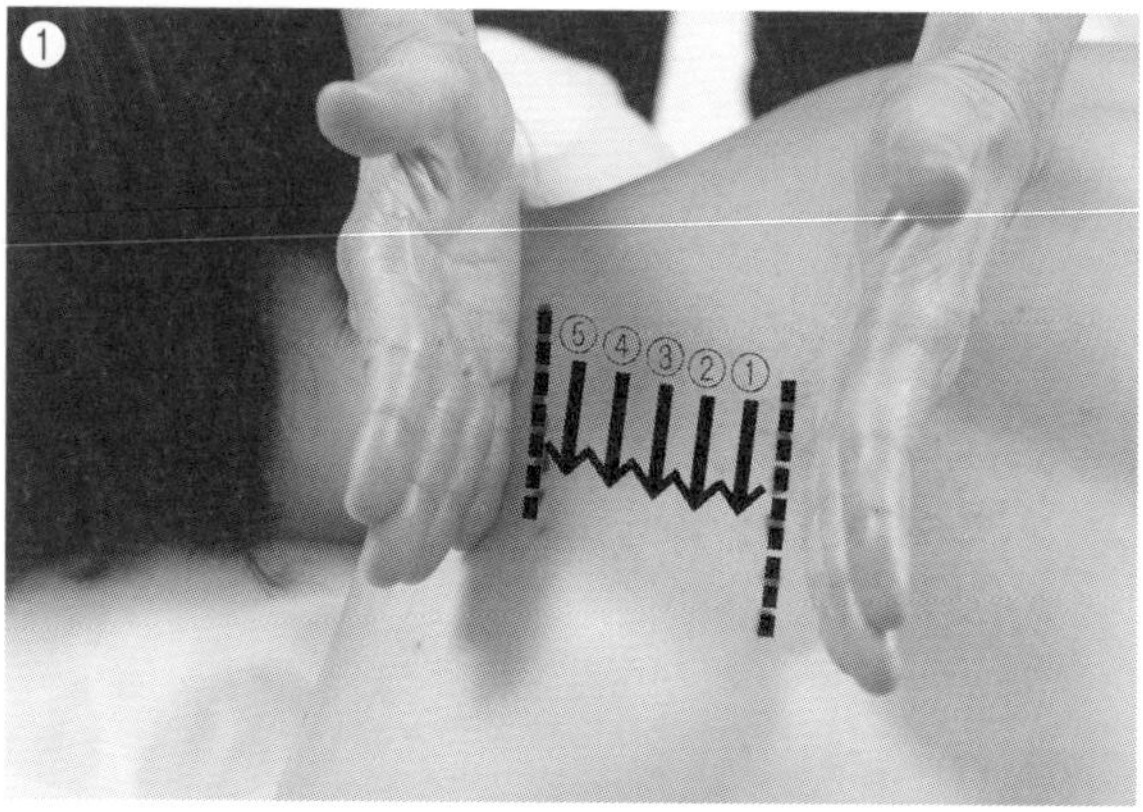

菱形筋の位置を確認する。おおまかな菱形筋の確認のしかたは、頚椎７番（突出しているのでわかりやすい）から胸椎５番と肩甲骨の内側縁につながる面になる。写真では、セラピストの指先が、肩甲骨の上角と下角を指している。

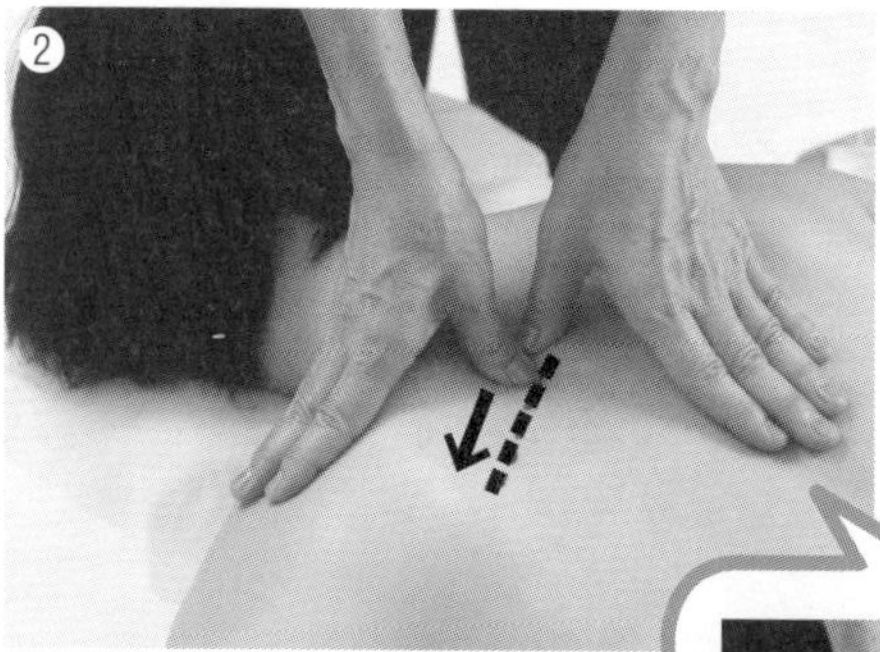

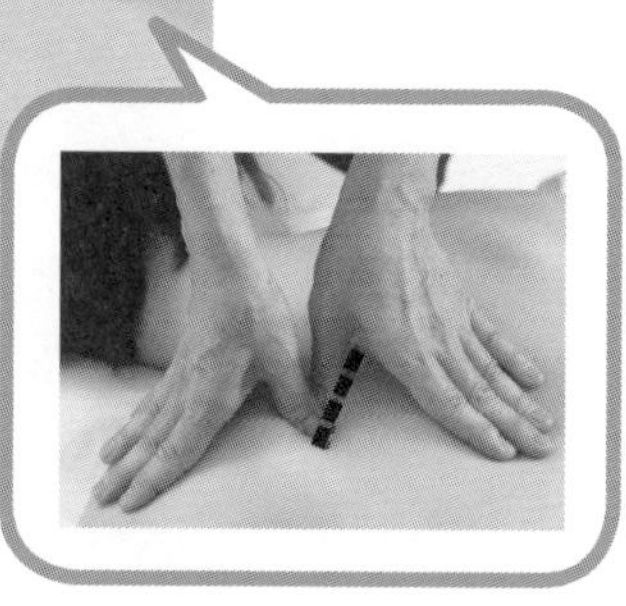

母指を交互に動かして、脊柱から肩甲骨まで、点線の間を５ライン行う。ここでは、菱形筋の線維に沿って行う。これは、僧帽筋に対しては、クロスファイバーになる。ターゲットは菱形筋だが、僧帽筋へもアプローチしている。

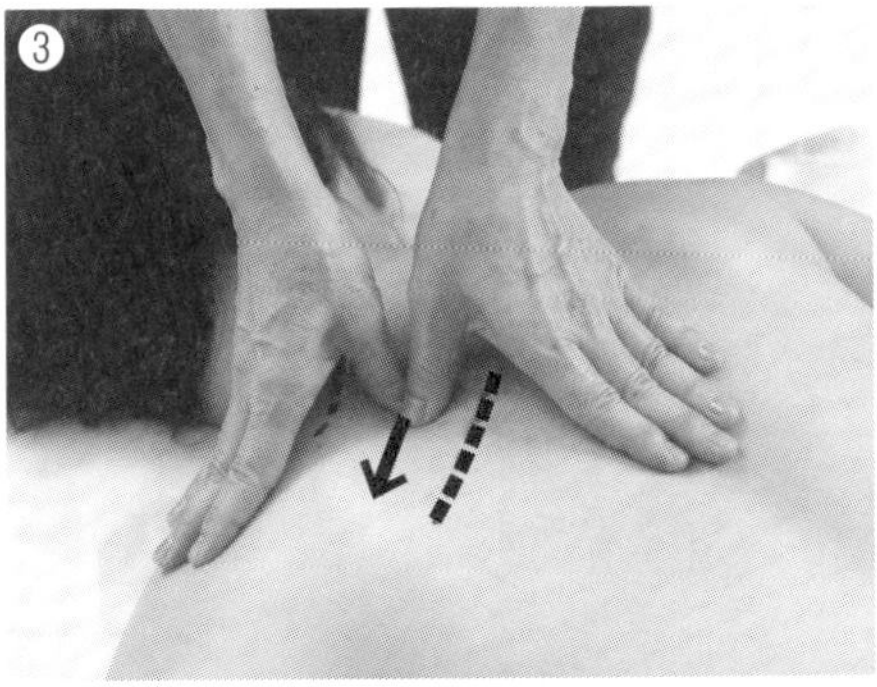

写真は3ライン目。脊柱でスタートして肩甲骨に触れるポイントまで行う。

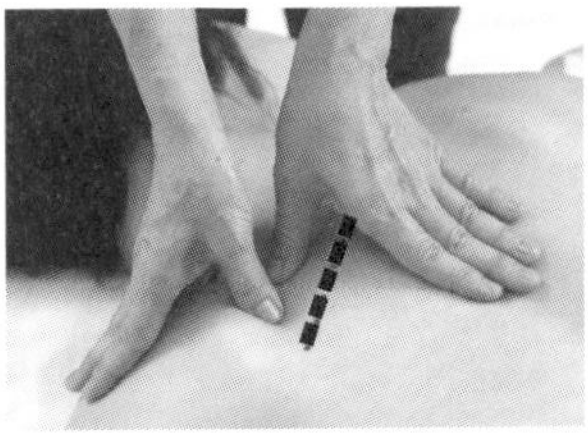

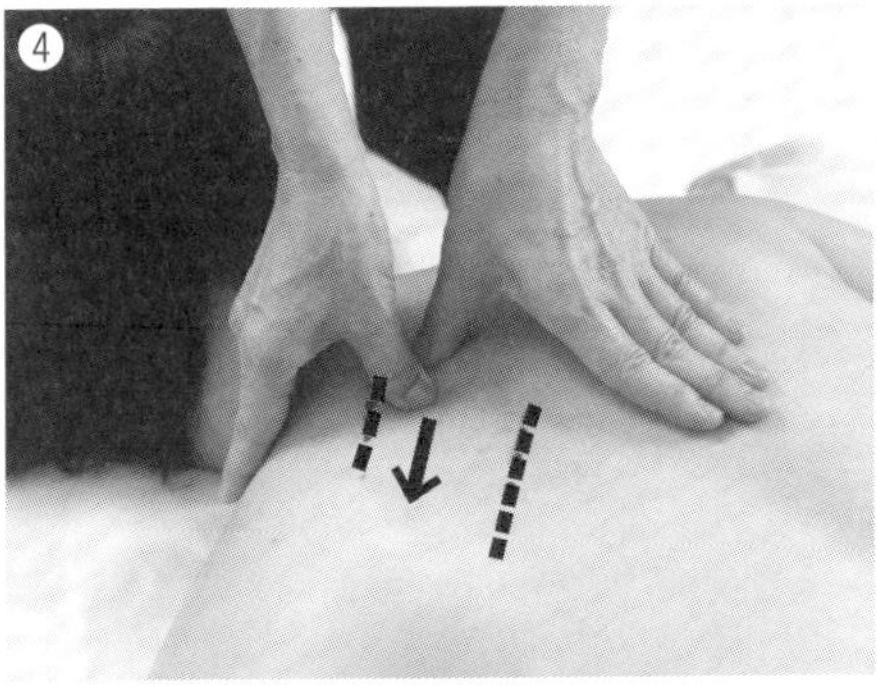

菱形筋は、肩こりの原因にもなる深部の筋肉なので、圧はしっかりと入れて行う。

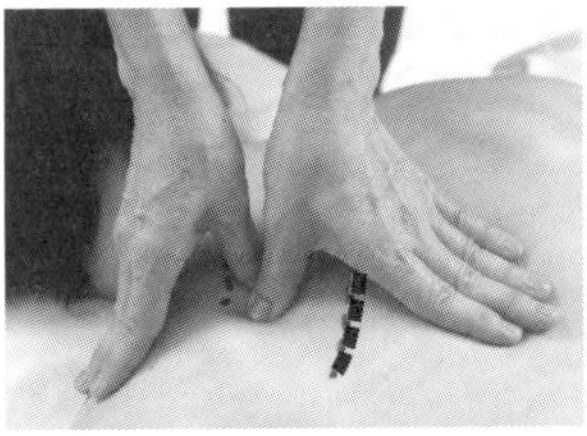

NOTE

菱形筋の起始停止

起始　小菱形筋：第7頚椎～第1胸椎までの棘突起
　　　大菱形筋：第2～第5胸椎までの棘突起

停止　小菱形筋：肩甲骨の内側縁上部
　　　大菱形筋：肩甲骨の内側縁

菱形筋のディープワーク②

❶

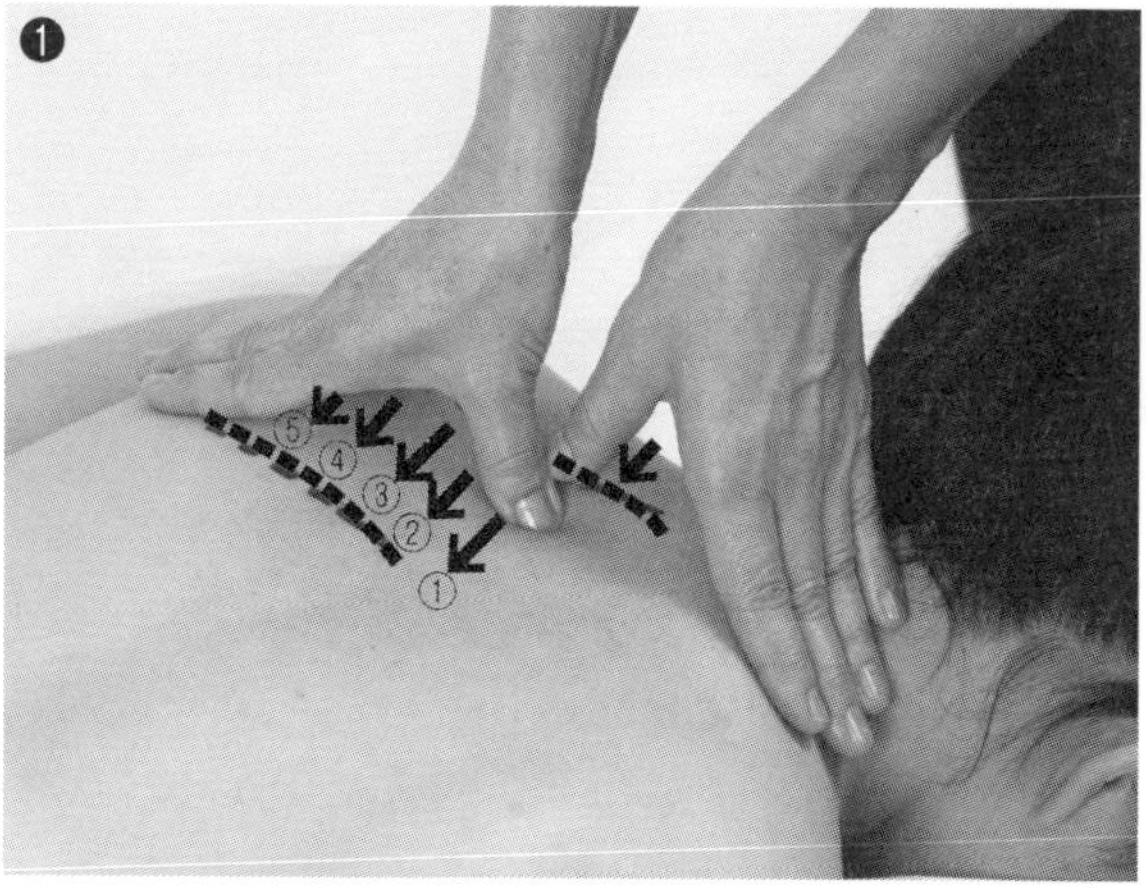

ここでは、菱形筋に対してクロスファイバーで行う。セラピストは立ち位置を変えて、同じ範囲を施術する。5 ライン行う。

❷

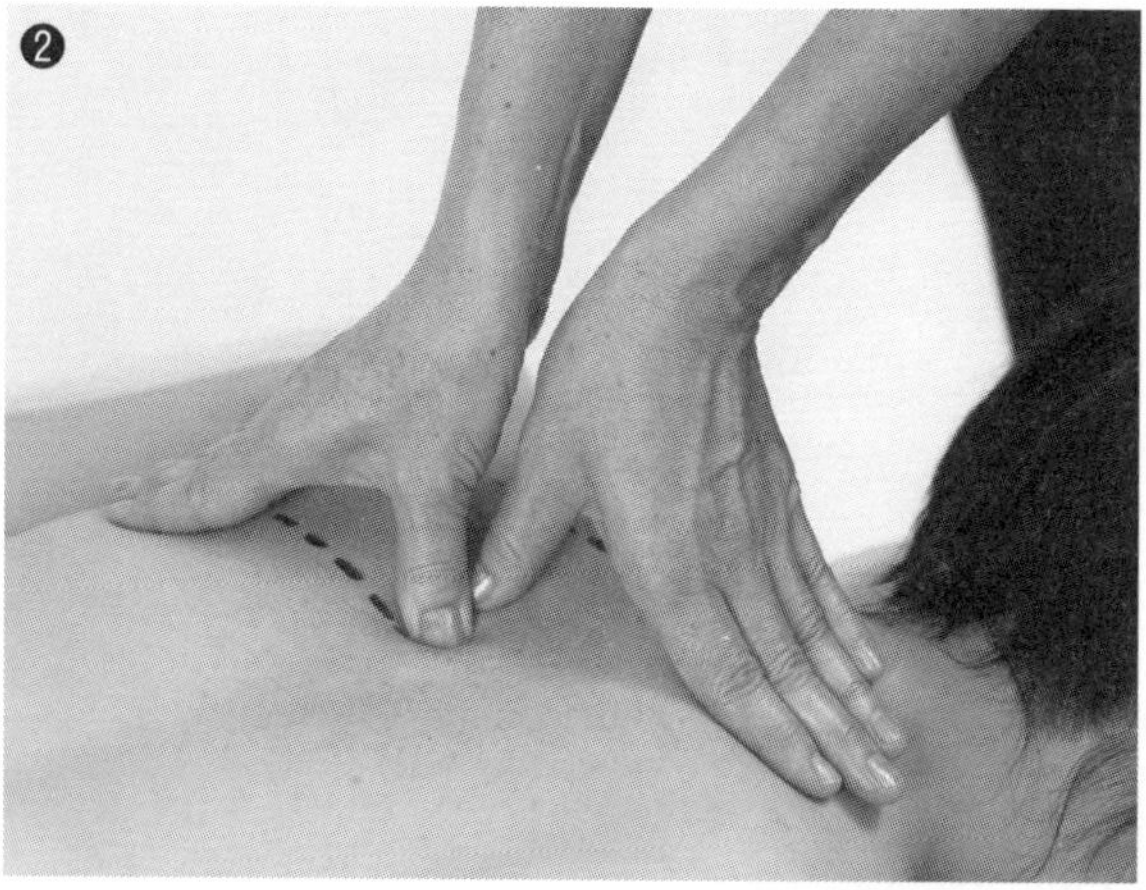

母指に入れる圧は、しっかりと入れる。

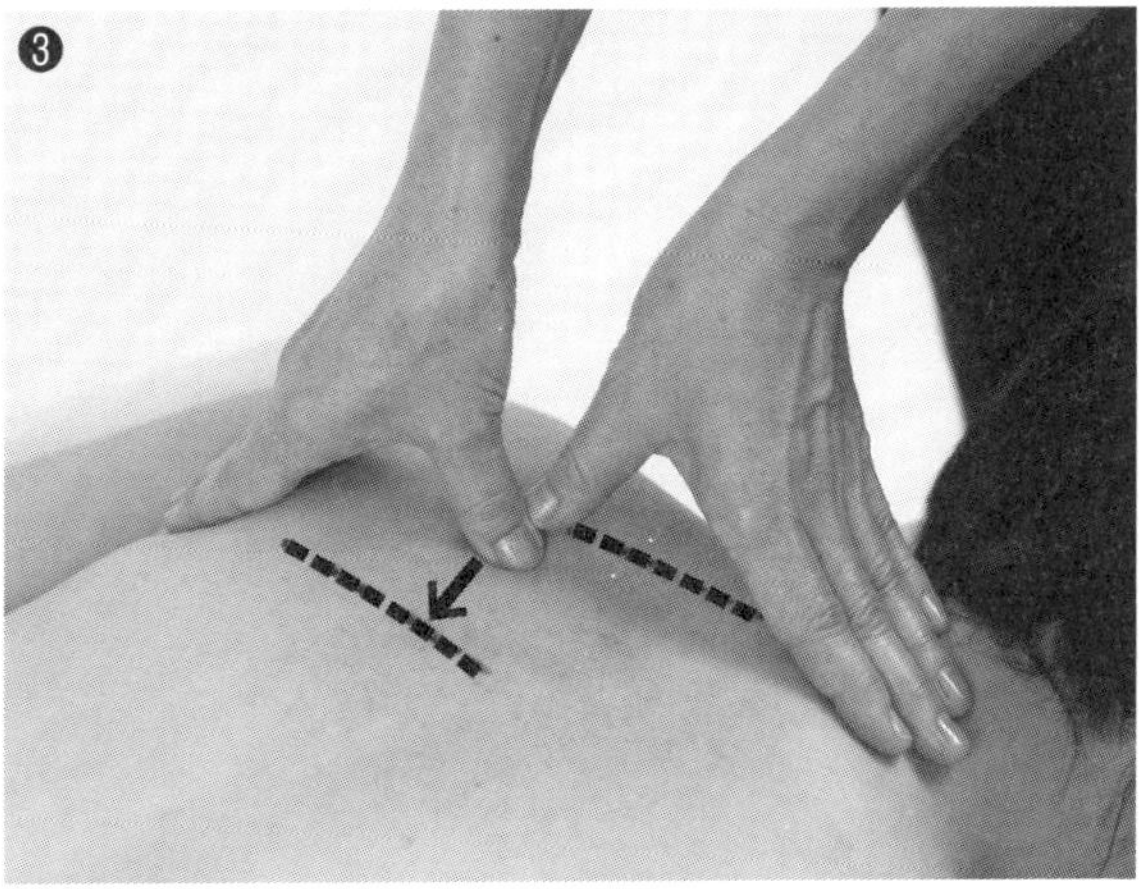

母指は、ラインを意識して行う。

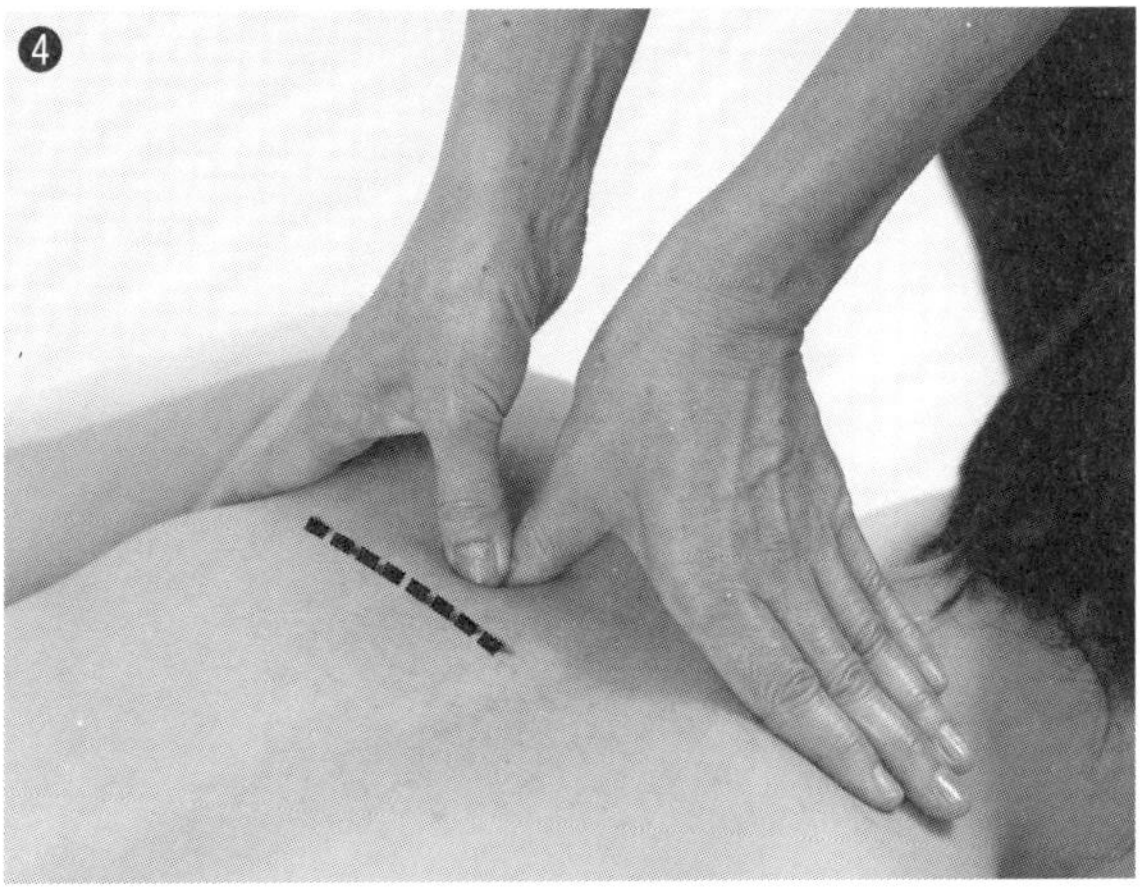

ここでも、菱形筋の上の層の僧帽筋へもアプローチしている。

回旋筋腱板の筋 棘《きょく》上《じょう》筋《きん》、棘《きょく》下《か》筋《きん》、小円筋のスクーピング

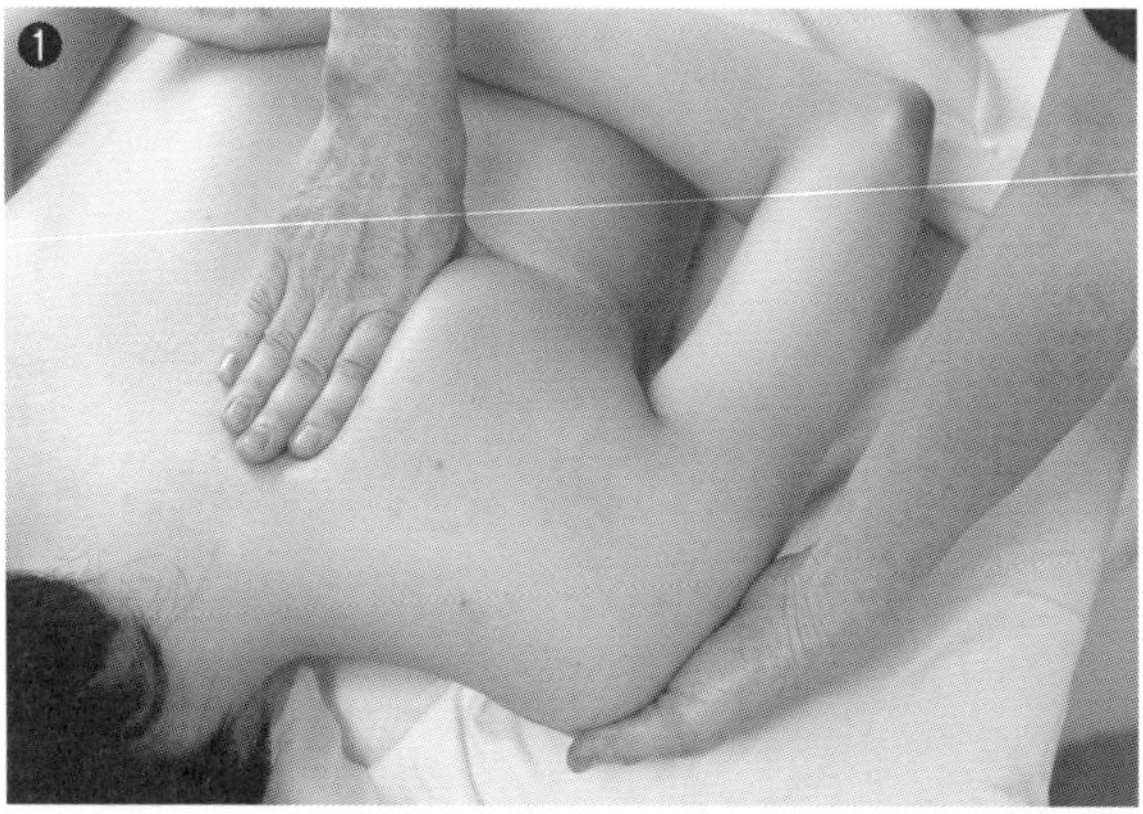

肩甲骨を確認する。

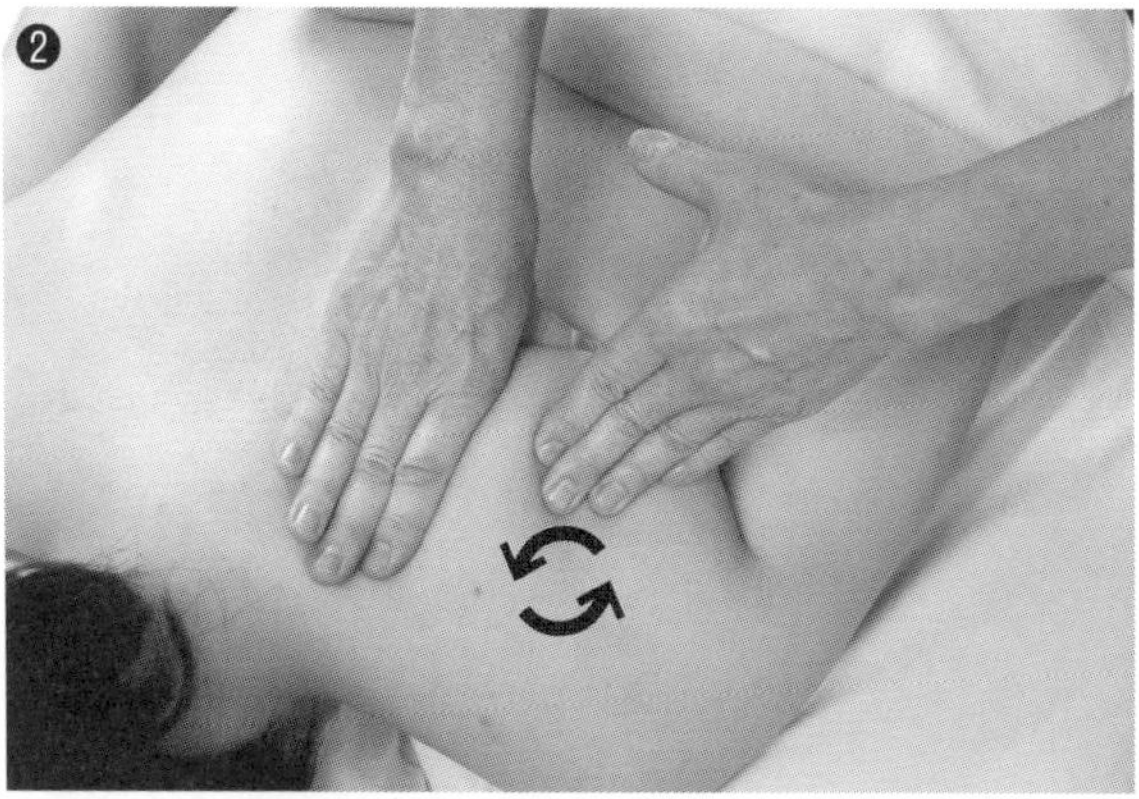

肩甲骨の内側縁を支えるように押しながら、一方の手の４指で深く小さい円を描いていく。クロスファイバーとウィズファイバーで筋肉をゆるめる。

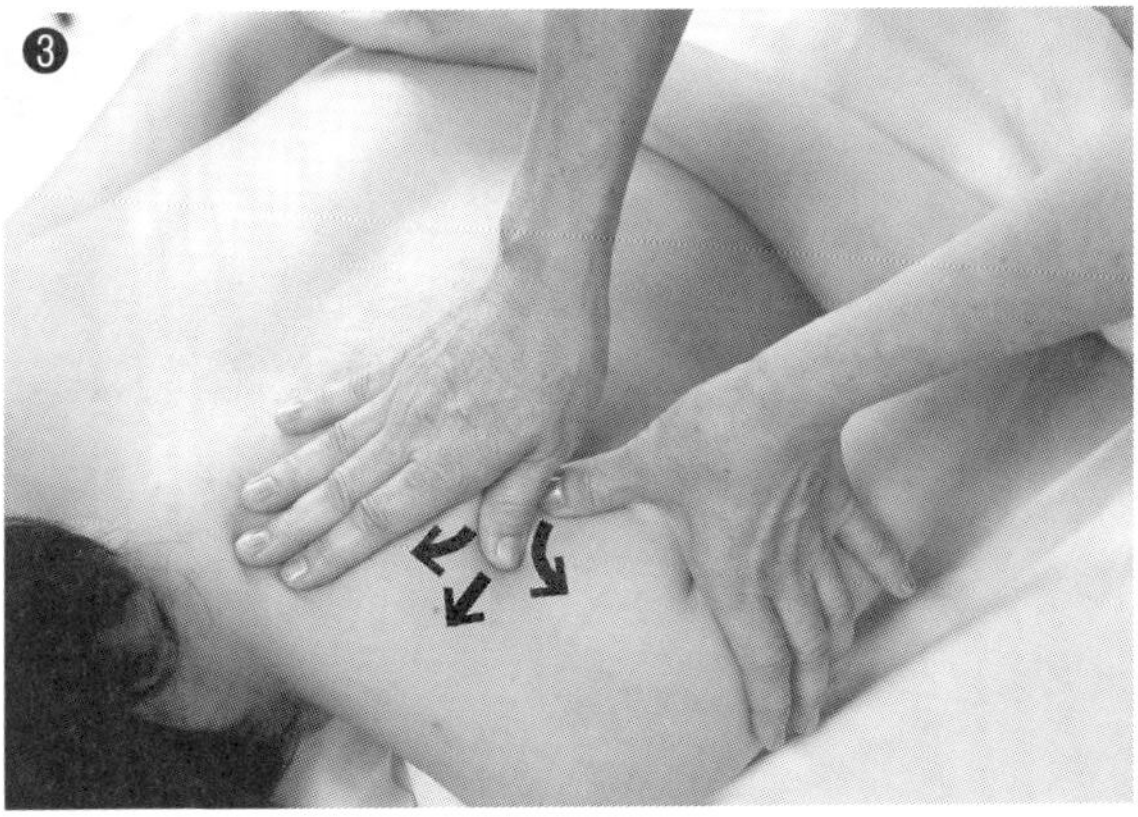

母指を交互に動かし、深くアプローチする。肩甲骨の下（角）から、肩へ向かう。

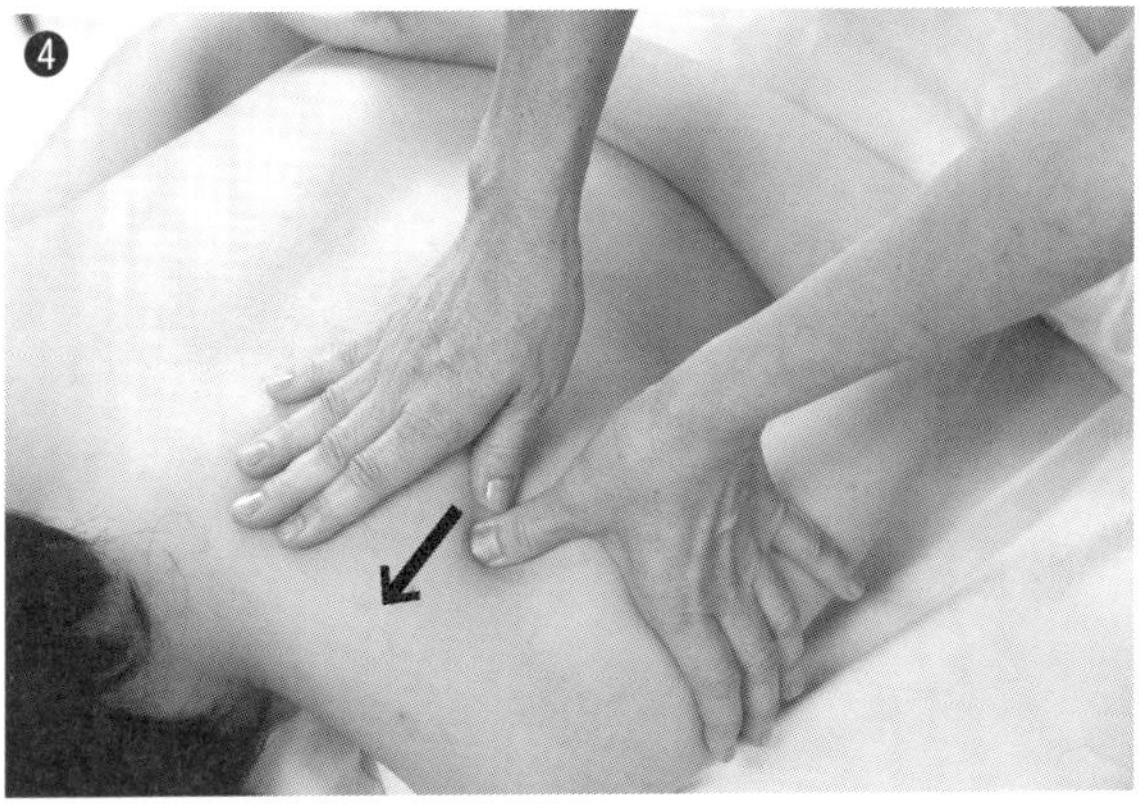

圧をキープしながら進む。

NOTE

回旋筋腱板 (Rotator Cuff) は、棘上筋、棘下筋、小円筋、肩甲下筋の腱からなっています。肩甲骨の前面と後面からなり、上腕骨と肩甲骨をつないでいる四つの筋肉の腱です。

下肢 ふくらはぎのマッサージ

下腿三頭筋（ふくらはぎ）は、疲れやすく、むくみやすく、冷えやすく、鈍痛を訴えるクライアントが多い部位です。深部からのアプローチとリンパドレナージュを用いることで、大きな変化が望めます。

通常は多くの手技の中からカスタマイズをしてクライアントケアをしています。ここでは、順番に行うと確実に変化を感じてもらえる4種の手技を選びました。ぜひ、トライしてください。

①エフルラージュ

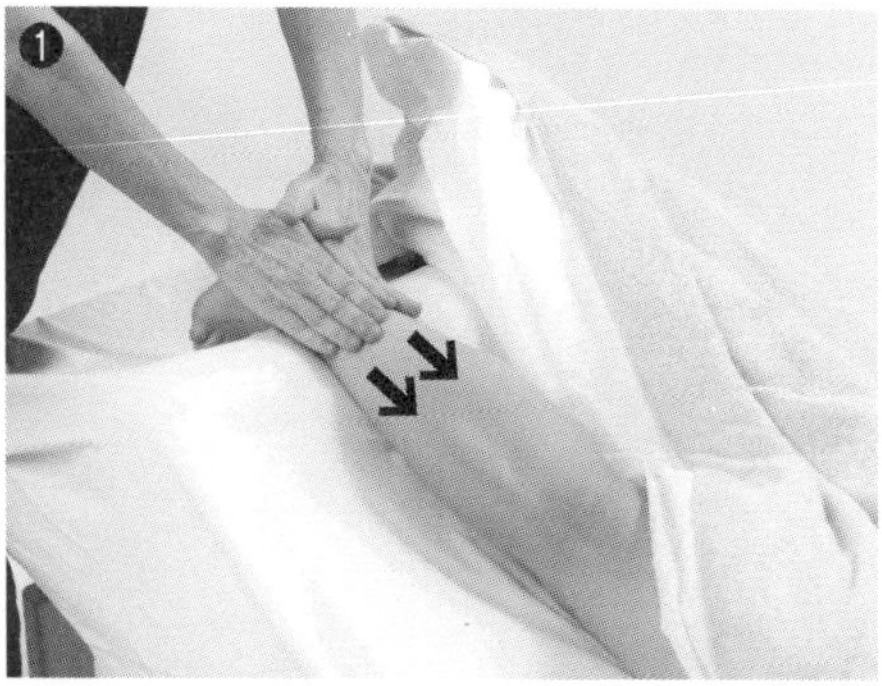

アロマセラピーオイルを塗布する。

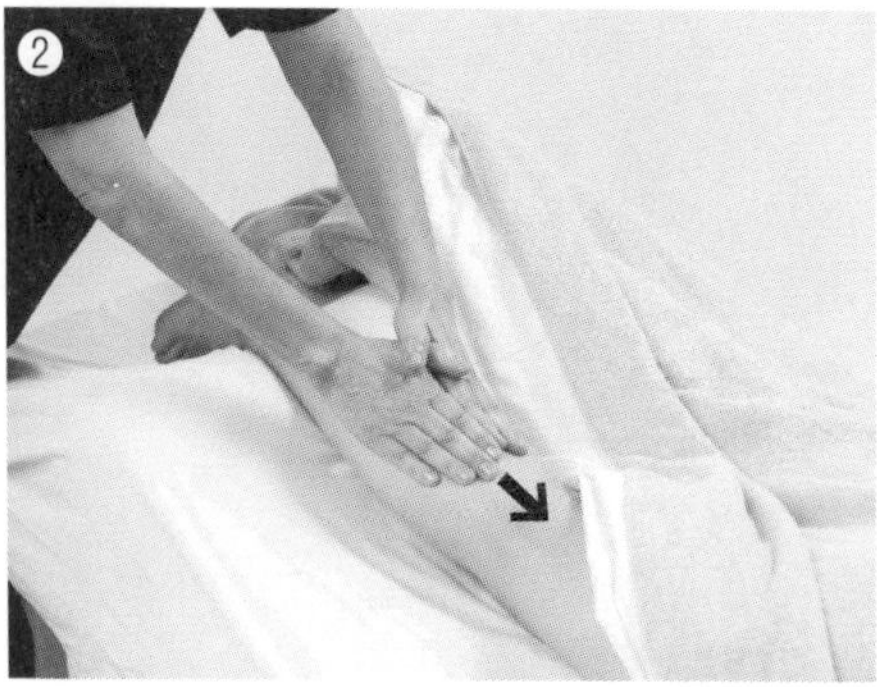

腕の力は抜いて、手のひらを密着させる。

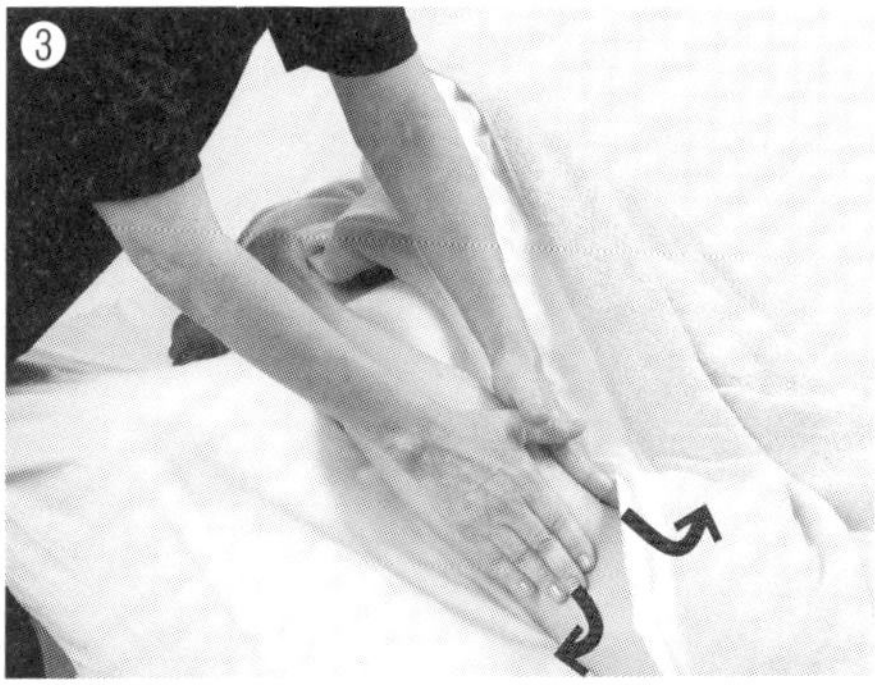

膝窩《しっか》（膝の後ろ）まで行ったら戻る。

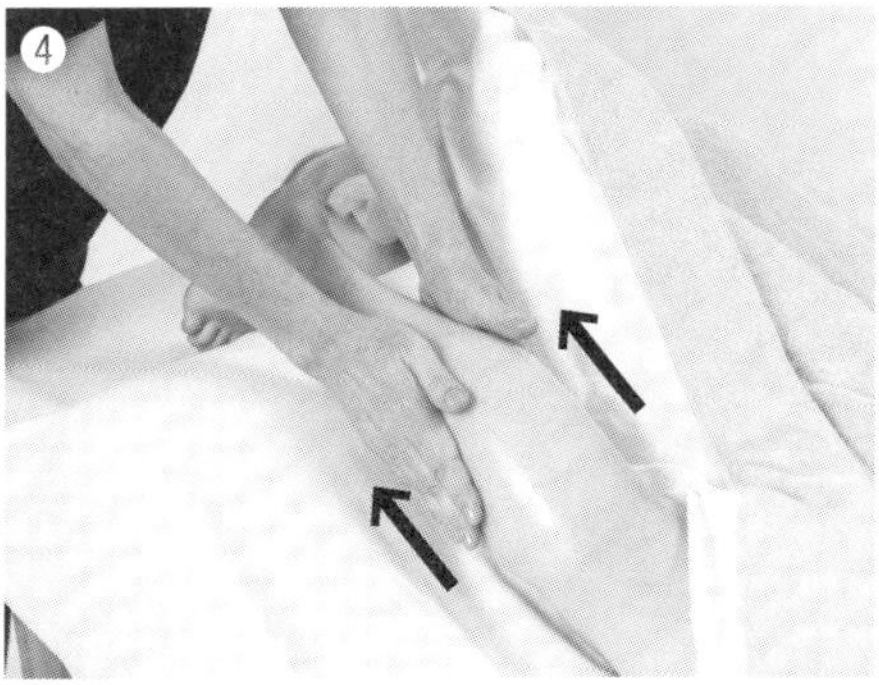

戻るときは、圧を弱めて、側面から包むようにする。

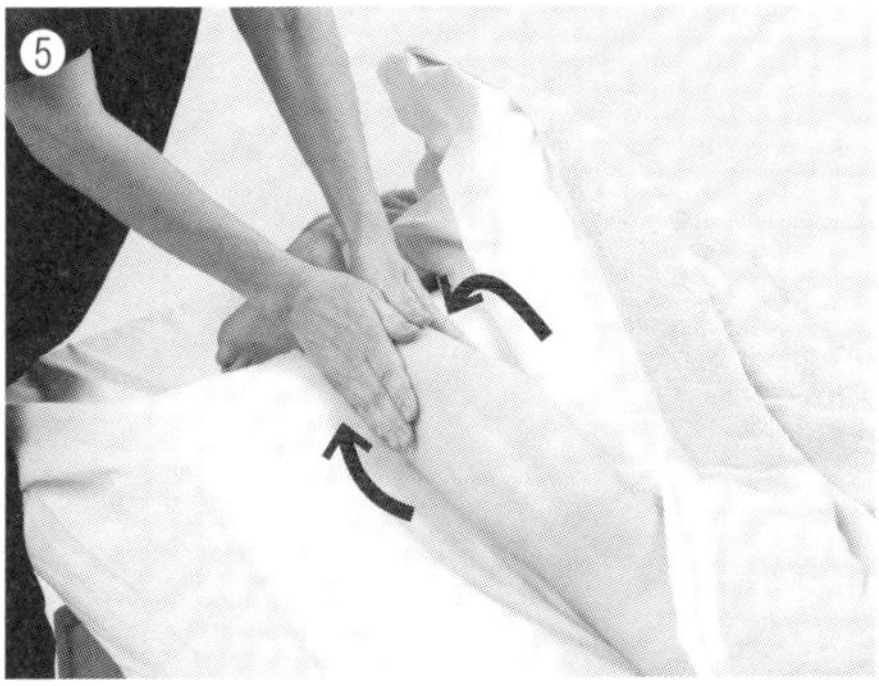

足首まで戻ったら、数回繰り返す。

下肢
ふくらはぎのマッサージ

②腓腹筋とヒラメ筋のディープワーク

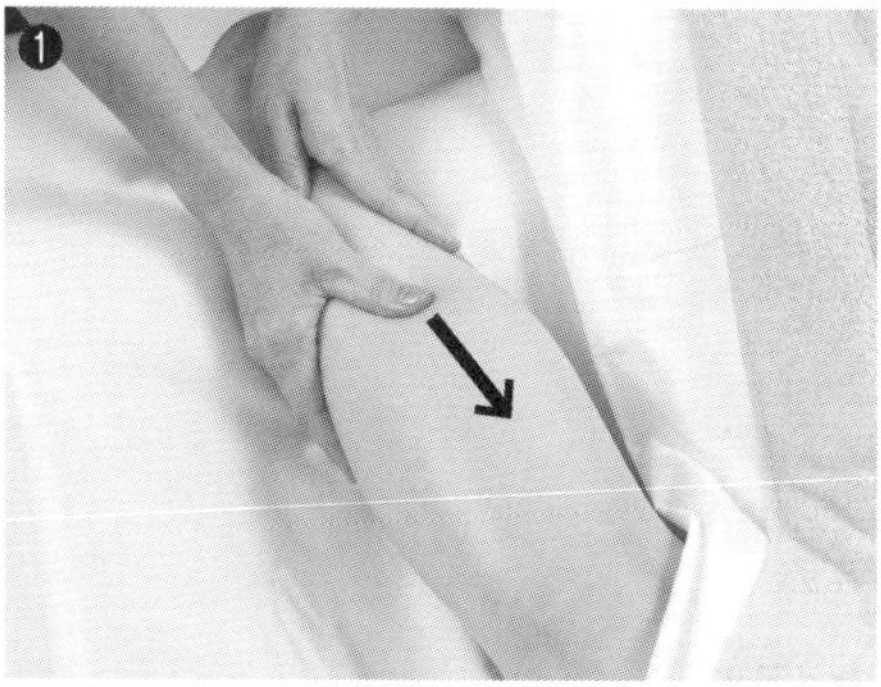

母指を交互に使い、少しずつ膝方向へ移動する。

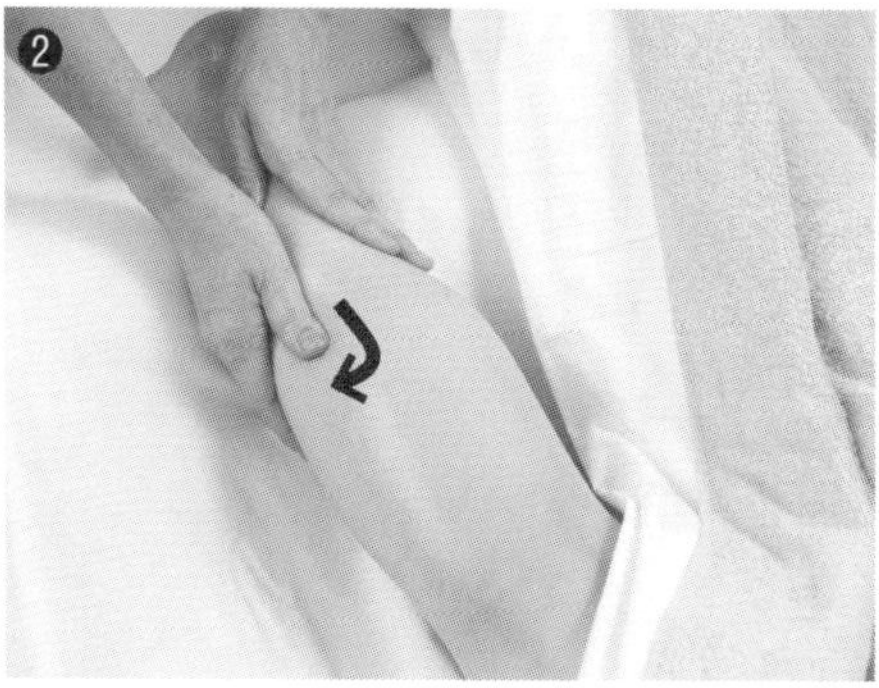

圧は強めでキープする。

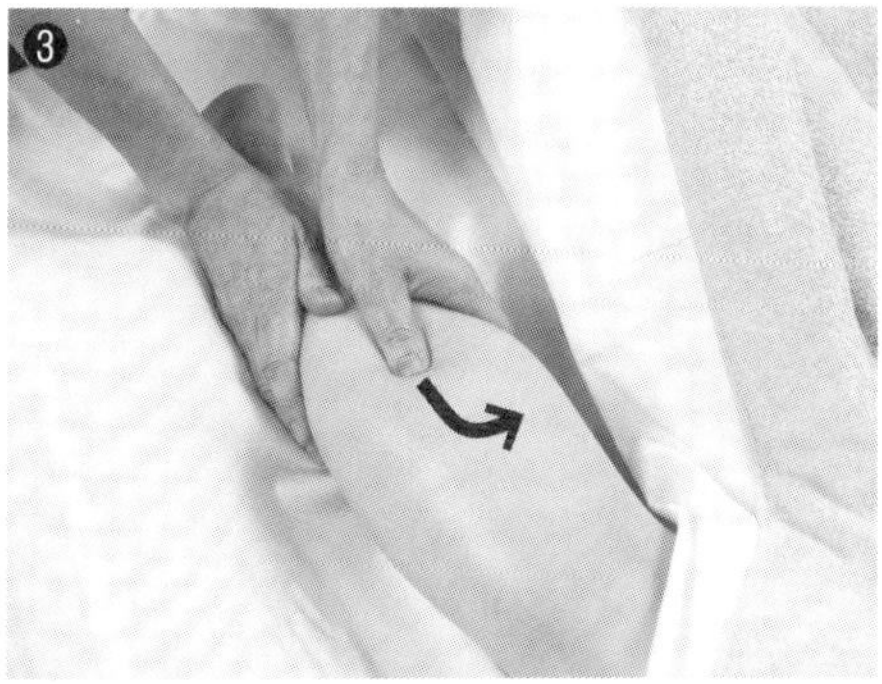

両手で包むようにすると母指が安定する。

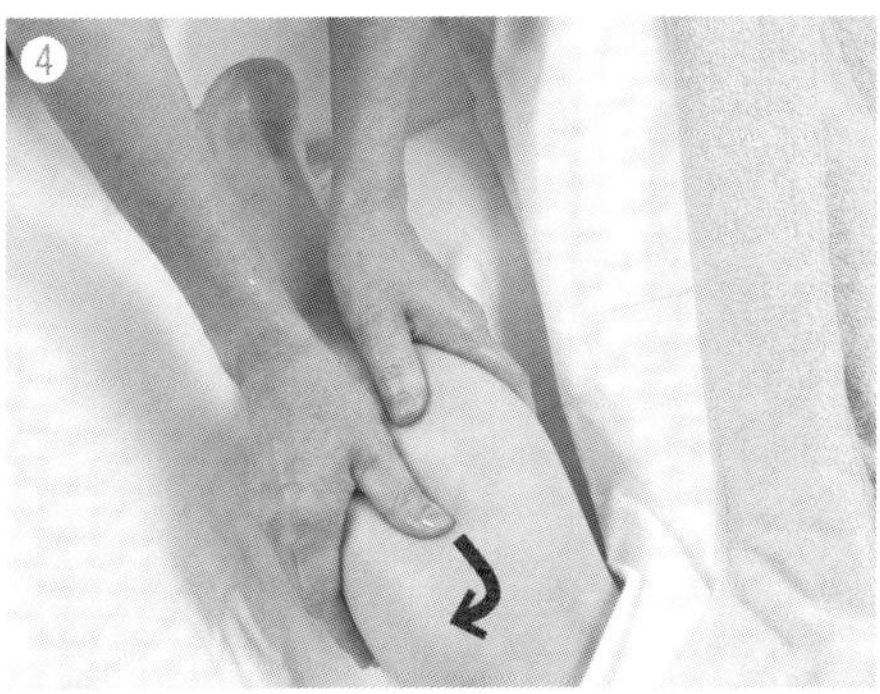

指の滑りが悪いときは、オイルを塗布してもよい。

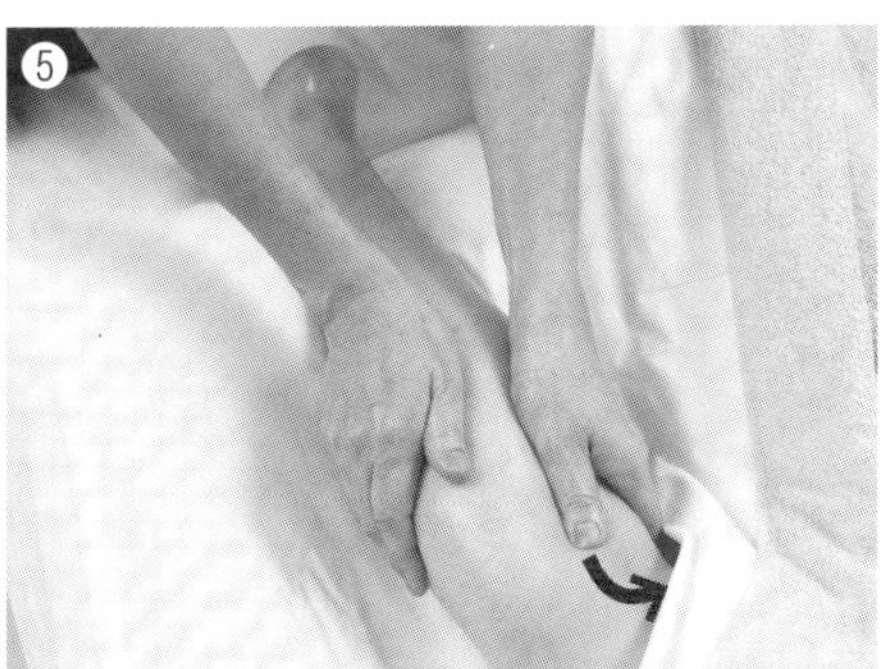

膝窩は完全に指の圧を抜くこと。

③アキレス腱のIライン

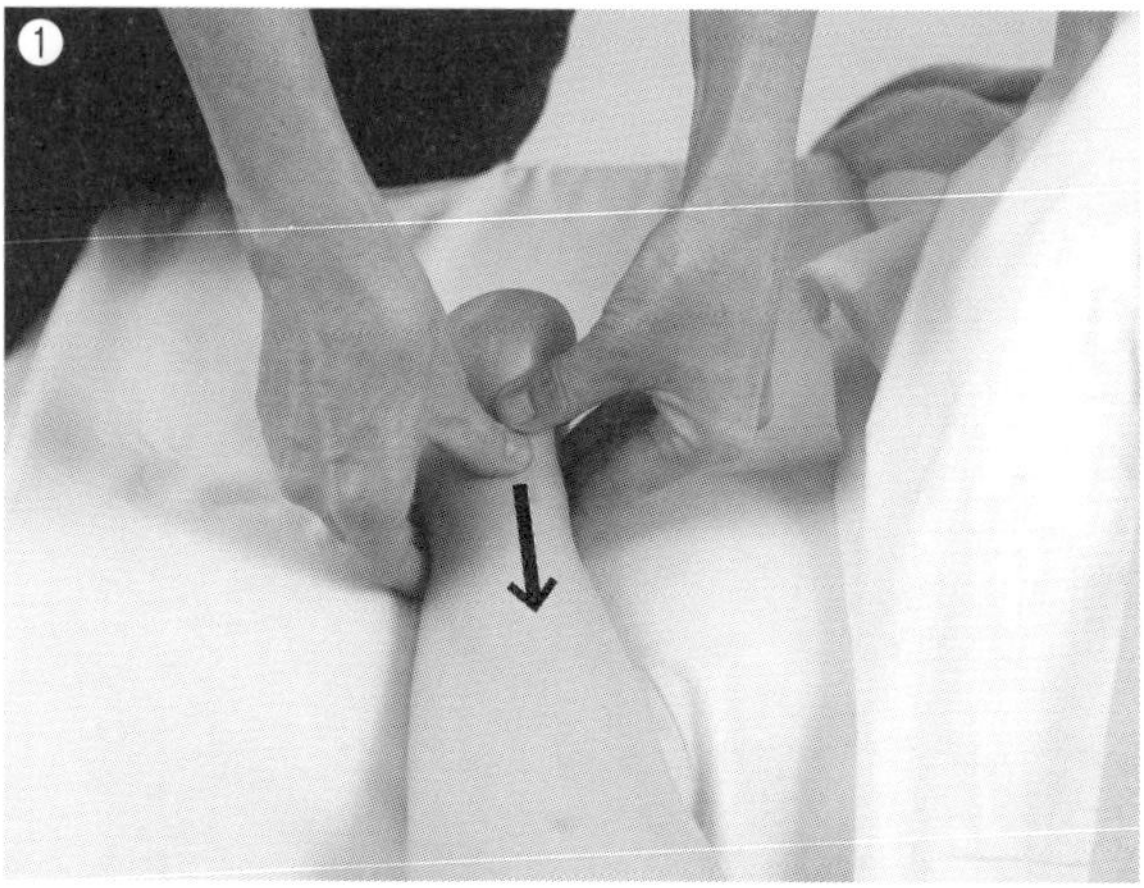

アキレス腱からスタート。

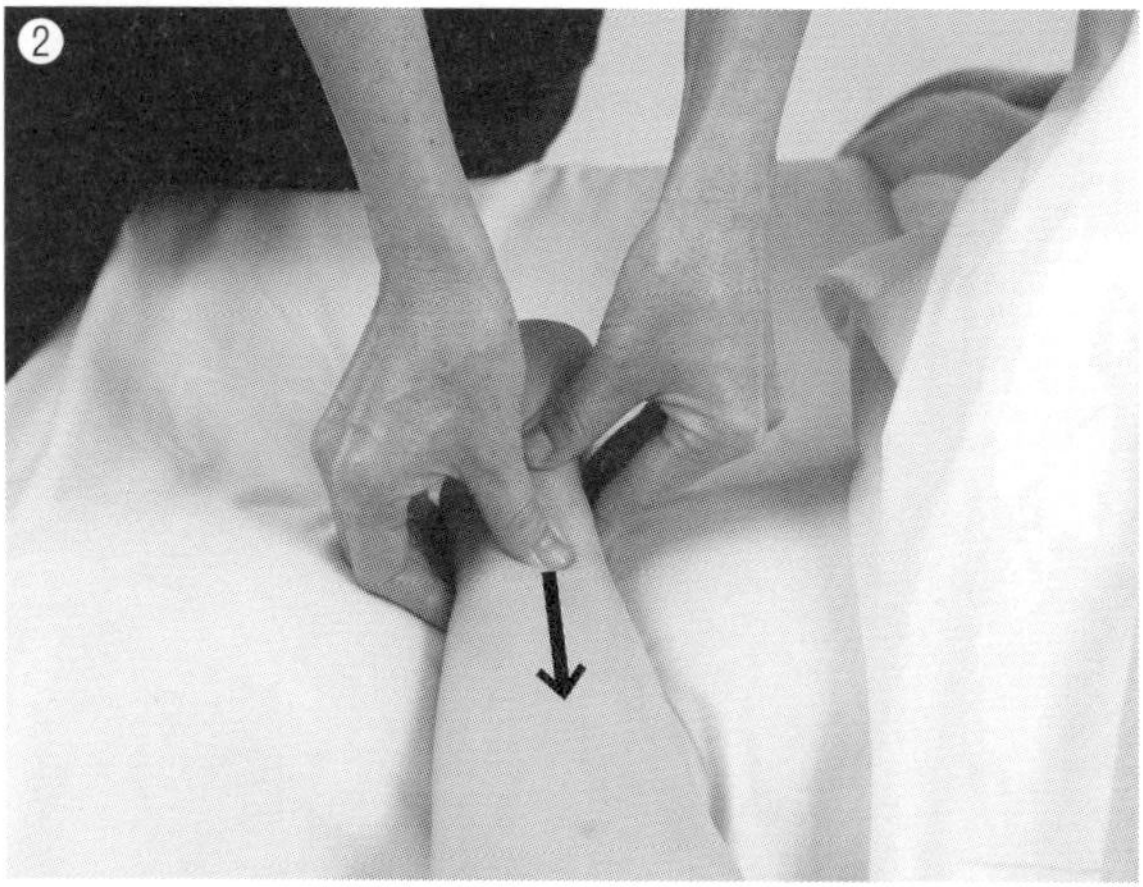

母指を交互に動かす。圧はしっかり入れる。

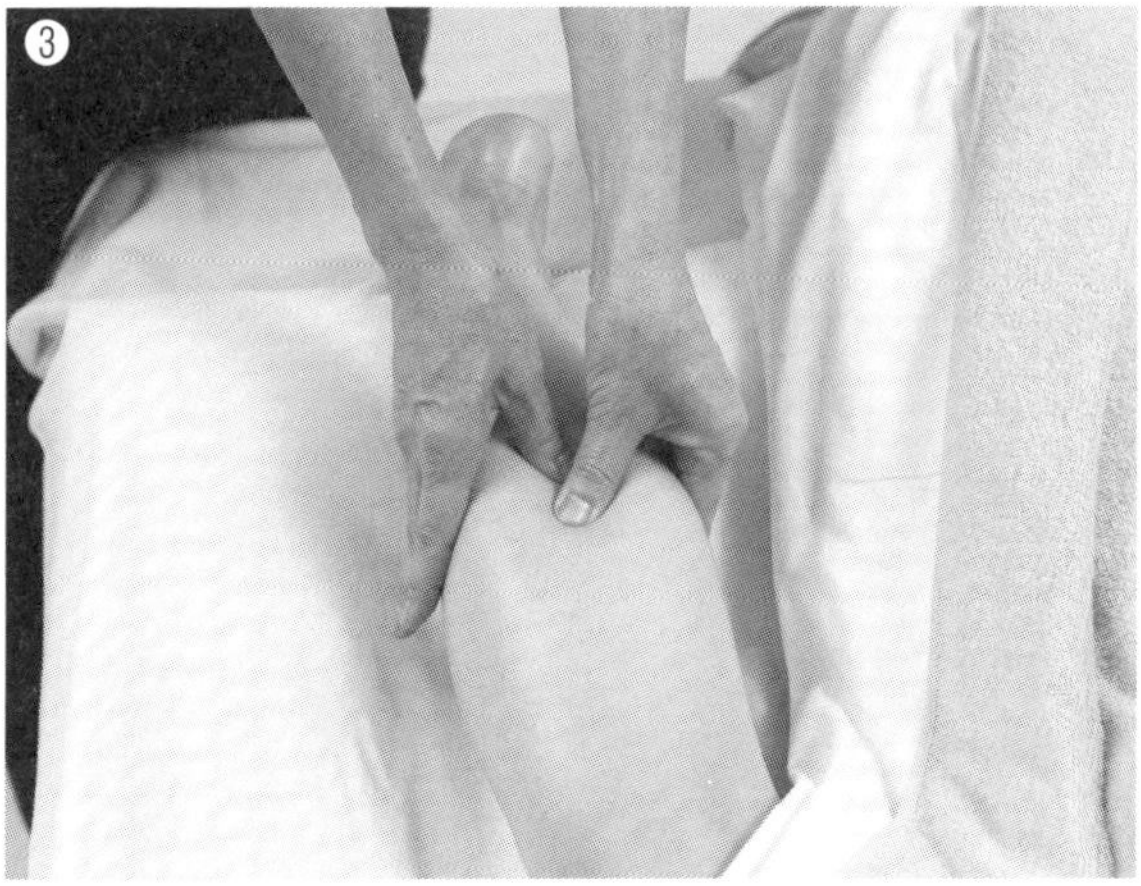

腓腹筋の間を通る。1 本のラインで進む。

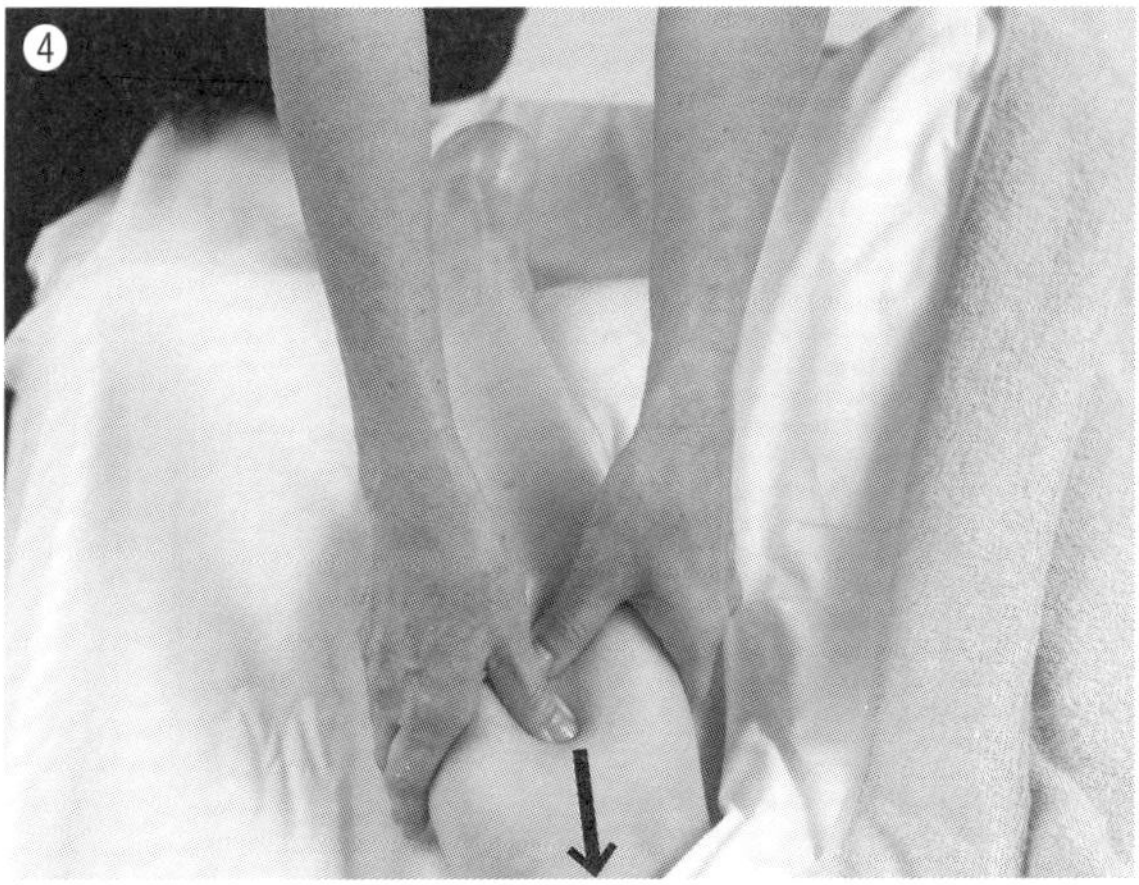

膝窩の手前で圧をぬく。膝の後ろはやらない。

下肢 ふくらはぎのマッサージ

④リンパドレナージュ

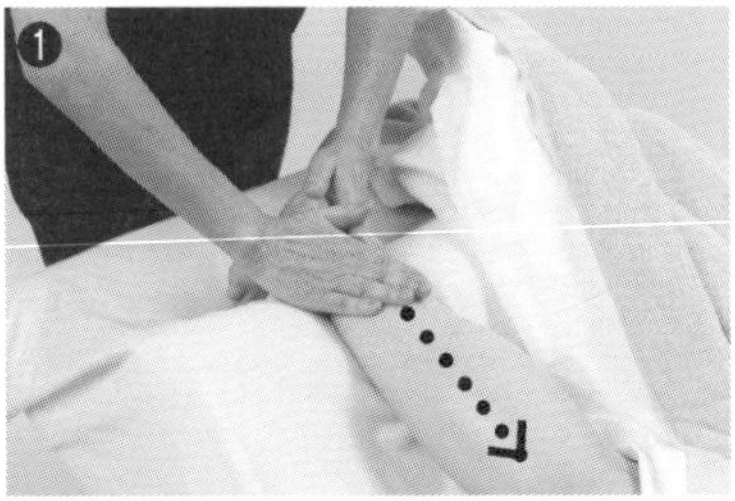

むくみの水分や、ディープワークで押しだされた筋肉からの老廃物を回収する。

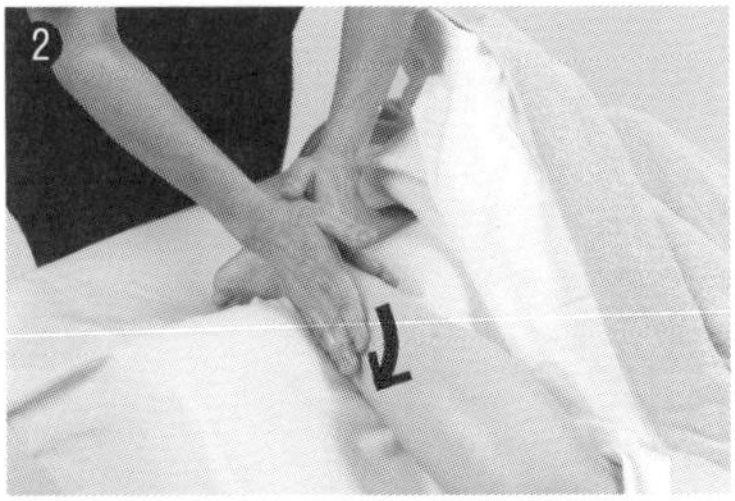

足首からスタート。

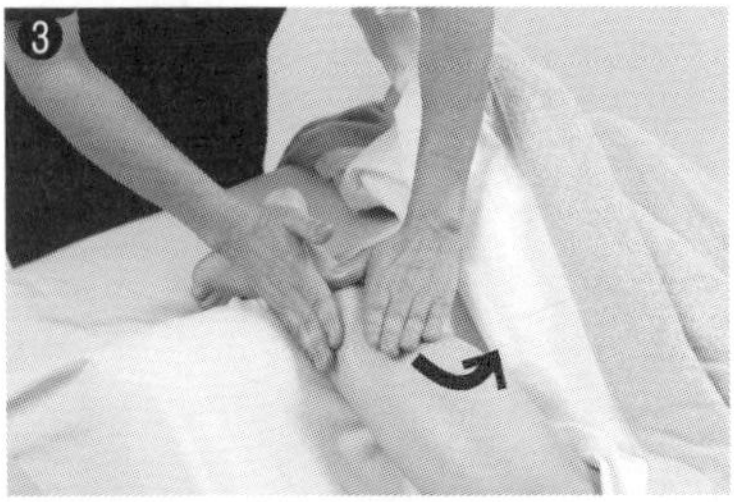

オオカミの手を意識して、手のひらは密着させる。

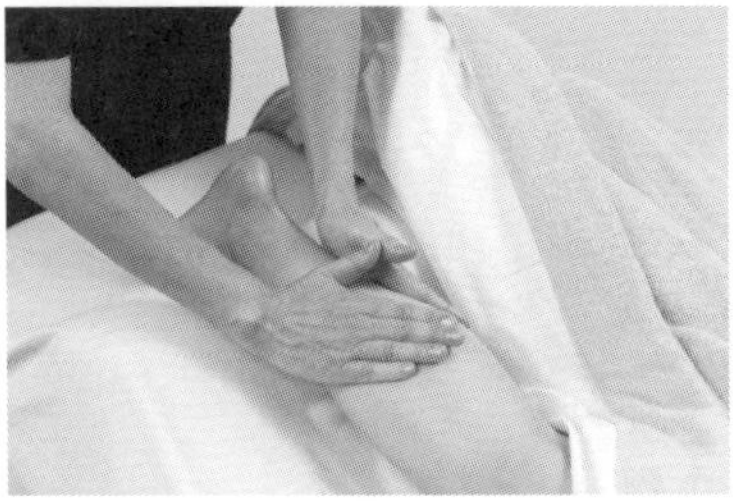

リンパ分水嶺を境にして、外側へ流す。

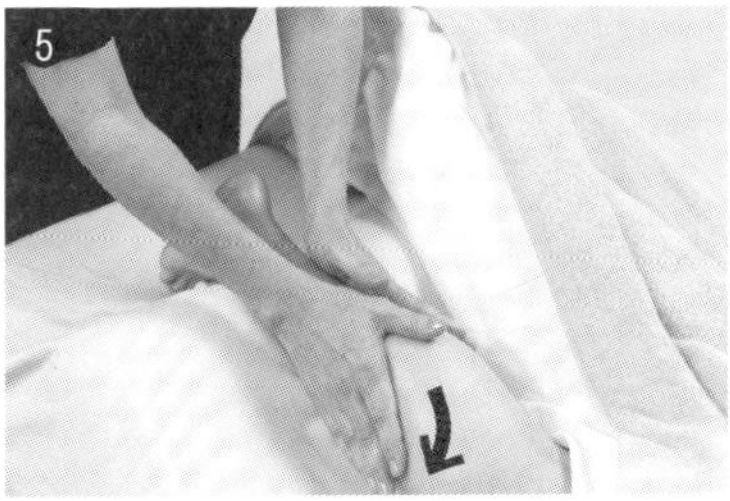

手は交互に動かして、水をすくうイメージで進む。

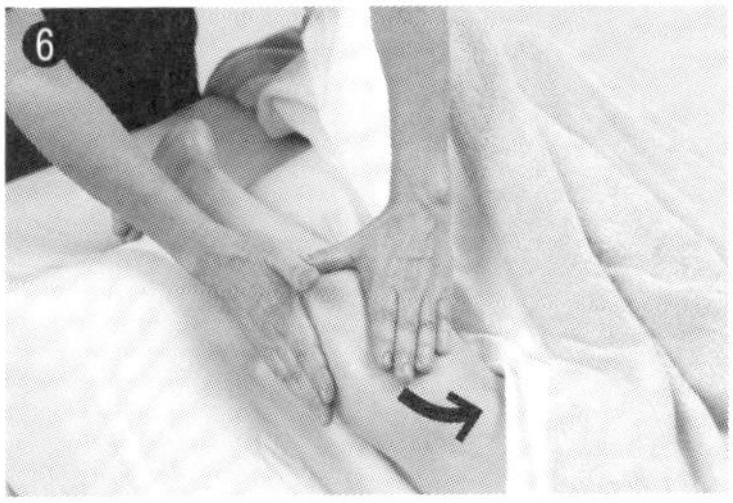

すべての圧は、ソフトに行う。

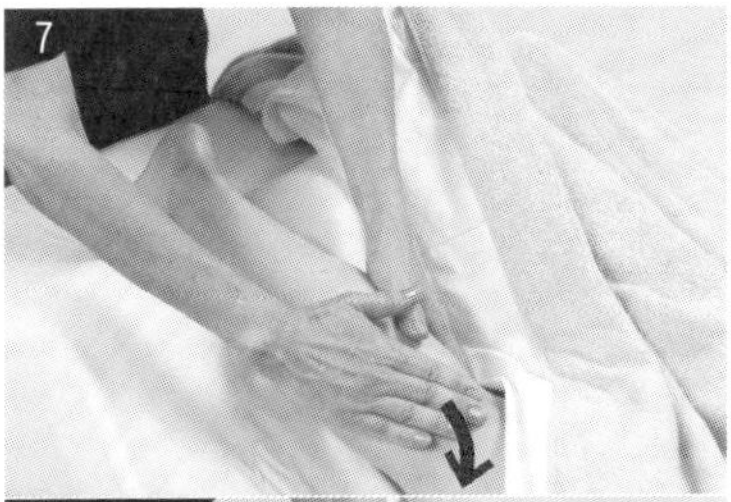

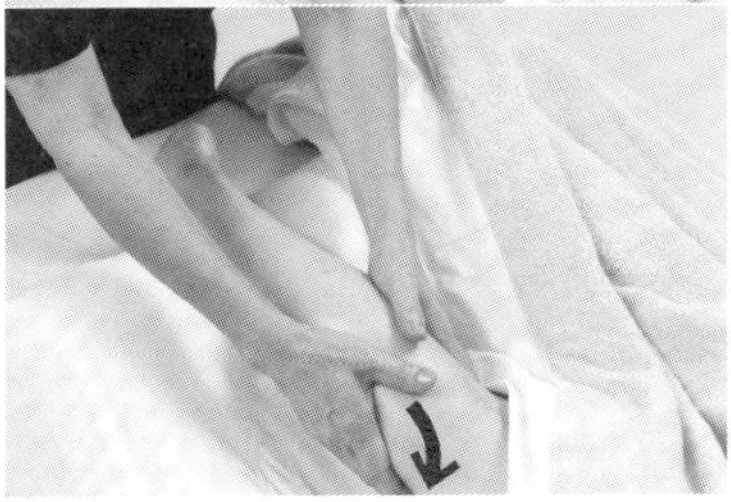

最低でも３回は繰り返し行うとよい。

腹部のマッサージ

腹部のマッサージでは、ガスが溜まっているポケット、滞っている便などを直接刺激します。

　大腸の緊張や筋スパズムをゆるめて、自律神経の副交感神経を優位にしてリラックスさせ、腸の蠕動運動もサポートします。これにより、免疫力アップ、肌荒れの改善、また精神面にもよい影響をもたらします。

　腹部のマッサージの多くは上級者向けの難しい内容ですが、ここでは初心者でもできる手技を選びました。

①エフルラージュ

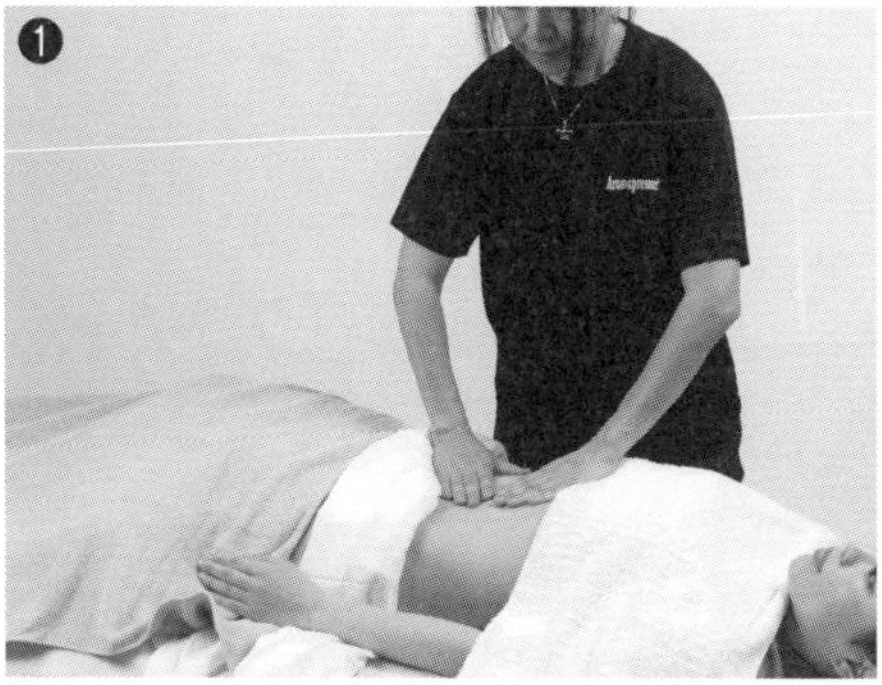

胸にタオルをおいて腹部を露出する。

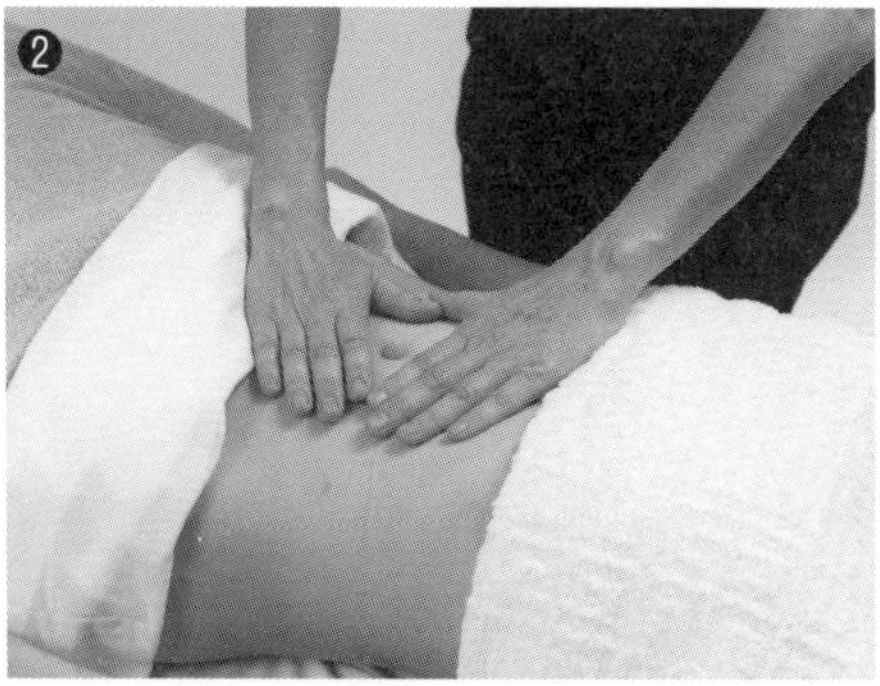

オイルを手にとり、ファーストコンタクト。ゆっくりと深呼吸をしてもらい、セラピストも呼吸を整える（10秒くらい）。

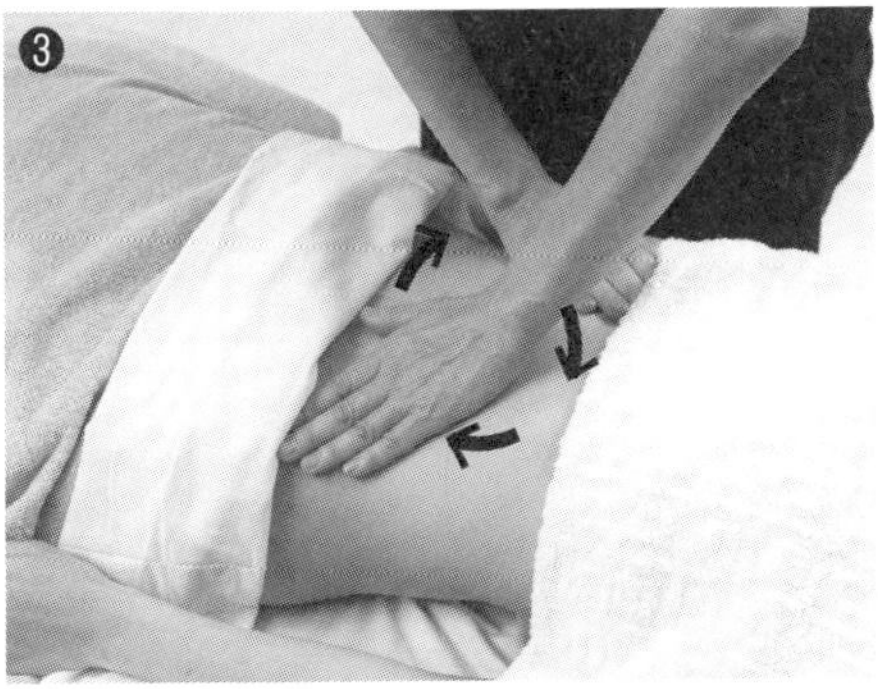

サークルエフルラージュでオイル塗布する。おへそを中心に手のひらで円を描きながら、右手は常にコンタクトして腹部に触れ、左手をジャンプさせる。

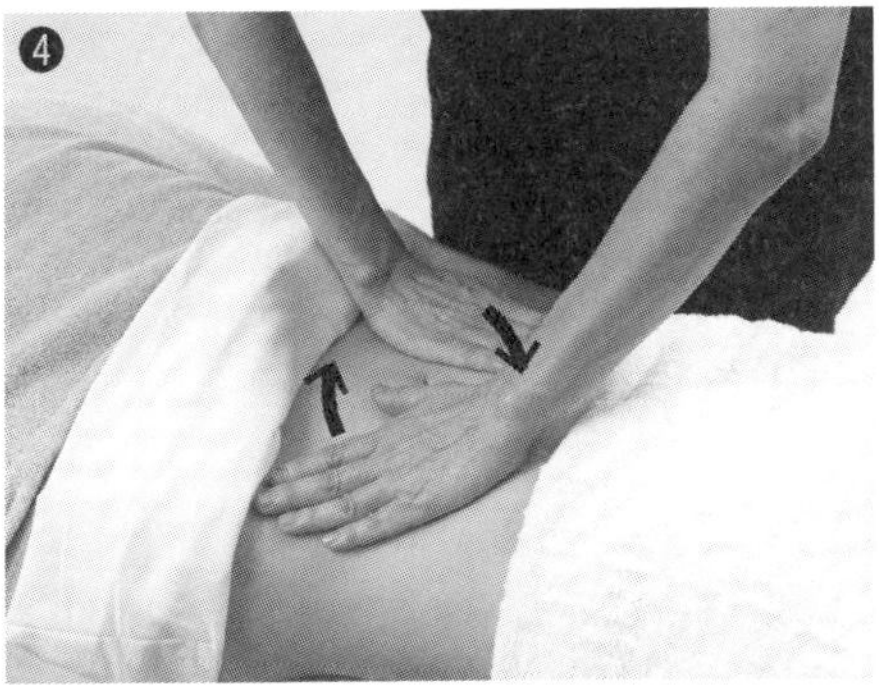

大腸の流れに沿うように行う。

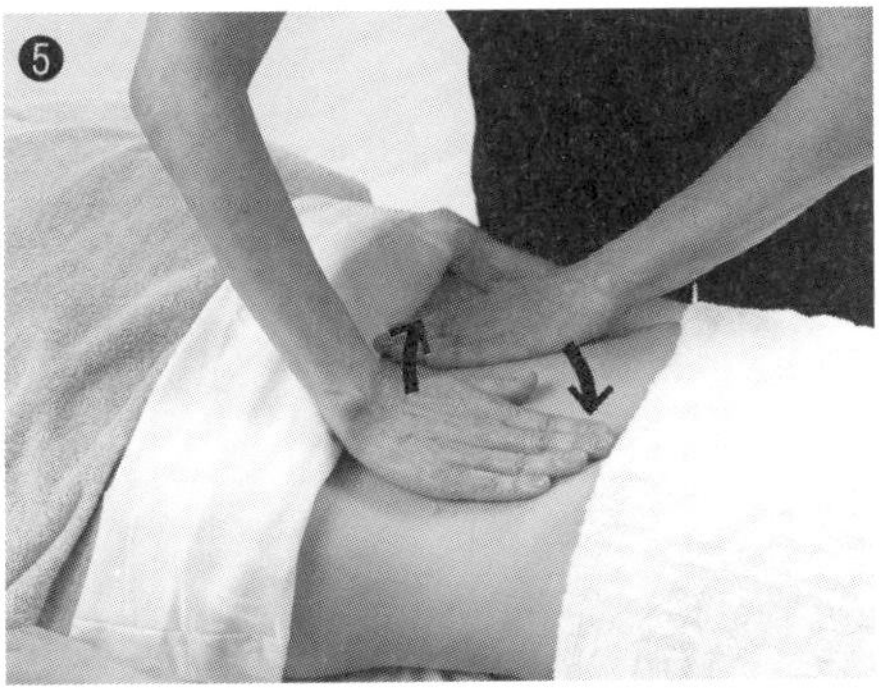

ソフトな圧で行う。

腹部のマッサージ

②大腸へのアプローチ

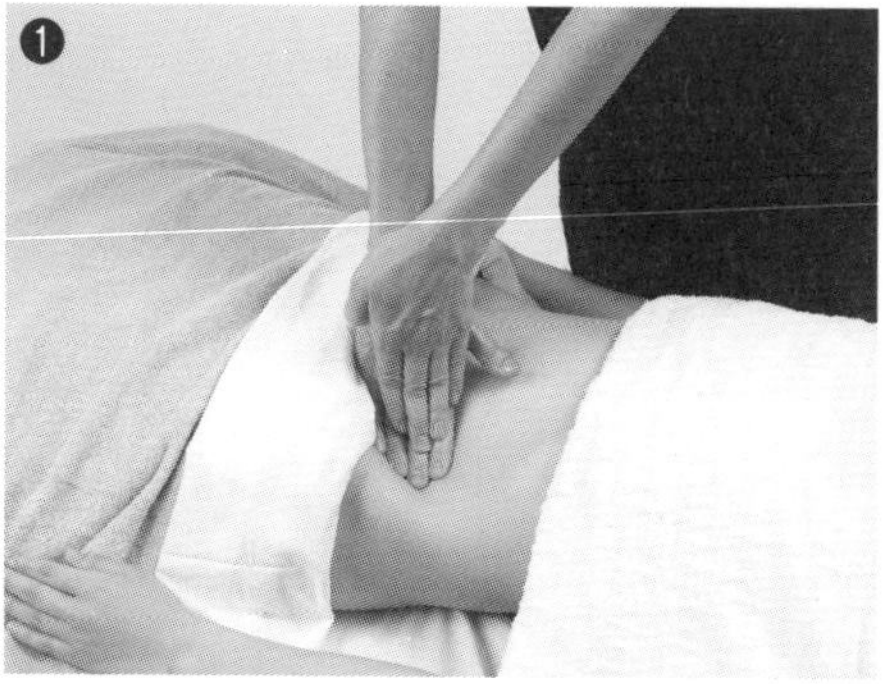

両手を重ねて大腸へアプローチ。1か所目は下行結腸。まず出口を刺激して流れやすくなるように準備する。ここではソフトな圧を入れ、小さな「J」の字を描くように手を動かす。

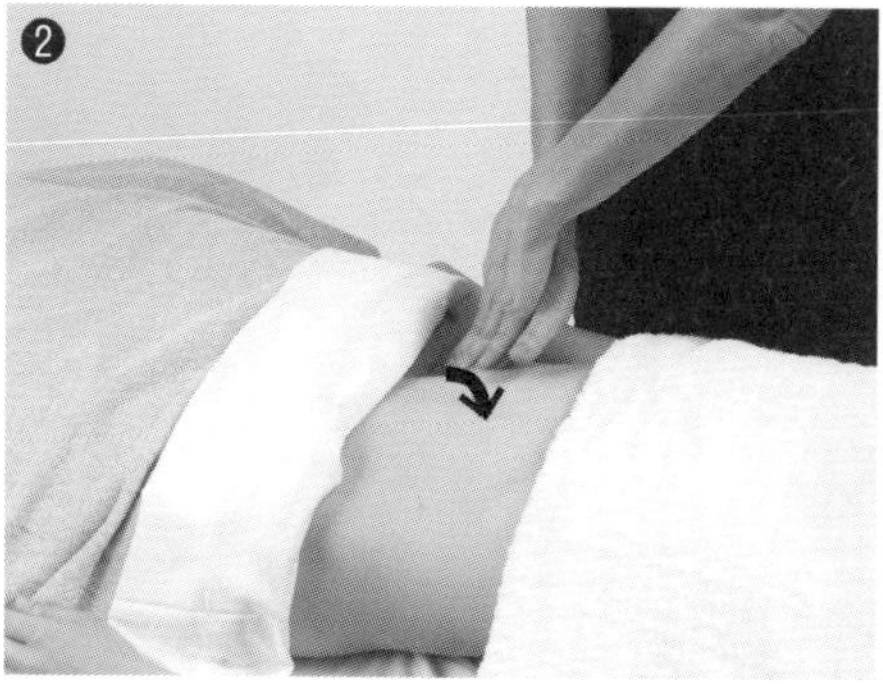

回盲弁のポイントにソフトな圧をかける。

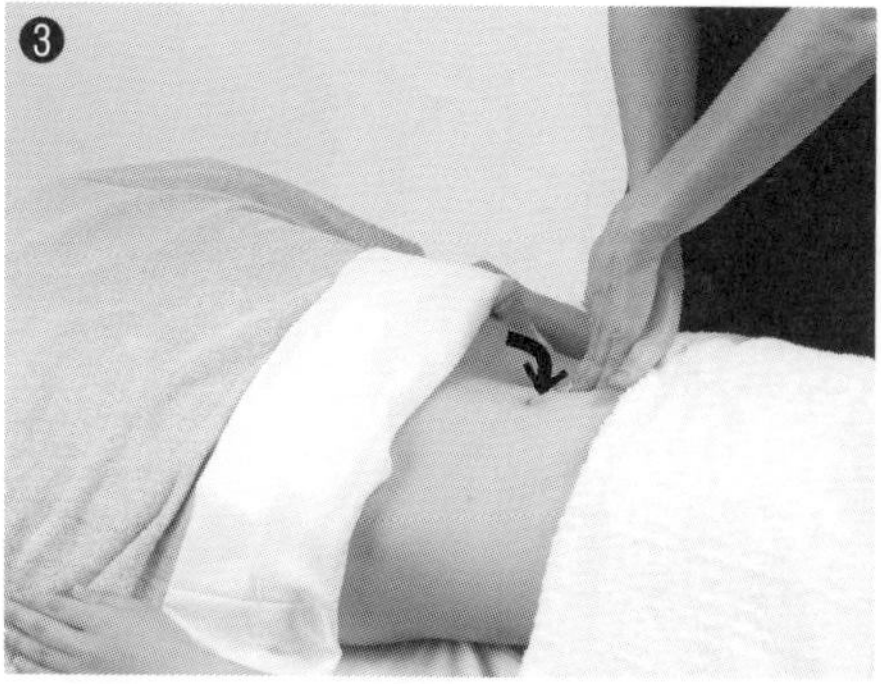

上行結腸にソフトな圧をかける。

◎**腹部の圧のかけ方はごくソフトに。強くならないよう、充分に気をつけましょう。**

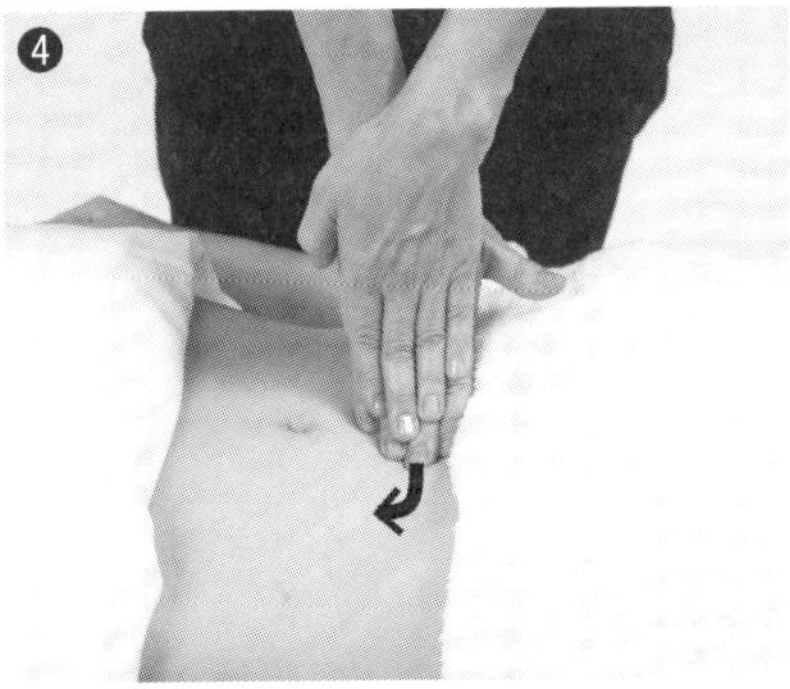

横行結腸にソフトな圧をかける。

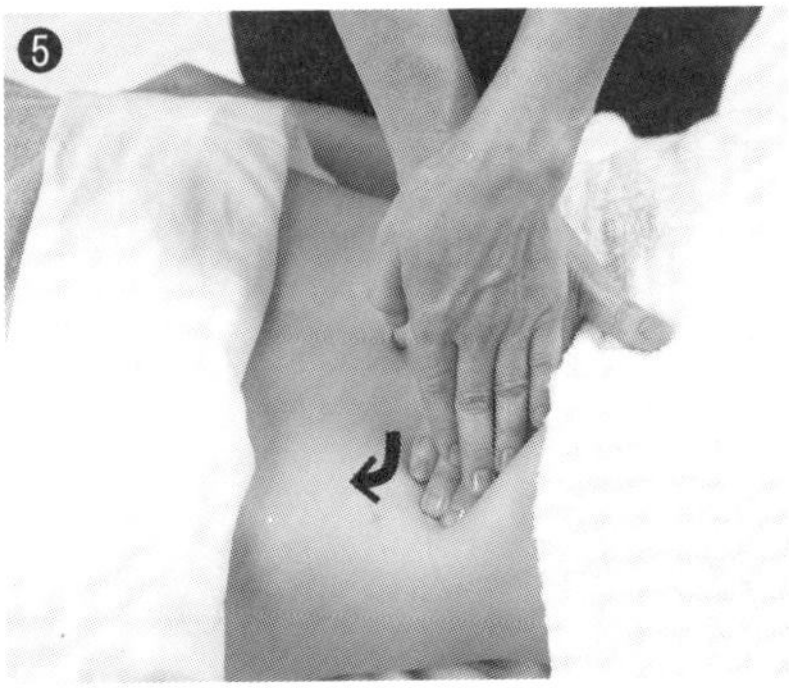

脾臓のコーナーにソフトな圧をかける。

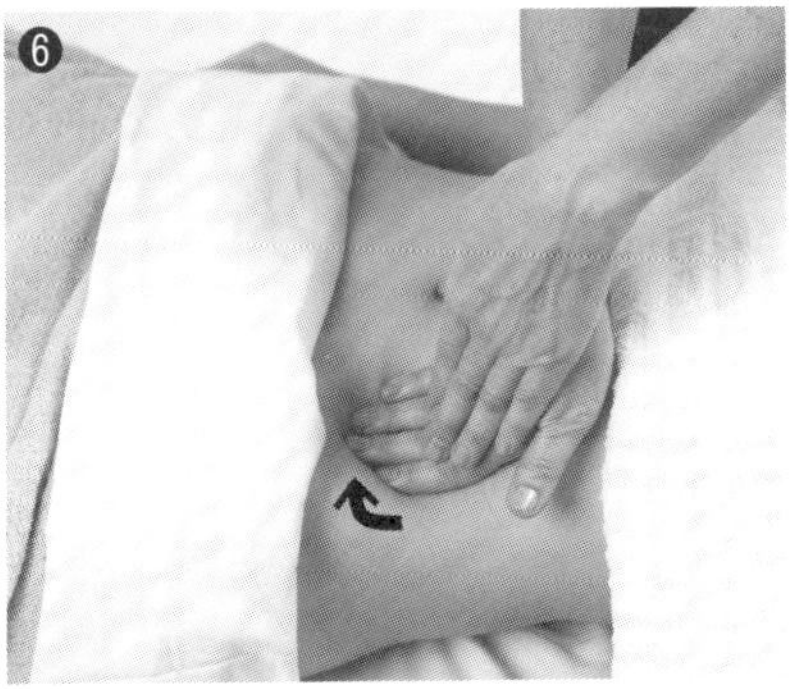

下行結腸にソフトな圧をかける。

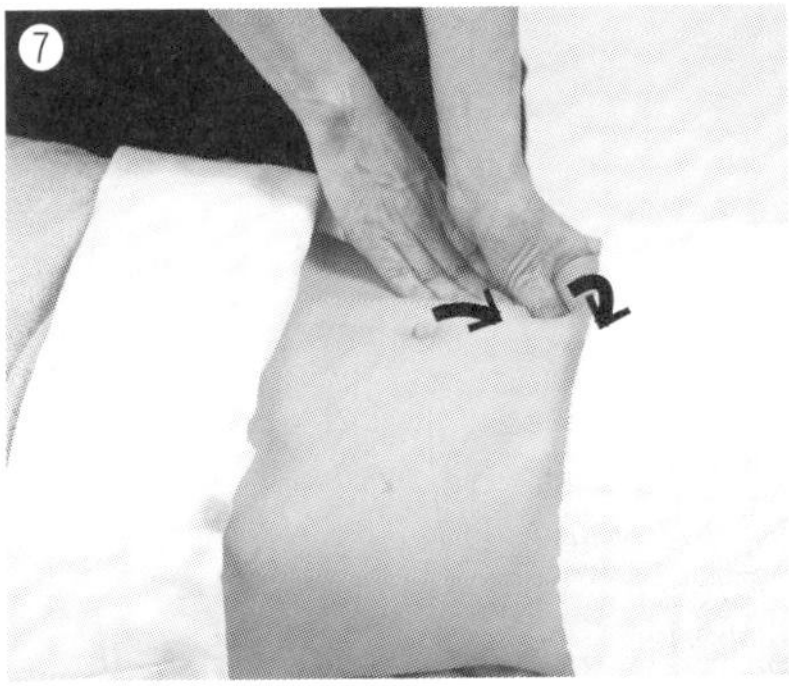

ヘパティックコーナーチェック。大腸の曲がり角（コーナー）は、ガスなどが溜まりやすいところなので、最後に戻って確認してもよい。

◎最後に、もう一度、サークルエフルラージュ（225ページ）をしてフィニッシュです。

全身の筋肉図

【筋肉系（前面）】

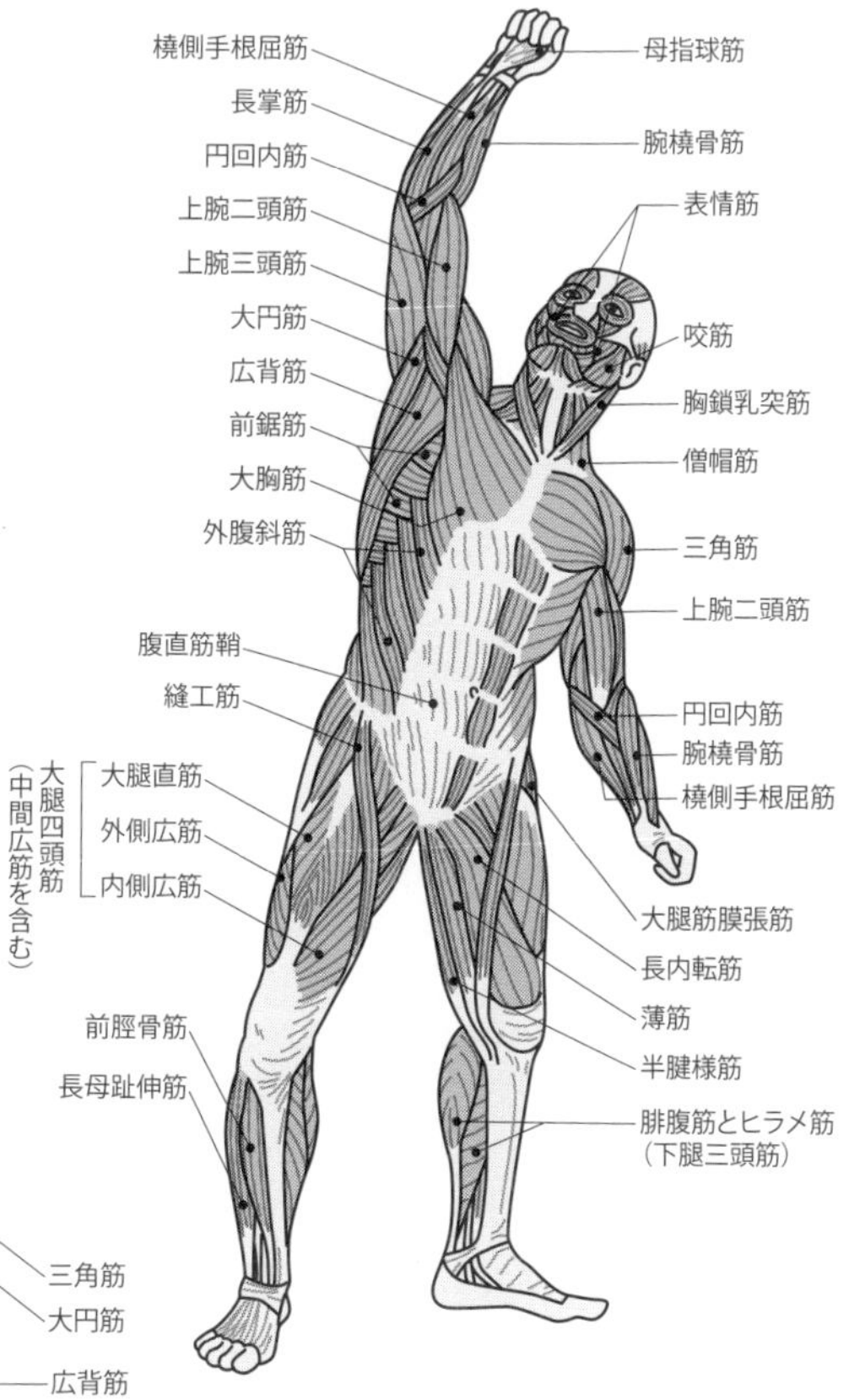
橈側手根屈筋
長掌筋
円回内筋
上腕二頭筋
上腕三頭筋
大円筋
広背筋
前鋸筋
大胸筋
外腹斜筋
腹直筋鞘
縫工筋
大腿四頭筋（中間広筋を含む）
大腿直筋
外側広筋
内側広筋
前脛骨筋
長母趾伸筋
母指球筋
腕橈骨筋
表情筋
咬筋
胸鎖乳突筋
僧帽筋
三角筋
上腕二頭筋
円回内筋
腕橈骨筋
橈側手根屈筋
大腿筋膜張筋
長内転筋
薄筋
半腱様筋
腓腹筋とヒラメ筋
（下腿三頭筋）

【筋肉系（背面）】

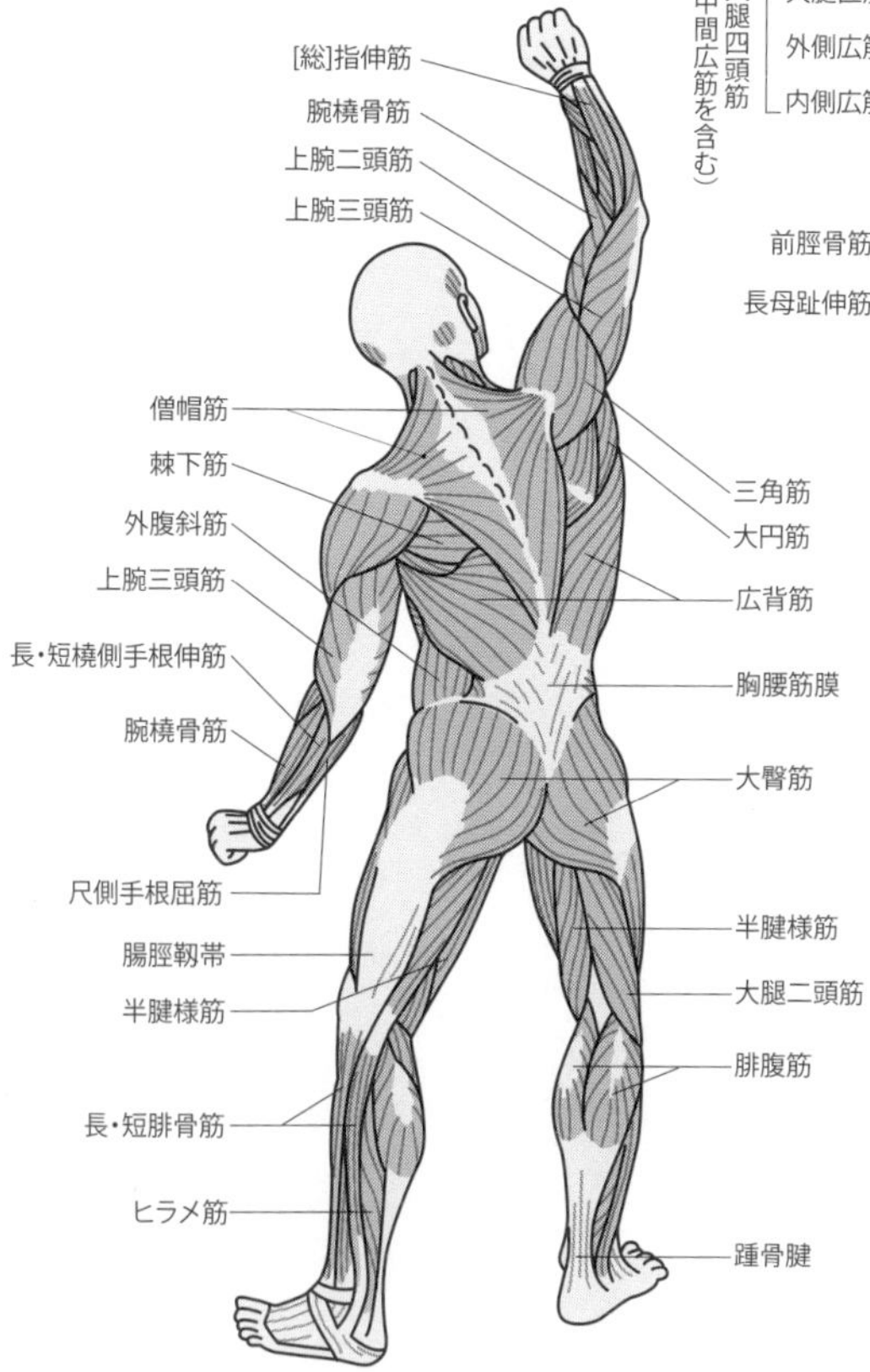
[総]指伸筋
腕橈骨筋
上腕二頭筋
上腕三頭筋
僧帽筋
棘下筋
外腹斜筋
上腕三頭筋
長・短橈側手根伸筋
腕橈骨筋
尺側手根屈筋
腸脛靭帯
半腱様筋
長・短腓骨筋
ヒラメ筋
三角筋
大円筋
広背筋
胸腰筋膜
大臀筋
半腱様筋
大腿二頭筋
腓腹筋
踵骨腱

全身の骨格図

【骨格系（前面）】

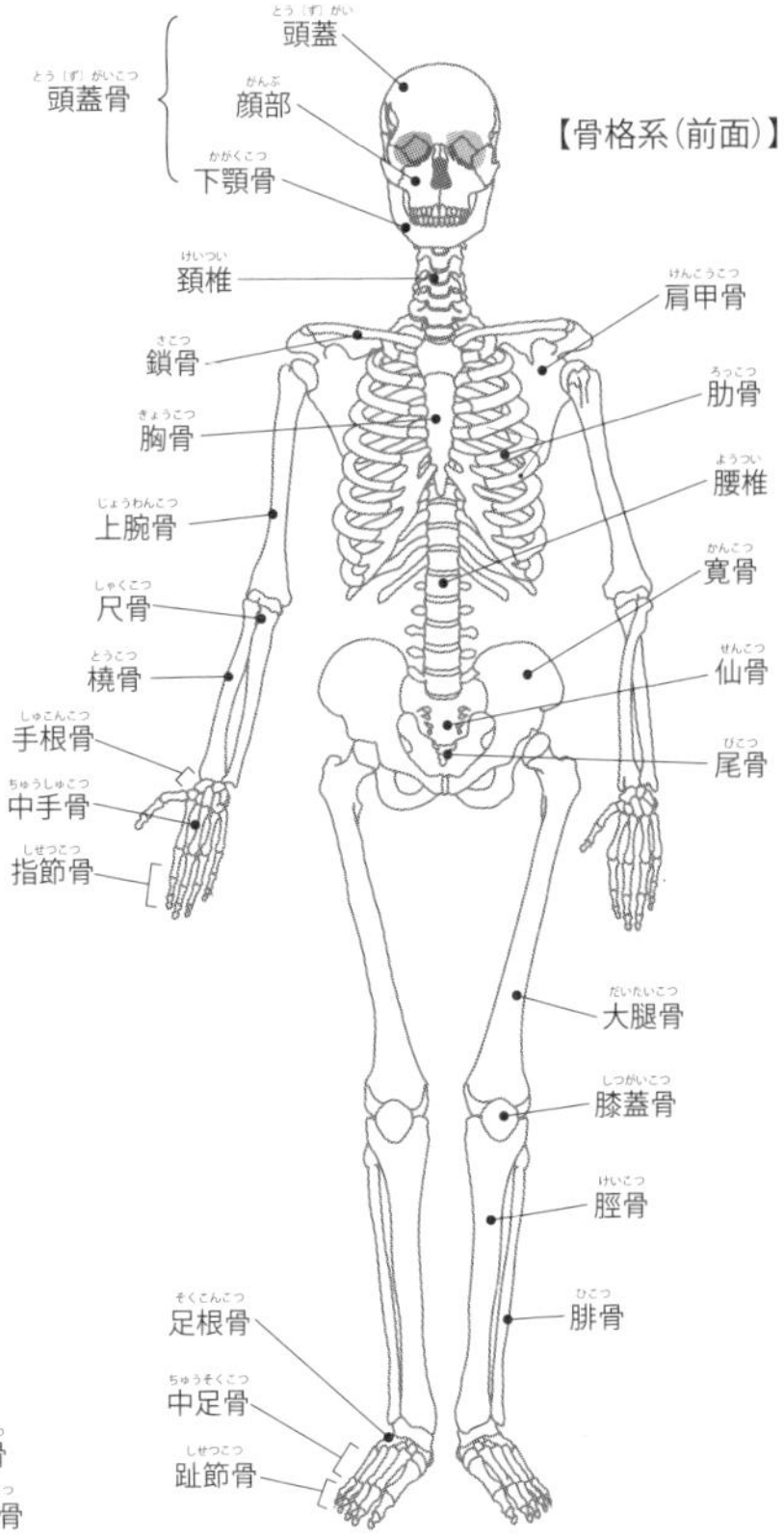

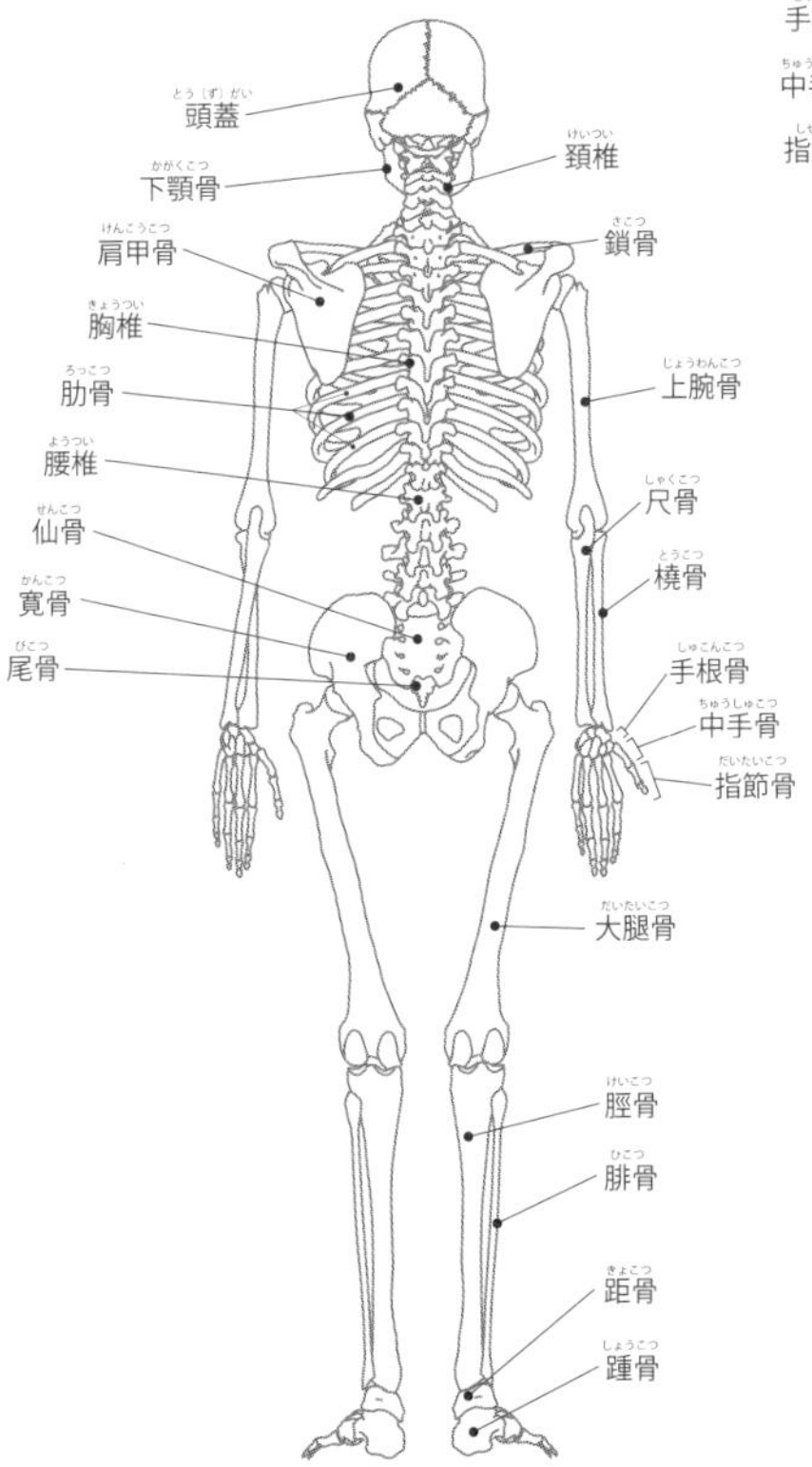

【骨格系（背面）】

アロマプレッシャーのスペシャルトレーニング

多くの人はそれぞれの筋肉群にインバランス（不均衡またはアンバランス）を生じていて、完全にコーディネイト（調和）していると感じることはめったにないといえます。車なら車検で古くなった部品を交換することができますが、人体ではそう簡単に入れ替えることができません。高価な服装にお金を費やしても、体のインバランスやむくみは、解消できません。私たちの体は、定期的にメンテナンスすることが必要なのです。

本書でお伝えしているように、フィジオセラピーは「トータルでケアするセラピー」です。エクササイズやストレッチすることは、よいとわかっていても、やる気が起こらなかったり、痛みがあったり、心的ストレスがかかったりしてイライラする人も多いのです。そうならないよう、楽しみながら正しいやり方でできるのは、やはり、トレーナーやセラピストと一緒に行う方法です。

ここでご紹介するのは、マッサージセラピーと合わせて行えるセッションです。アロマプレッシャーのスクールで教えているものの中から、比較的難しくなく、セラピストが安全にできるものを一部紹介します。体のメンテナンス（ケア）は、心や精神に密接につながっていることをいつも忘れないで、クライアントのケアに臨んでください。

マッスルバランス　Muscle Balance™

「マッスルバランス」は抵抗運動を伴う全身セッションです。筋肉本来の働きや力を目覚めさせ、脳へ再認識させ、全身のバランスを整えます。

アイソメトリックコントラクション（等尺性収縮）と、わずかな関節角度の変化を伴うアイソトニックコントラクション（等張性収縮）の両方で行うことができます。どちらで行うかは、セラピストが状況により判断します。

マッスルバランス・エクササイズは、高齢者や寝たきりの状態のクライアントケア、スパ施設のトレーニングセラピーなどで行うことができます。

ここでは、わずかな関節角度の変化を伴うアイソトニックコントラクション（等張性収縮）でのやり方を紹介します。

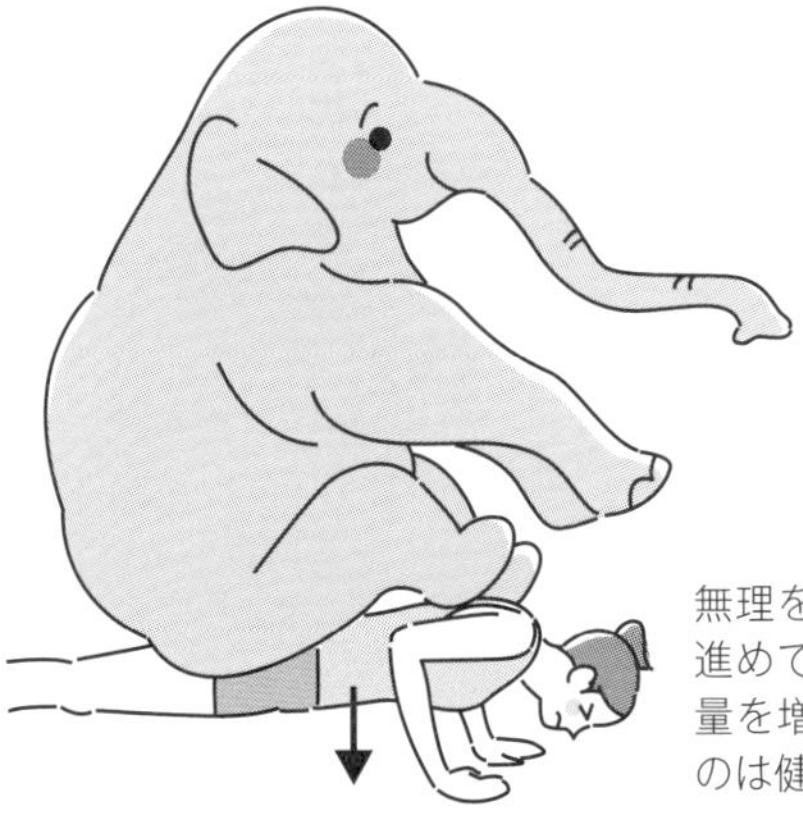

無理をしないで段階的に進めていくこと。筋肉の量を増やし、質を高めるのは健康への近道。

マッスルバランス①

ターゲットマッスル

上腕二頭筋　Biceps

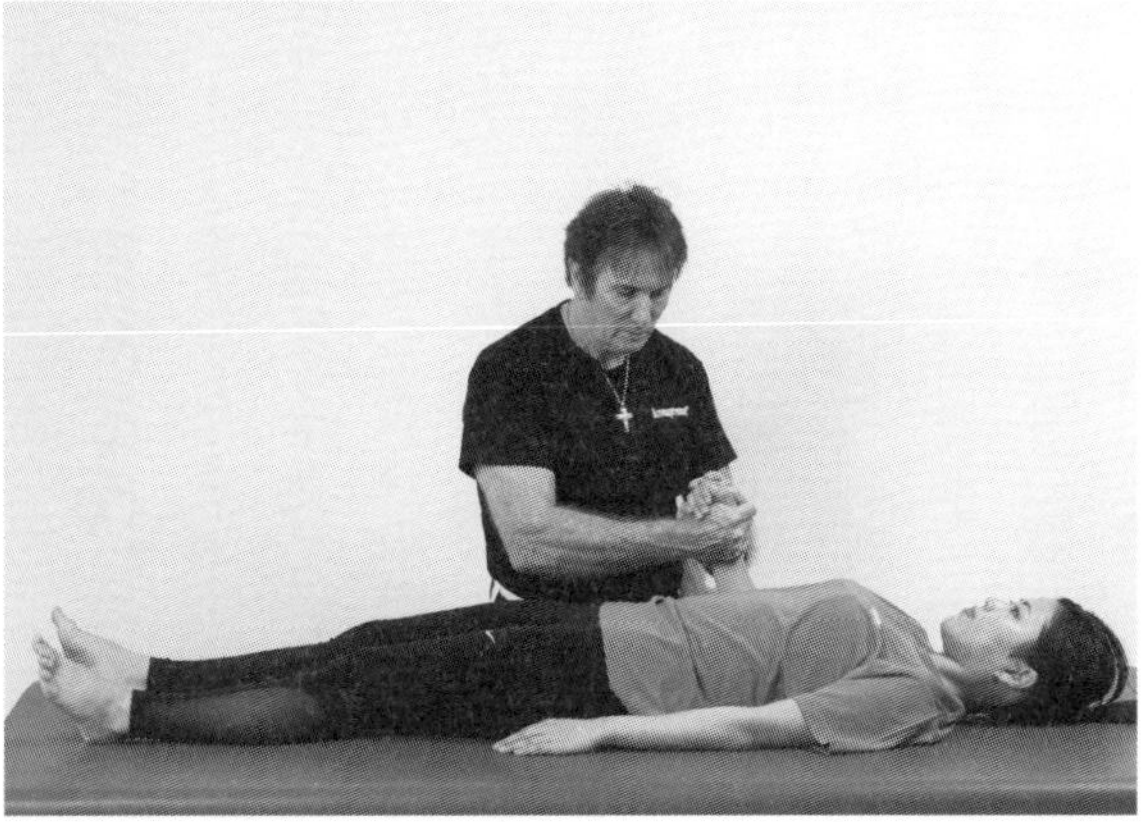

手首をねじらないニュートラルな手の角度（中間位）でスタートします。セラピストの抵抗に逆らうように、腕（前腕）を肩方向へ力を入れる（バイオメカニクスでは、やや回外）。これを上腕三頭筋で行う場合は、腕は逆の動きで、ベッドへ向かって降ろします（やや回内）。

マッスルバランス②

ターゲットマッスル 内転筋群 Adductors muscle group

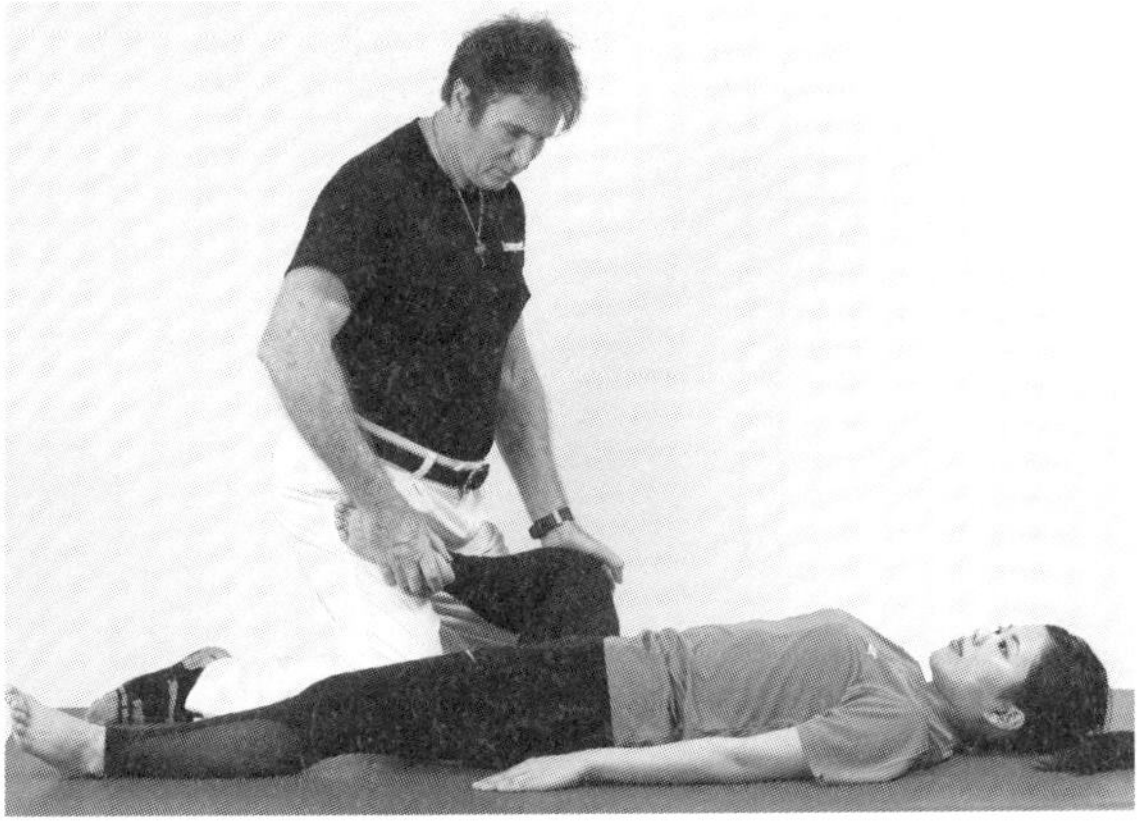

スタートポジションは、膝を曲げて本を開くように脚を開く（オープン・ブック）。セラピストは、膝と足首の関節を支えて抵抗をかけ、脚を元に戻すように（本を閉じるように）力を入れてもらう（クローズ・ブック）。

マッスルバランス③

ターゲットマッスル 外転筋群 Abductors muscle group

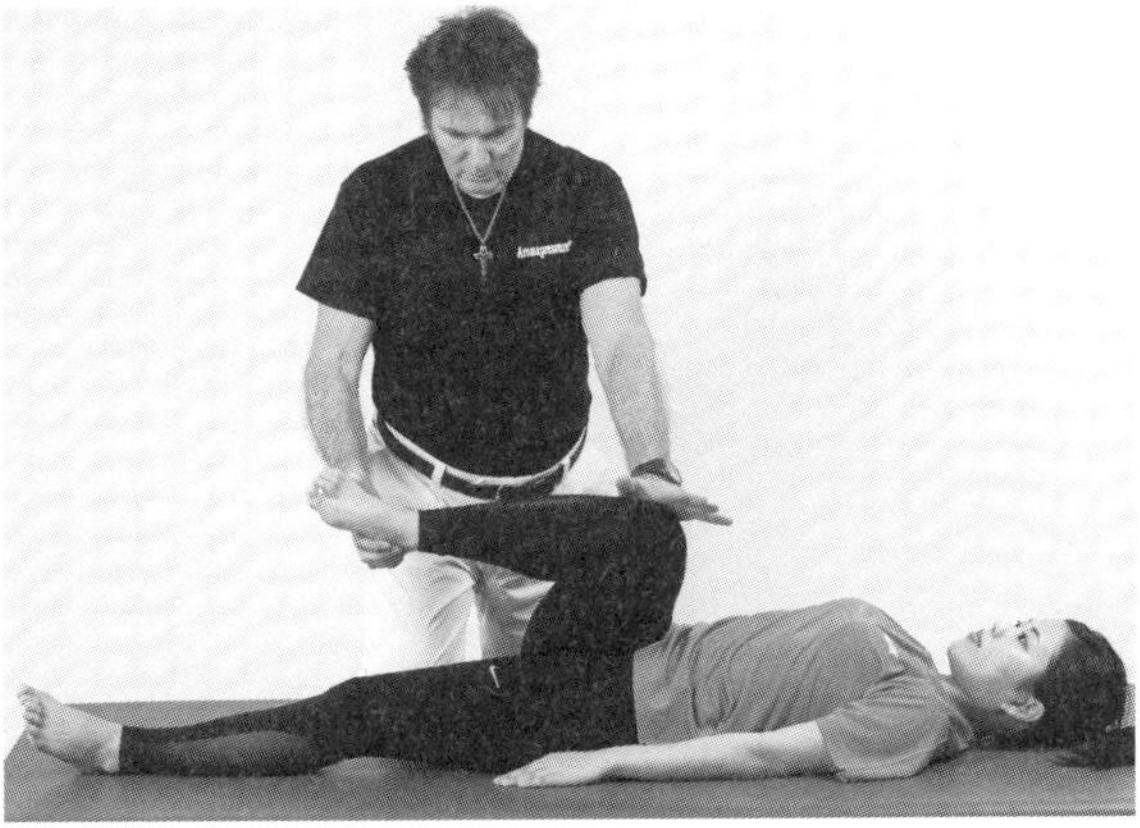

股関節を屈曲した状態でスタート。足首と膝の関節を支えて、脚を開くように力を入れてもらう（オープン・ブック）。セラピストは、外旋と外転に係る圧に対してクローズ・ブックの方向へ抵抗をかける。

ジョイントムーブメント　Joint-movement

まずセラピストは、236頁でご紹介するジョイントムーブメントによって、関節の動きの程度と状態を確認します。関節には、可動域が大きいハイパーモビリティ（過可動性）、または可動域が小さいハイポモビリティ（低可動性）、があります。

手足を関節の可動域の限界（最終域）まで動かして、セラピストは「エンドフィール end feel の感覚」を確かめます。エンドフィールには、①かたい（骨と骨）②柔らかい（軟部組織が動きを妨げる）③弾力性がある（靱帯のような線維組織による制限）があり、セラピストの手は、その感覚を検出しようとします。

受動的な動きの状態の確認には、主に非収縮性組織の状態に焦点を当てています。それには、伸張反射を避けるために慎重に行う必要があります。ROM（関節可動域）が正常で、痛みがなく進められれば問題はありません。痛み、けいれん、または異常な制限が存在する場合は、それが筋肉病変、関節炎、変形性関節症、滑液包炎、関節包炎、腫瘍などによって引き起こされているかどうかを判断するために、さらに検査を行う必要があります。

優れたプロフェッショナルなマッサージセラピストは、セッションにジョイントムーブメントを含める必要性があります。問題が筋肉によるものなのか、関節によるものなのかを確認し、どのようなマッサージを適用すべきかを判断するためです。

ジョイントムーブメントの技術は、精神的なリラックスをもたらすだけでなく、体に対して、非常にテラピューティックな変化をもたらします。

それはまた関節の血液とリンパの循環、また関節包の滑液（関節液）の分泌を促進します。

NOTE

セッション中は、クライアントの体の反応と目からのフィードバックを確認しながら行うこと。

ジョイントムーブメント①
Joint-movement

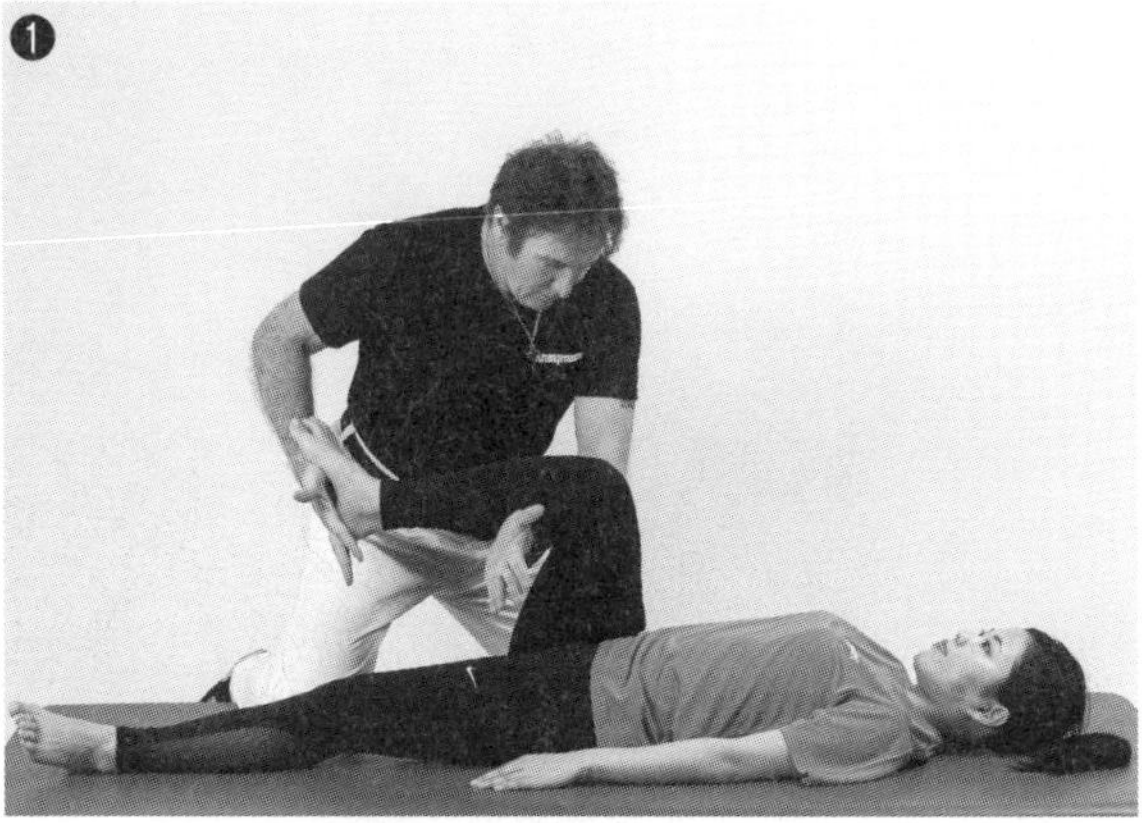

足首を支えて、膝関節を約 90 度に曲げる。

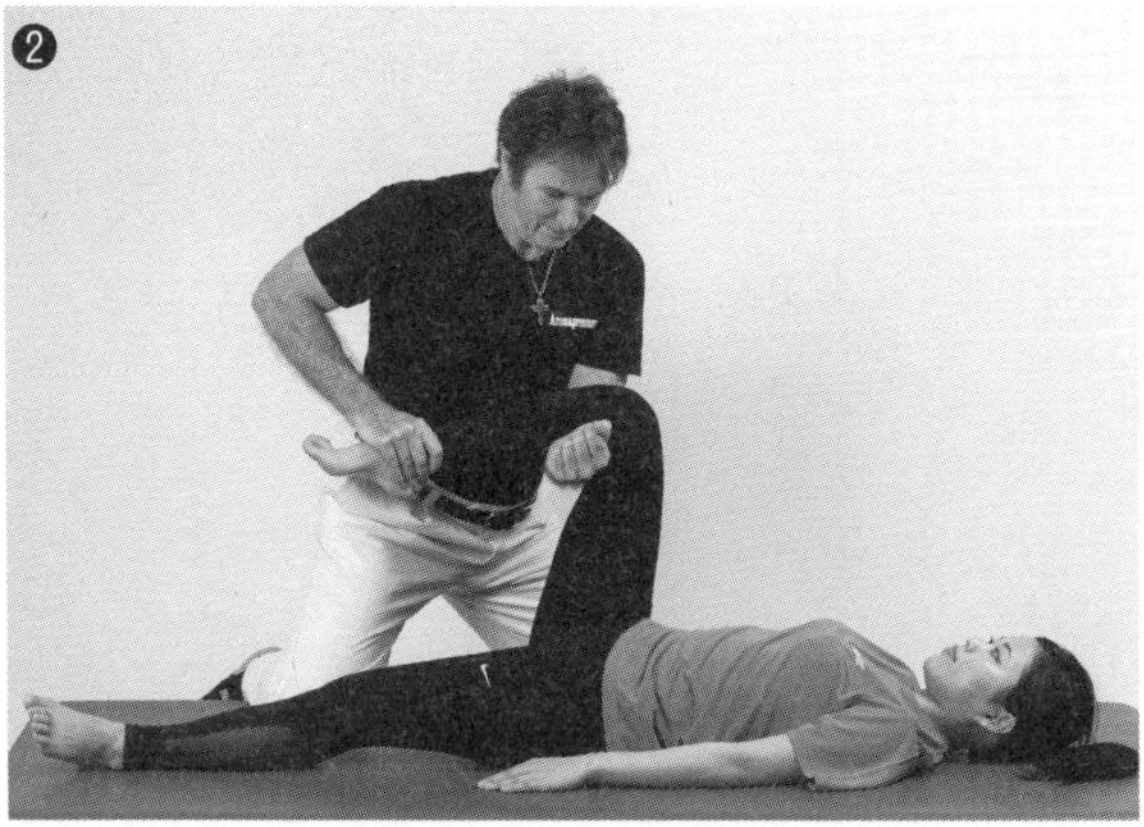

足を持ち上げ、その状態で 5 回揺さぶる。股関節への圧迫が軽減される。

❸

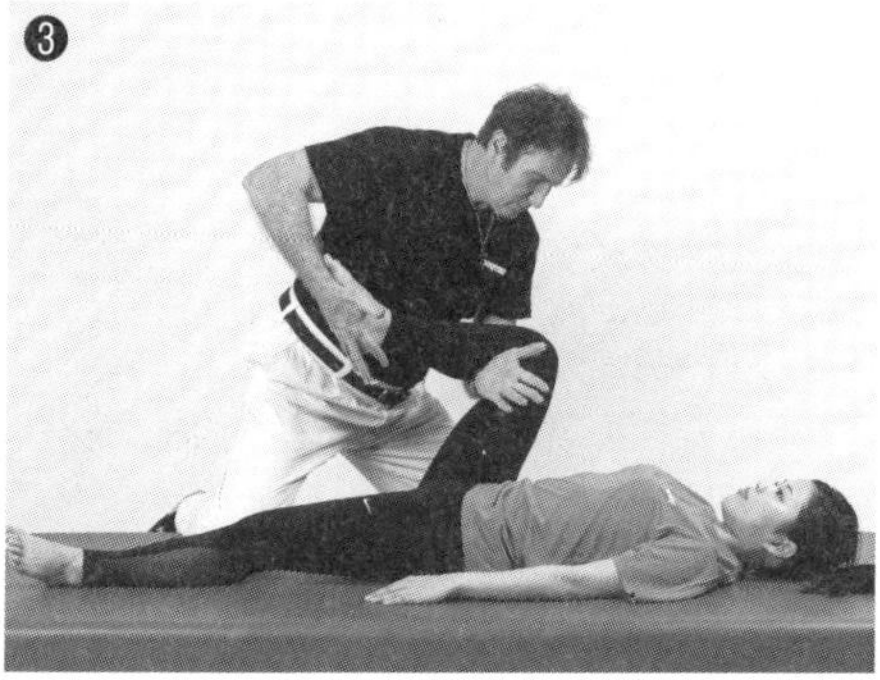

膝を胸に近づけるようにして、股関節を屈曲する。

❹

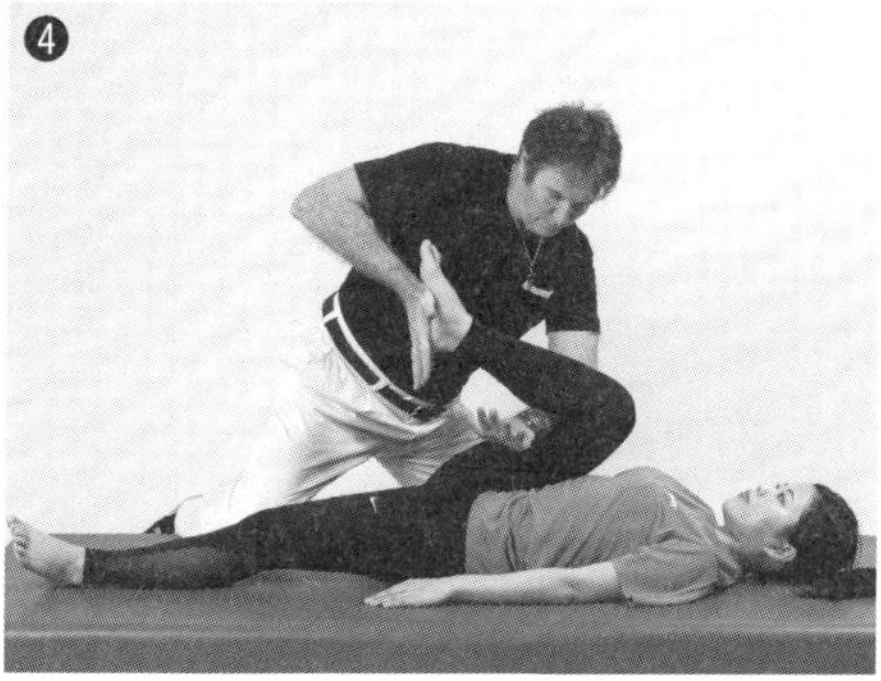

曲げられなくなるところ、股関節の最大可動域まで慎重にプッシュする。

❺

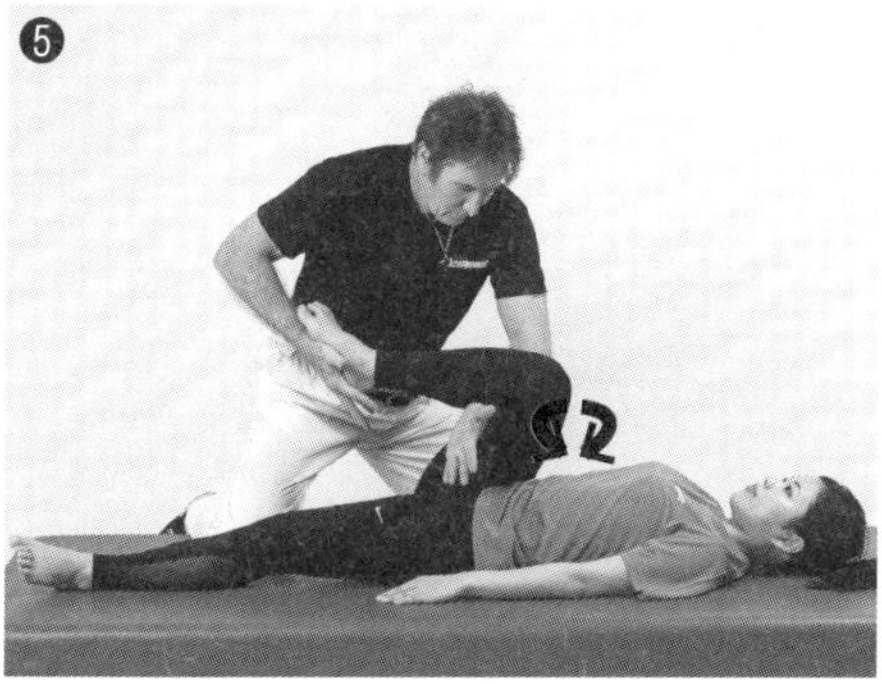

股関節を回転させて外旋と内旋を行う。

ジョイントムーブメント②
オープンブックとクローズブック
Open the book and Close the book

◎ 236・237 ページのジョイントムーブメントに続けて行います。
◎無理に押さず、ゆっくり行いましょう。

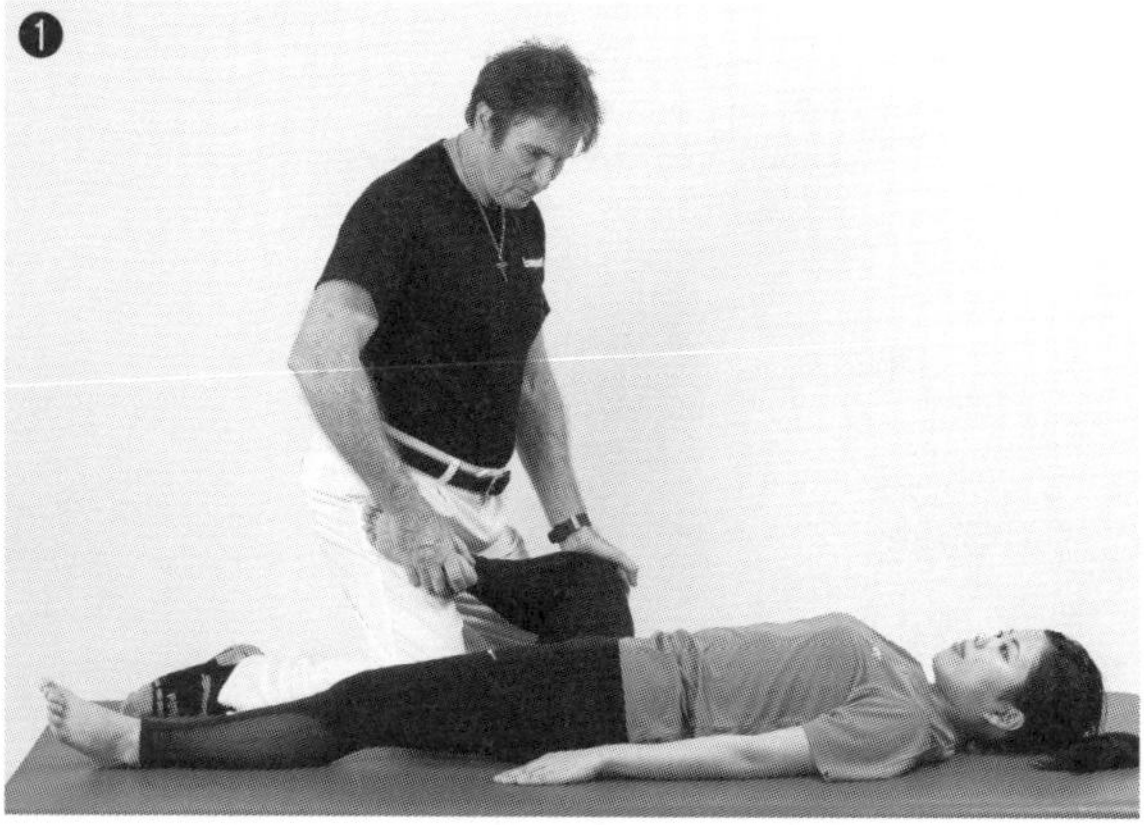

股関節の外転を行う。続けて開くイメージで外旋を行う（オープンブック）。

❷

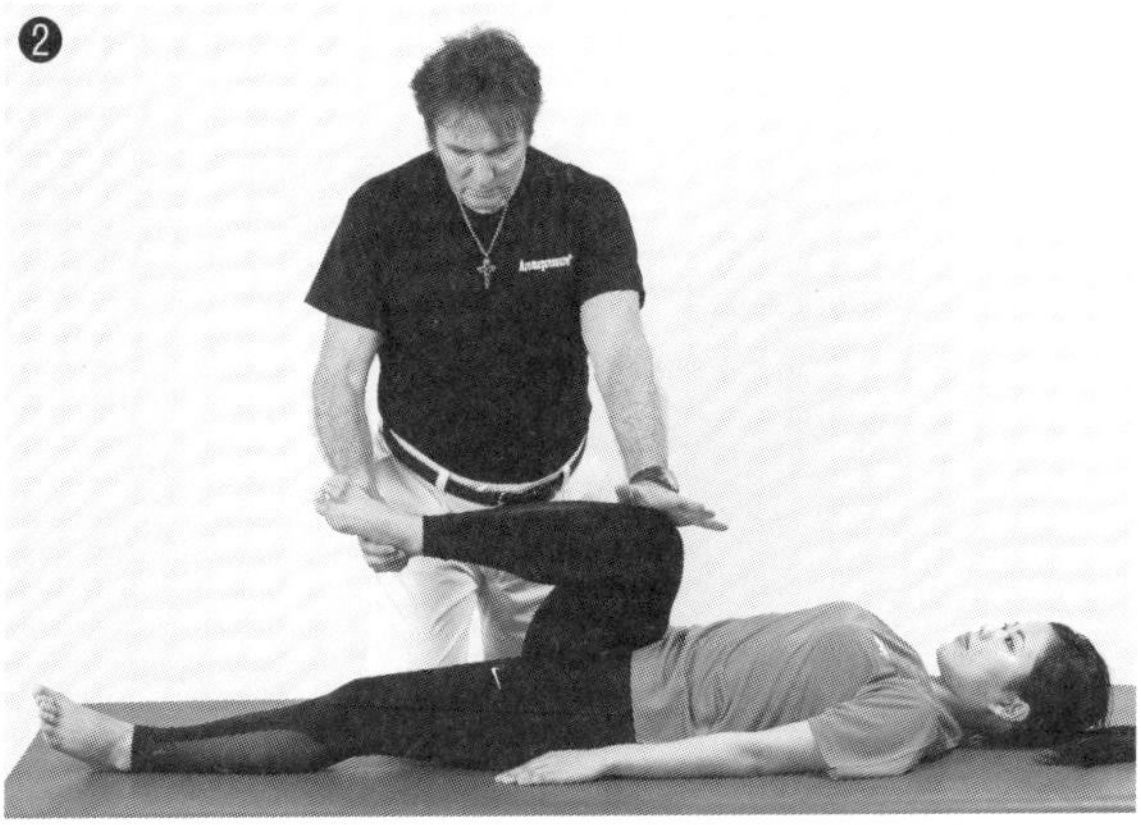

膝を正中線より逆側へ押すイメージで、股関節の内転を行う。続けて、内側に回転させて内旋を行う（クローズブック）。ゆっくり足を戻して逆側も行う。

ボディアライメント

Body alignment

236～239ページのジョイントムーブメントに続けて行うことができます。

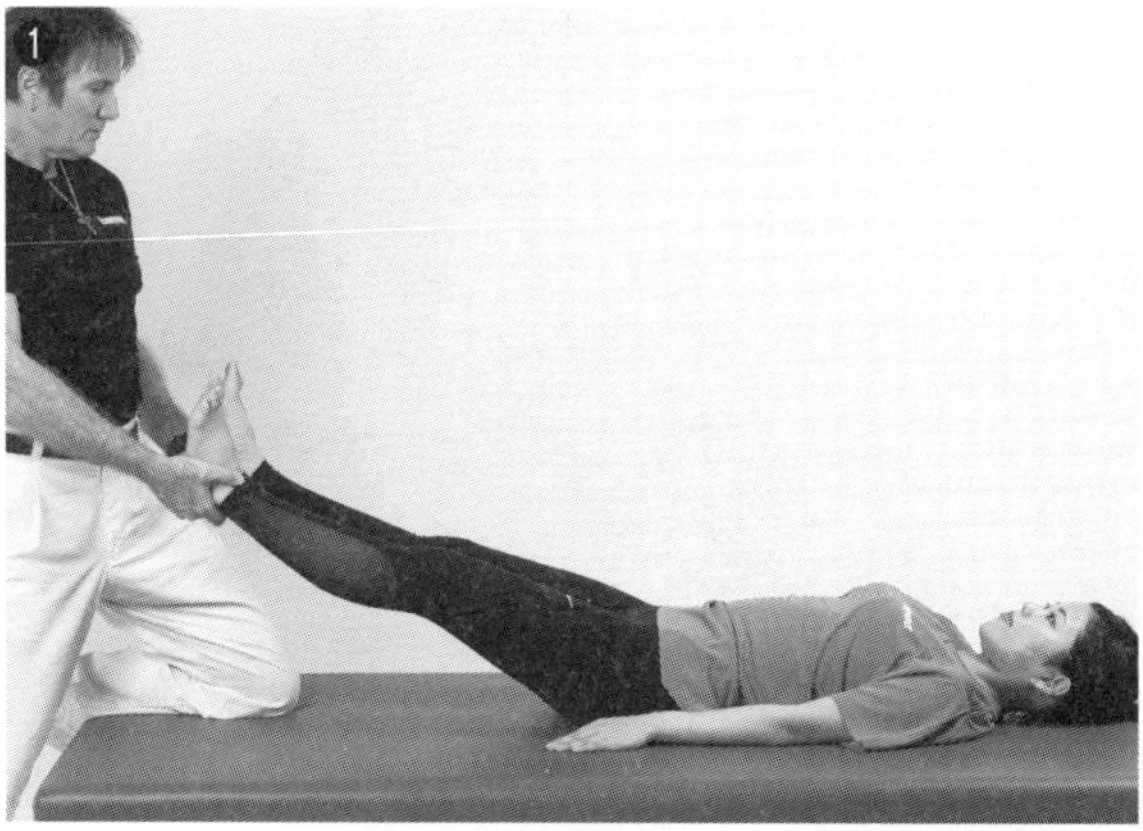

クライアントには、深呼吸をして体の力を抜いてもらうように声をかける。足首を持って持ち上げ、左右の足の長さをチェックする。

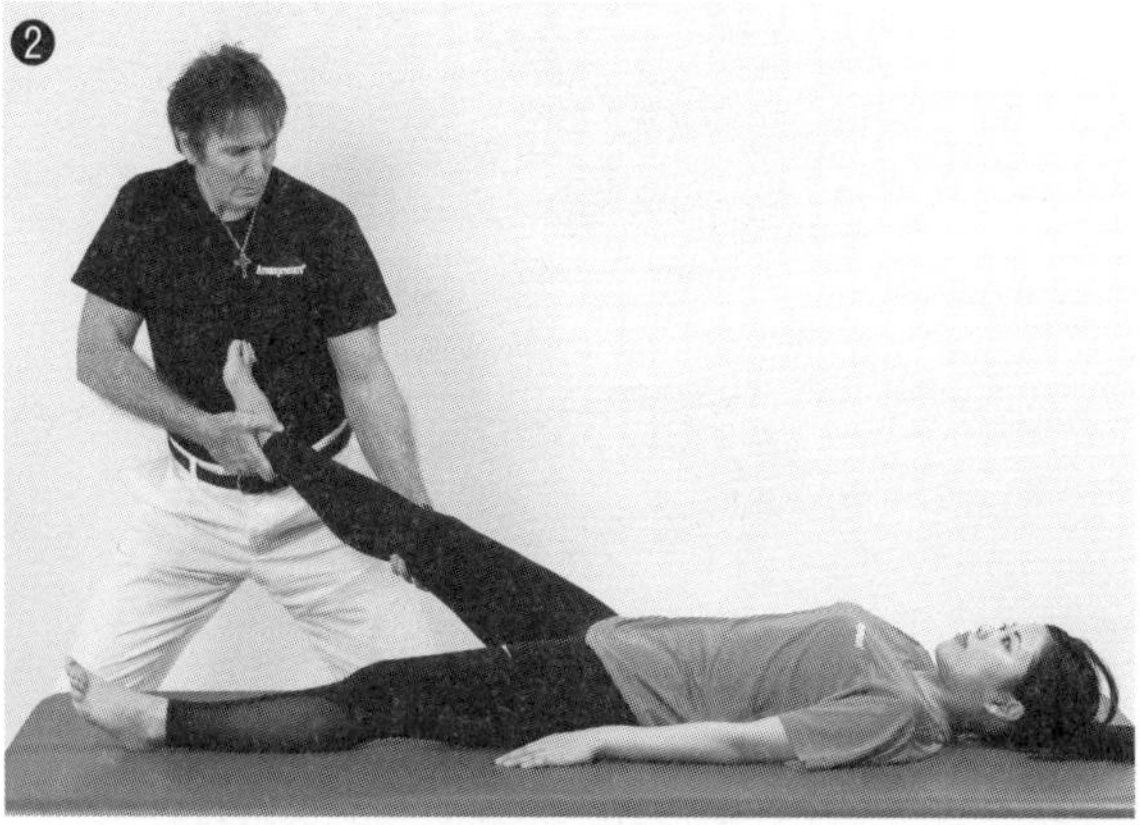

足首と膝関節を持ち、脚と股関節をストレッチする。膝関節を持つ手の位置は、関節よりやや上（骨盤寄り）、ハムストリングスに置く。

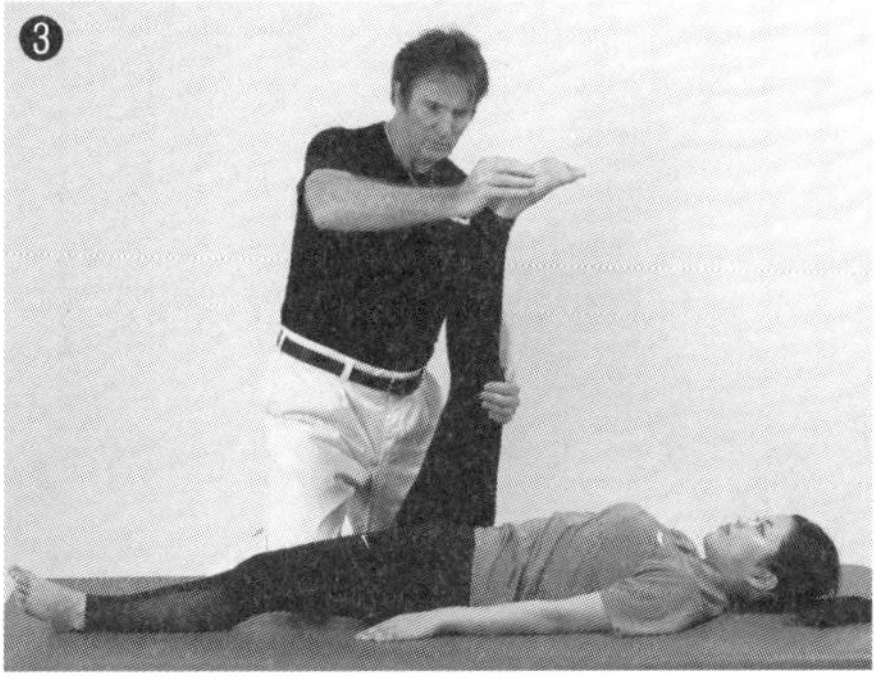

クライアントには、リラックスした呼吸をしてもらいながら、ゆっくりと足を上げる。一方の手で膝を支えることで、しっかりとストレッチすることができる。主にハムストリングス（太ももの後ろ側）と大臀筋などの股関節伸筋と、ふくらはぎのストレッチになる。

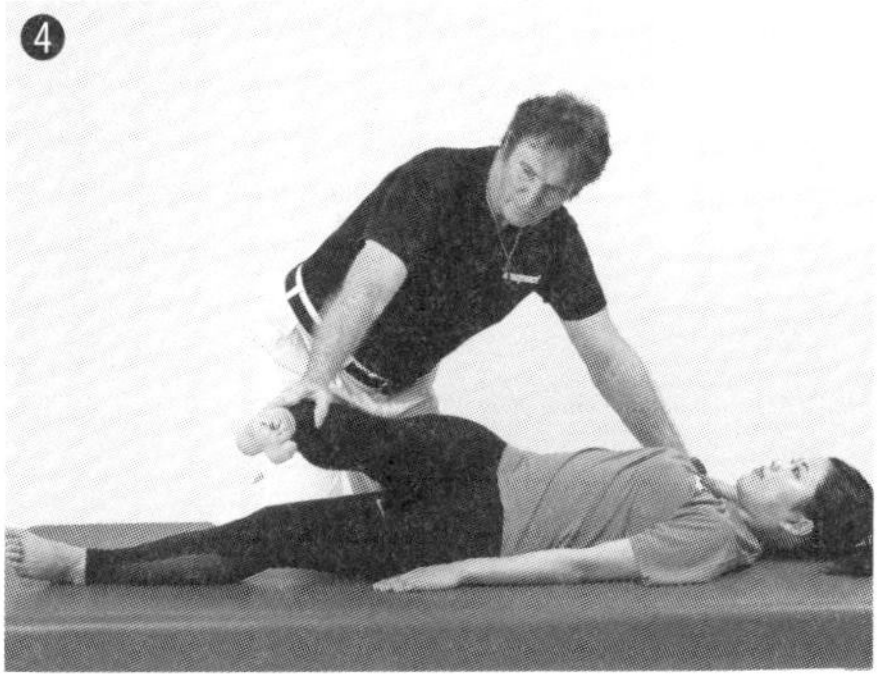

セラピストはクライアントの肩が上がらないように肩関節を手のひらで押さえながら行う。反動はつけずに、脚を逆側へゆっくり押すようにしながら、主に体側（腰から腋窩にかけて、広背筋など）をストレッチする。

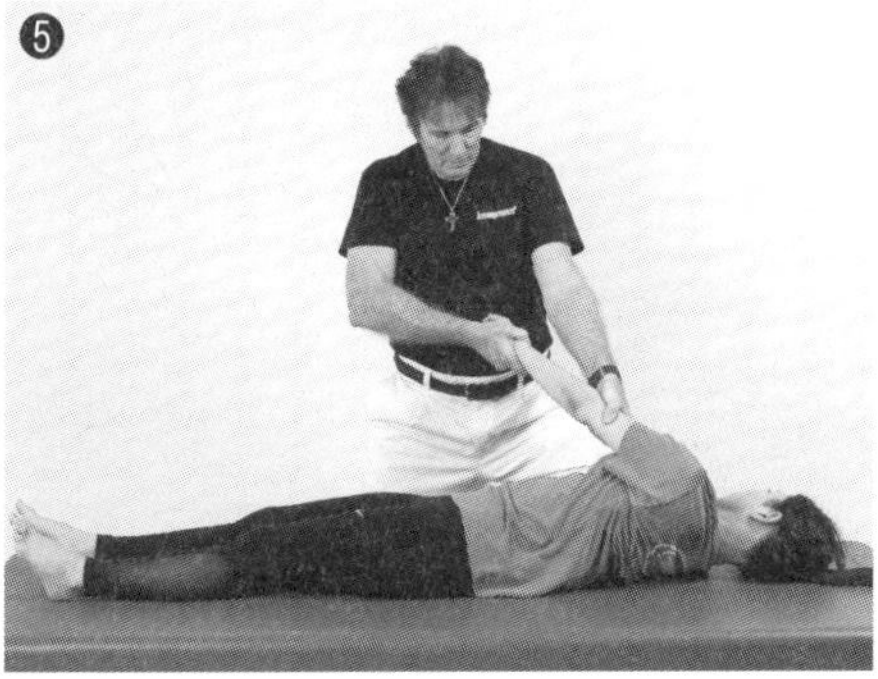

ここでも、関節に負担をかけないために、クライアントの手首と肘関節のそれぞれ少し上（肩より）を持つようにして、背中・腰・腕のストレッチをする。

セルフフィジオセラピー

スクワット

スクワットには二つのフェーズ（段階）があります。主にフォーカスできるのは、短くなっている大腿四頭筋、臀筋群、ハムストリングス。手のひらを胸の前で合わせることで、体のセンターライン（正中線）を意識しやすくなり、左右対象とバランスをとりやすくなります。

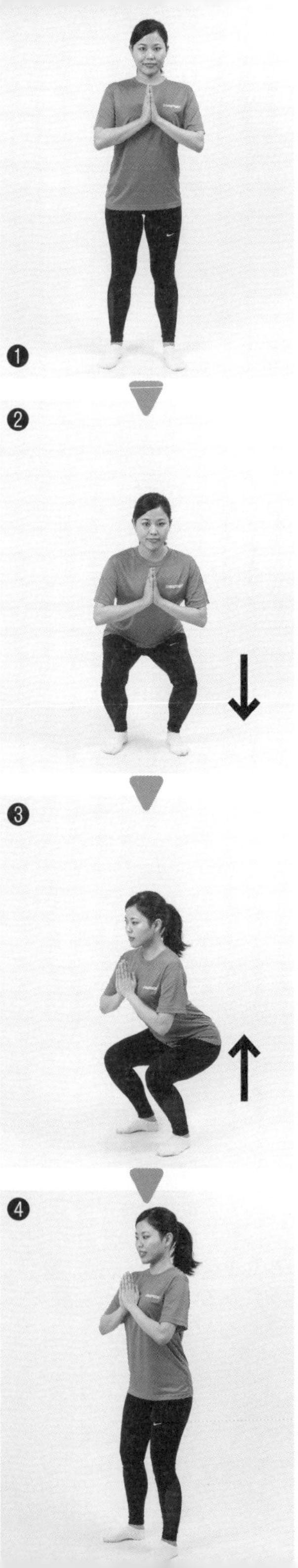

1　スターティングポジション

背筋を伸ばして深呼吸をする。手のひらを胸の前で合わせる。足の裏（足底）全体が、床にしっかり着地していることを意識する。

2　エキセントリックフェーズ

鼻からゆっくりと息を吸いながら、腰を下ろしていく。筋肉は伸びながら抵抗している。腰を後ろへ引きながら、腰を下ろすイメージ。体幹を意識するとブレにくい。

3　コンセントリックフェーズ

口から息を吐きながら、ゆっくりと腰を上げて、スターティングポジションへもどる。

大腿四頭筋やハムストリングスといった大きな筋肉が鍛えられると、下半身が安定し、基礎代謝もアップします。

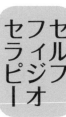

セルフフィジオセラピー

クアッドストレッチ

大腿四頭筋のストレッチ

自分で膝関節を曲げ、かかとをヒップにつけることで、大腿四頭筋を簡単にストレッチできます。いつでもどこでもやることができ、非常に効果的です。

❶

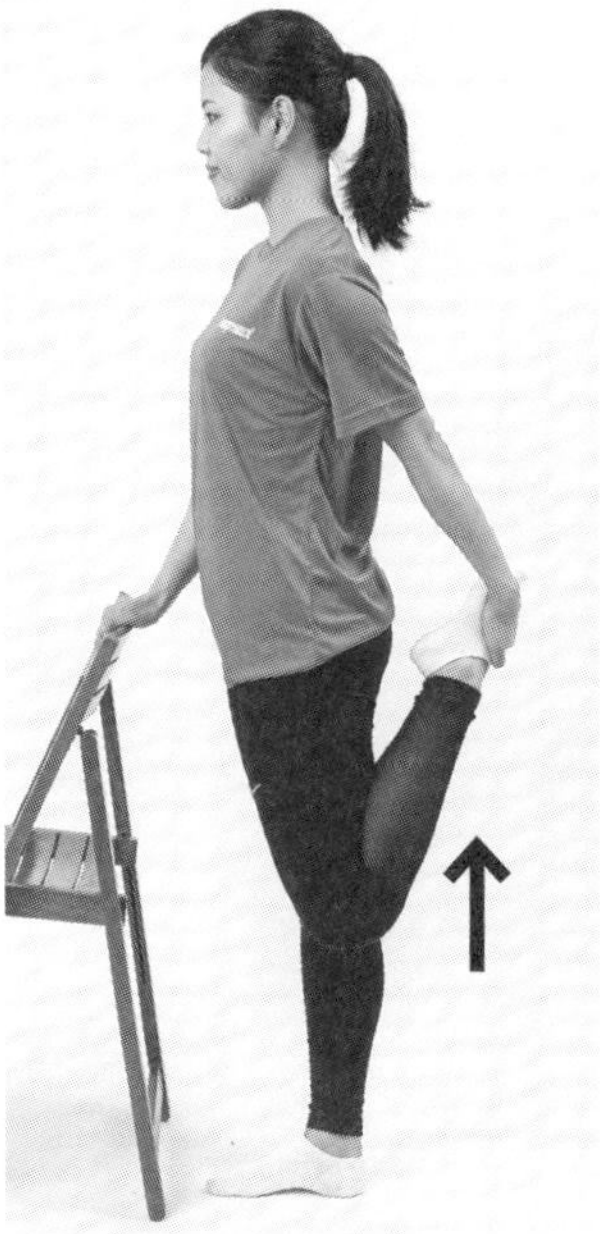

椅子などを利用してバランスをとりながら行う。腰幅くらいに足を開いて立ち、足の甲を持ち、臀部にかかとを近づける。前傾（骨盤の傾斜）を避けるために、体を立てたまま行う（腰をそらせない）。ゆっくりと呼吸をしながら行う。身体的に不具合がなければ、かかとを臀部につけることができる。

❷

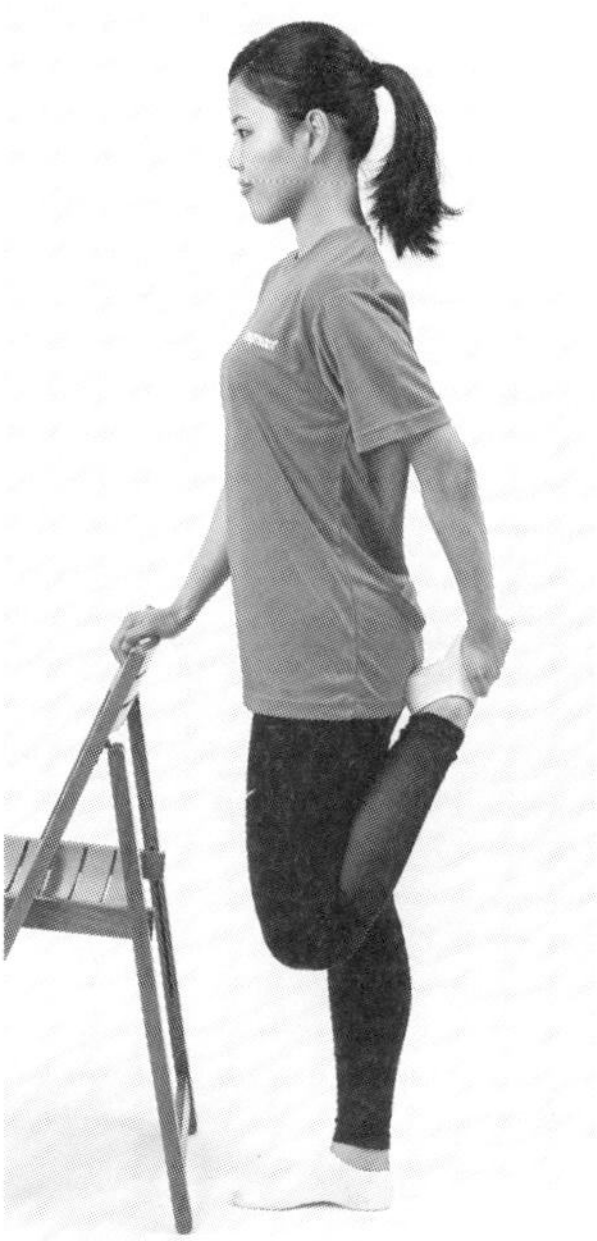

さらに効果的なストレッチには、鼠径《そけい》部や股関節の伸展を意識して行うと、大腿直筋のストレッチが増加する。痛みを感じる場合は、無理はしない。ここでも、腰はそらさないように気をつける。

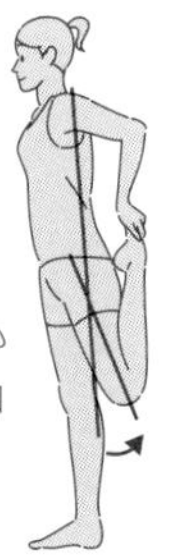

◎かかとが臀部につかない場合は、セルフコントラクト･ホールド･リラックスにトライ！

セルフフィジオセラピー

バタフライストレッチ

股関節の動きが悪くなると、腰痛、膝痛（膝の痛み）、背中の痛みの原因にもなります。股関節まわりの柔軟性を高め、特に内転筋群のストレッチになります。

❶

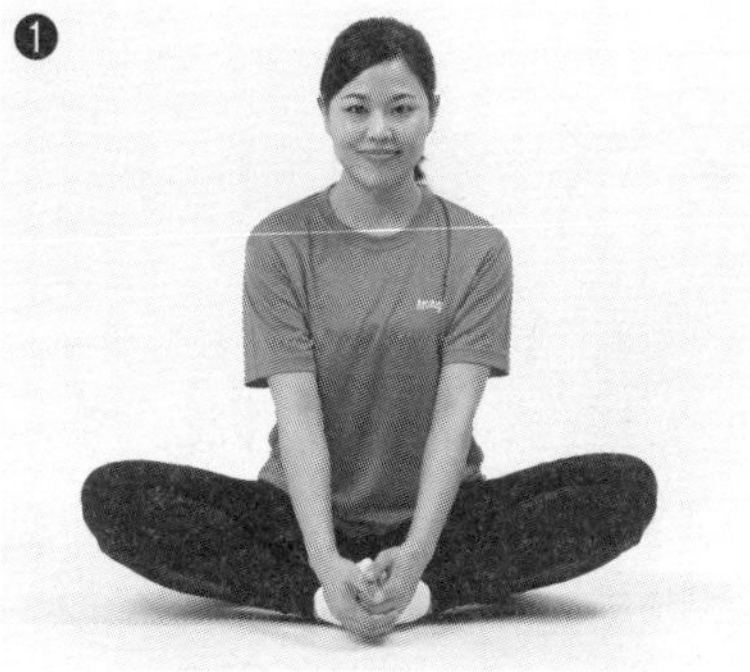

背筋を伸ばしてゆっくり深呼吸。骨盤を立てて（バーティカルにして）座る。左右の足裏を合わせて両手で包み、足を手前に引き寄せる。さらに強度を上げる場合は、上半身を前傾させていく。背中を丸めるのではなく、腰から曲げるイメージで、骨盤は後傾しないように。

❷

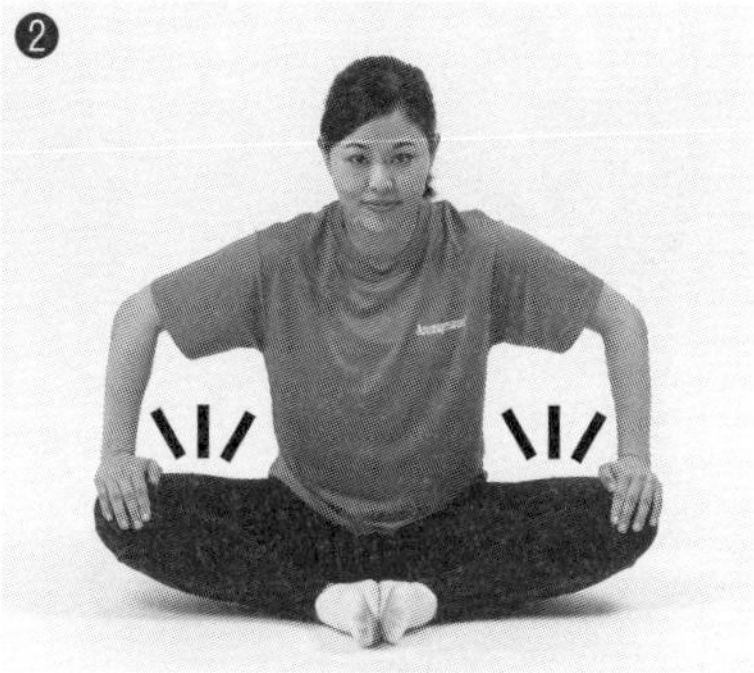

膝の関節を包むように手を置いて、太ももを床方向へ押す。10カウントする（セルフコントラクト・ホールド・リラックス）。

❸

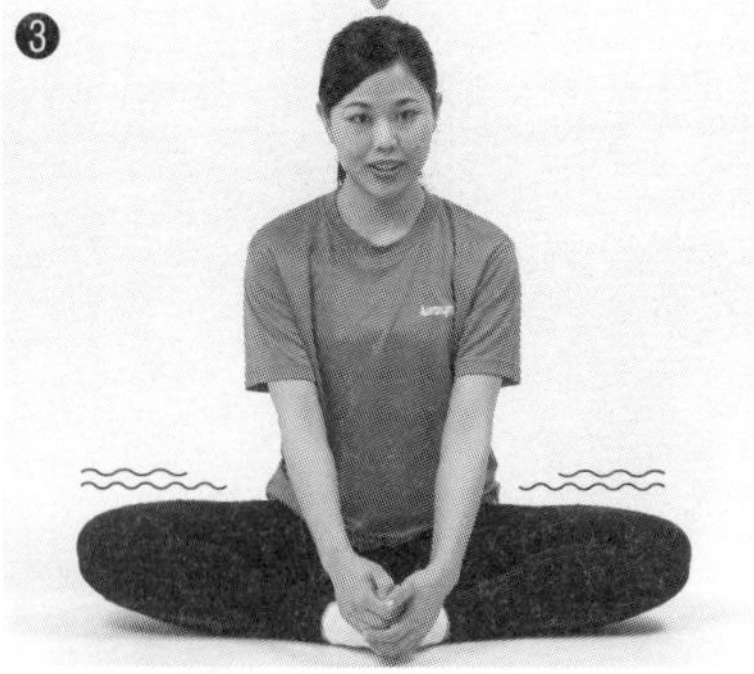

力を抜いてリラックス。より柔軟性が向上しているか確認しながら、2～3回繰り返す。

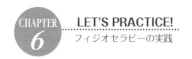

セルフフィジオセラピー

スプリットストレッチ

スプリットストレッチは、背中、腰、内転筋、ハムストリングに完璧な柔軟性を求めるチャレンジングポジションです。筋肉と筋膜が十分なストレッチレベルに達するとき、体循環はよく、神経はフリー（自由）で、筋肉はベストの状態で機能できているでしょう。

180度パーフェクトに開かなくても、90度でもOKです。しかしそこまでも開かない場合は、バタフライストレッチからはじめてください。

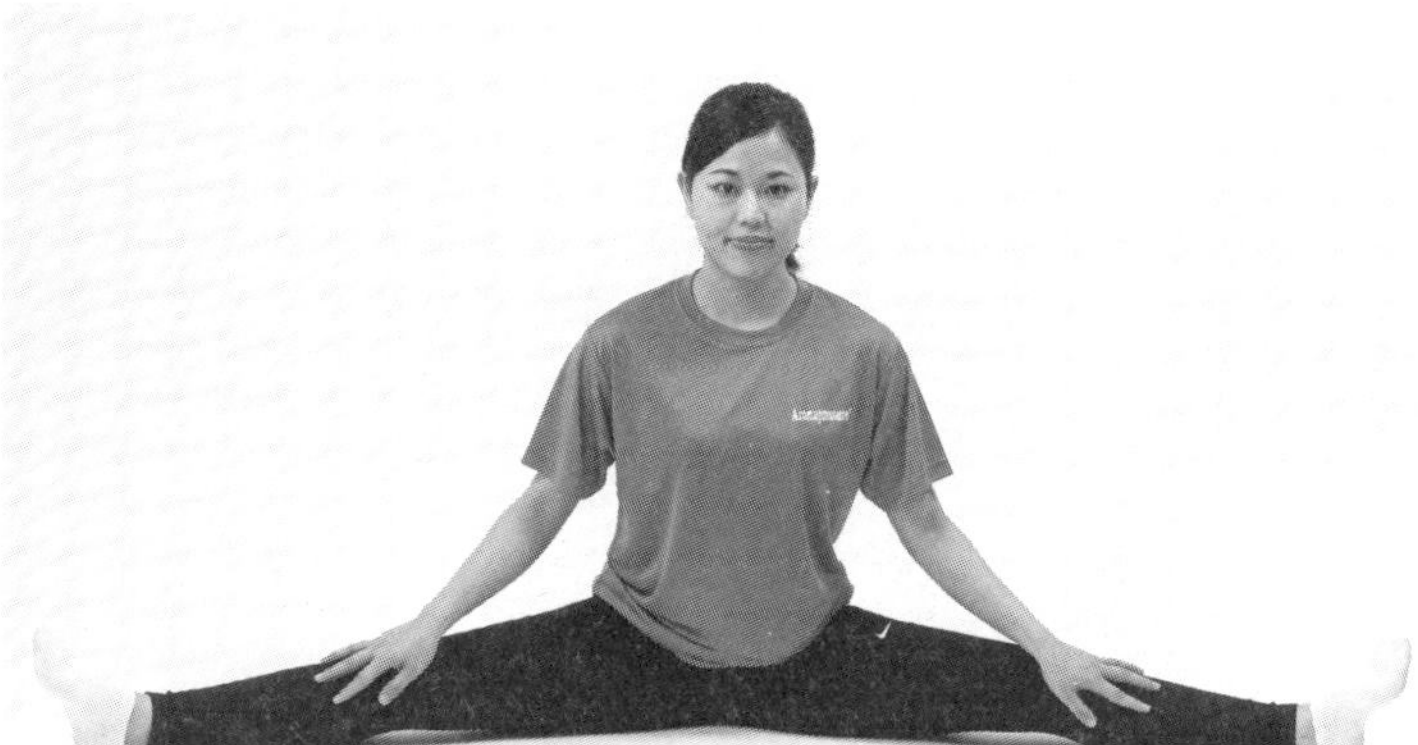

股関節、内転筋群、ハムストリングスのストレッチ。背筋を伸ばしてゆっくり呼吸しながら、徐々に足を広げる。次に、上体（上半身）を前に倒す。腰から折り曲げる（おへそを床につける）イメージで行う。上体を足に向けて（左右に）倒すと、広背筋や腹斜筋などのストレッチもできる。これは動きがないためスタティック（静的）ストレッチだが、徐々にストレッチを加えると、「アクティブ-スタティック」になる。

トニック&ファジックマッスルのバランスを整えるデイリーエクササイズ

私たちの多くは、気づかないうちに悪い姿勢（不良姿勢）をとりがちです。それは、長時間のデスクワーク、スマートフォンの使用、ストレスを抱えた忙しい毎日、そして運動不足などが原因です。不良姿勢を続けると、慢性的な不調や痛みの原因につながります。猫背のような骨の変形も起こる可能性があります。

ここでお教えするデイリーエクササイズは、過度に活動的なトニックマッスルとファジックマッスルのグループ間の筋バランスをとり、姿勢を維持するために非常に効果的なエクササイズです。

とにかく毎日、どこかのタイミングでやることを決めて続けてみてください。数回行うだけでも、すぐに背中の緊張が解放されて軽くなるのを感じるでしょう！

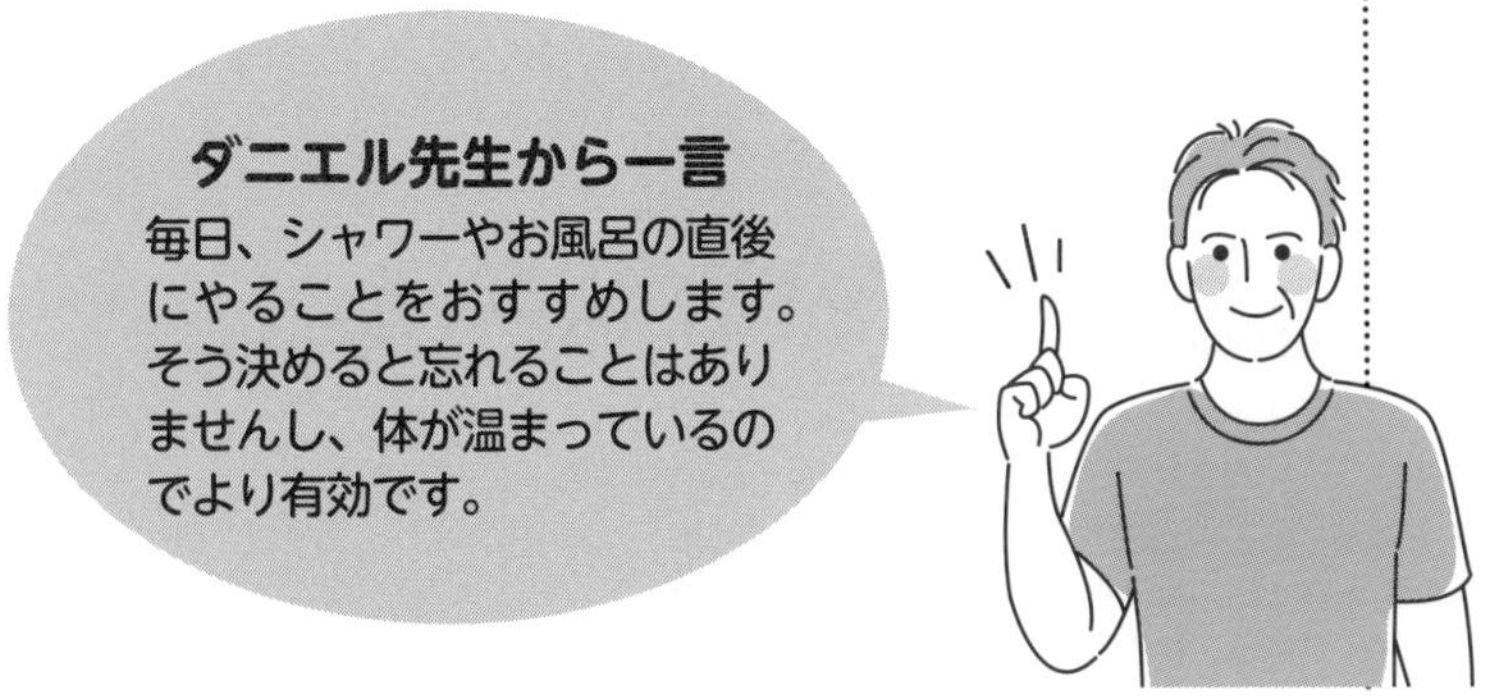
ダニエル先生から一言
毎日、シャワーやお風呂の直後にやることをおすすめします。そう決めると忘れることはありませんし、体が温まっているのでより有効です。

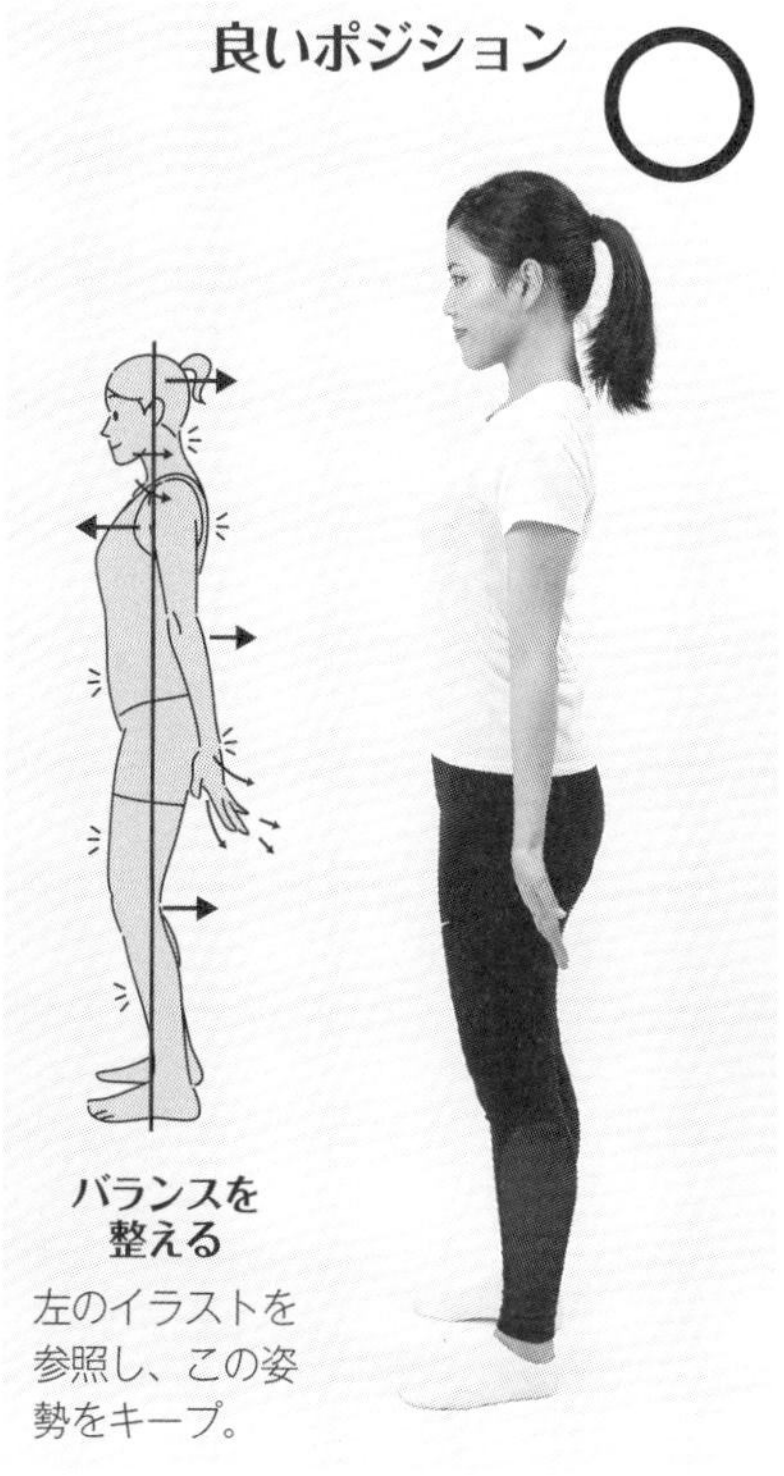
良いポジション
○
バランスを
整える
左のイラストを
参照し、この姿
勢をキープ。

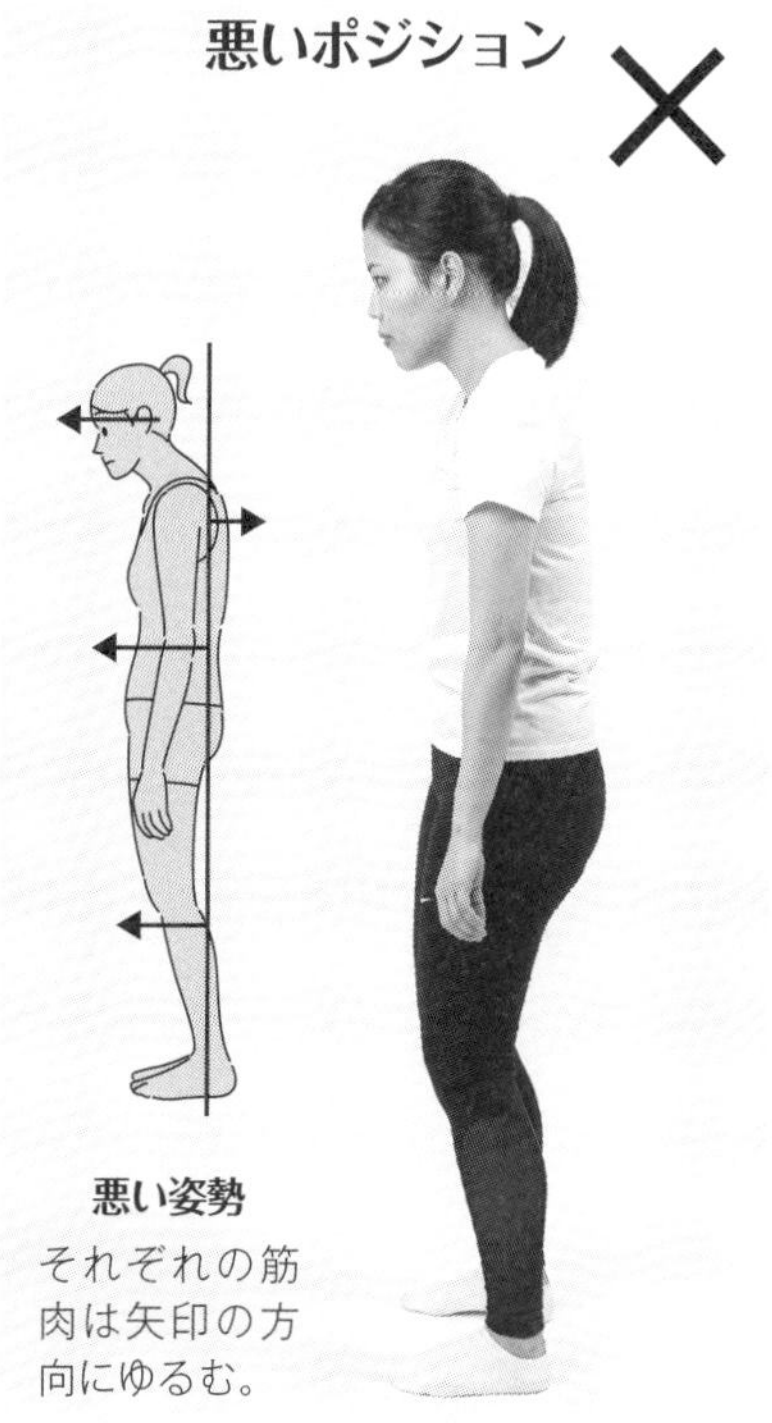
悪いポジション
×
悪い姿勢
それぞれの筋
肉は矢印の方
向にゆるむ。

❶両足を肩幅に開いて立つ。両腕は力を抜いてリラックスする。肩の力を抜いて手のひらを開き、ヒップ（臀筋）に力を入れる。

❷次に指の先を床へ伸ばすようにしながら、肩甲骨を中心に寄せていくように動かす。あご、頭、腹筋は後ろに引き、耳、肩《けん》峰《ぽう》、大転子、ひざ（膝蓋骨）と外くるぶし（外果）の前あたりが１ラインになるようにするのが理想。10秒キープして、リラックスを３回繰り返す。

気がつかないうちになりがちな悪い姿勢（不良姿勢）。猫背で頭は前傾になりがち。

ペルビックティルト

骨盤は、体のほぼ中心にあり、脊柱と大腿骨の間で体を支えています。骨盤は、股関節を介して両足の大腿骨に、上半身は仙骨を介して背骨とつながります。骨盤は、内臓を包みこむような形をしていて、腸や子宮、膀胱などが収まっています。筋肉は、腰、臀筋、下肢の筋肉とつながっていて、バランスが悪いと骨盤の過剰な傾斜（前・後）などでゆがみが生じて、体へさまざまな影響を及ぼします。

紹介するすべての骨盤エクササイズは、出産後の運動にも非常に適しています。会陰エリア、骨盤底筋群のエクササイズは、泌尿器、生殖器、肛門の痛みや問題に奇跡を起こします。

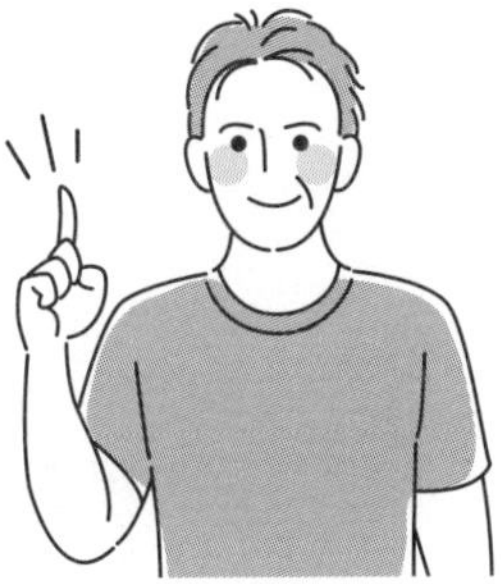

脊柱の伸展と屈曲を伴うペルビックティルト

骨盤の傾斜バランスと背骨のカーブを整えます。このエクササイズは、バランスボールのほうが望ましいですが、デスクチェアでも行うことができます。

❶

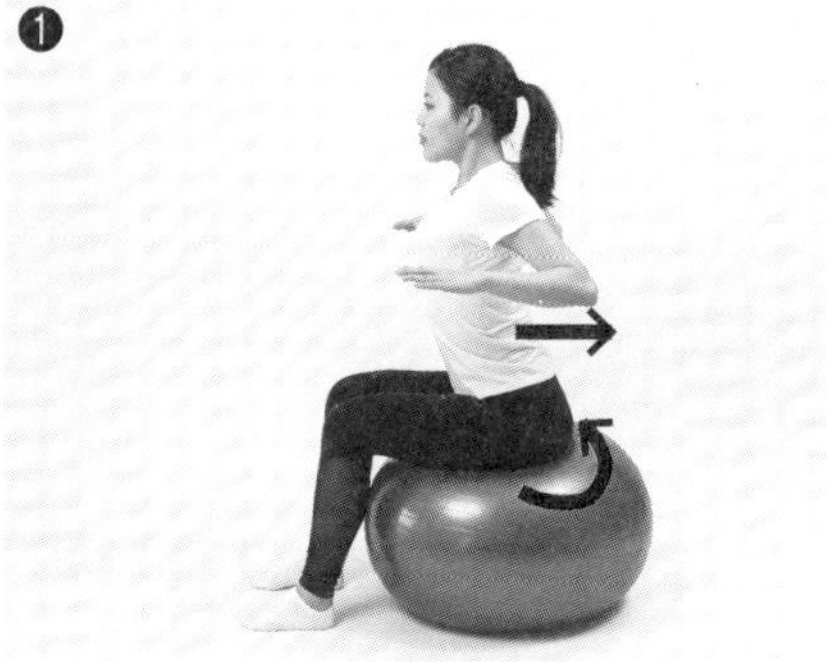

バランスボールに座ってポジションを安定させる。脚は肩幅くらいに開く。手のひらは下向きで、両腕のひじ肘を後ろへ引きながら、背中を伸ばして胸をそらす。息を吸いながら行う。このとき、骨盤が前方に傾く（前傾）。

❷

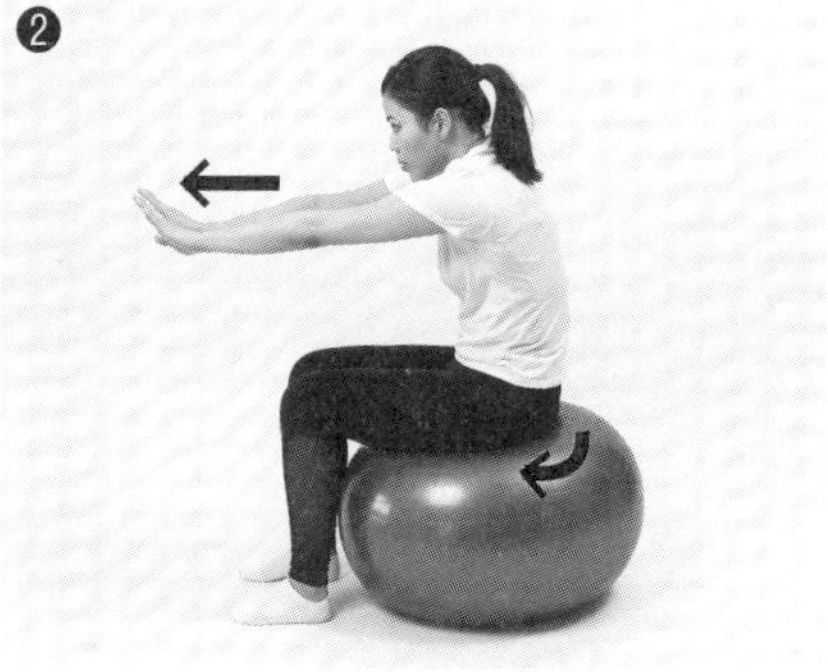

背中を丸める（脊柱を屈曲）と、骨盤が後方に傾く（後傾）。息を吐きながら、手を前に突き出す。

❸

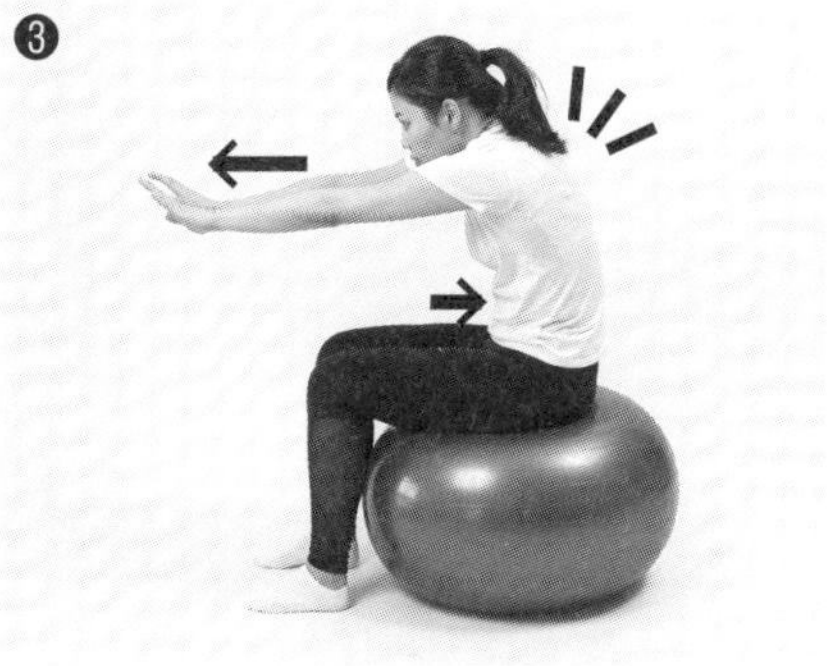

さらに手を前方へ伸ばし、背中を丸める。骨盤の後傾と会陰（恥骨結合から尾骨）レベルのわずかな筋収縮と弛緩を感じられる。

骨盤周囲の筋肉エクササイズを伴うペルビックティルト

この運動は、下腿三頭筋（ふくらはぎ）の緊張と循環を繰り返すことで、素晴らしい筋肉ポンプをつくり出します！　骨盤傾斜のバランスを整えて、下半身の循環をアップします。小さいボールでもできますが、大きいボールのほうが壁に対して動きをコントロールしやすく、脚を動かすのに、より多くのスペースができます。

❶
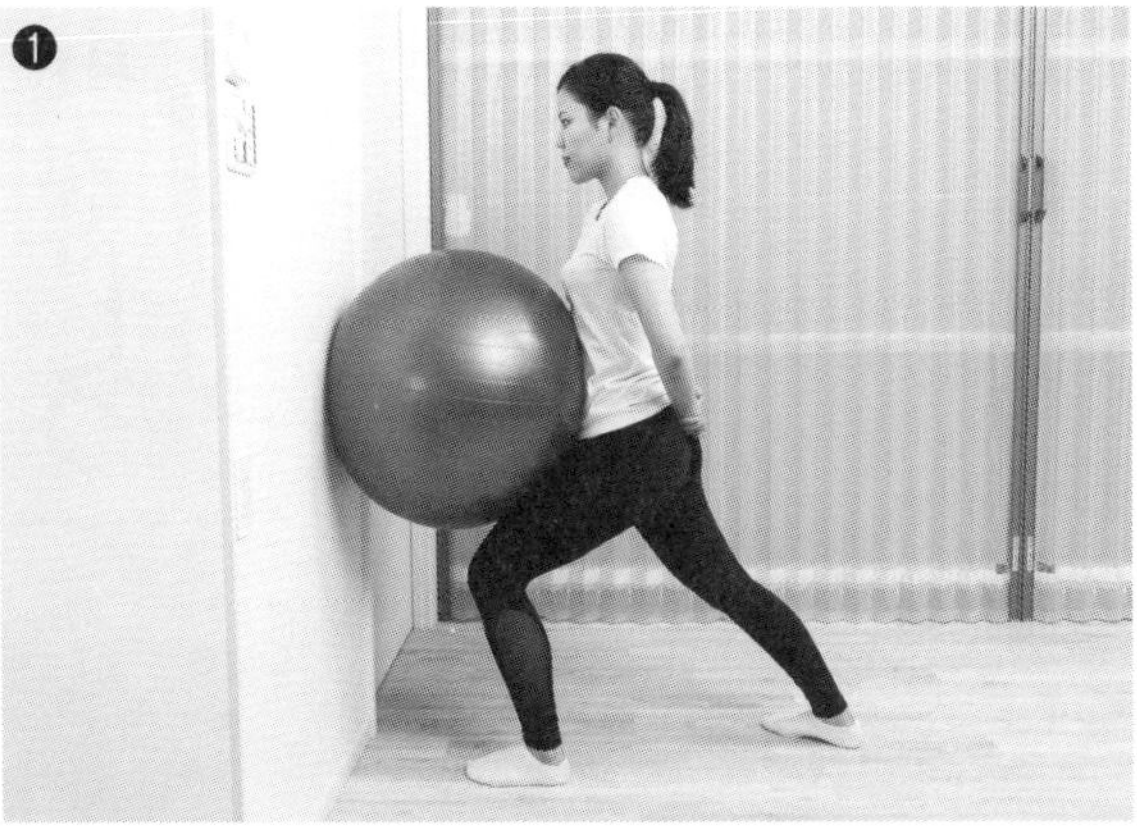

バランスボールを壁にあてて、腹部に密着させる。脚のポジションは空手の「前屈立ち」です。

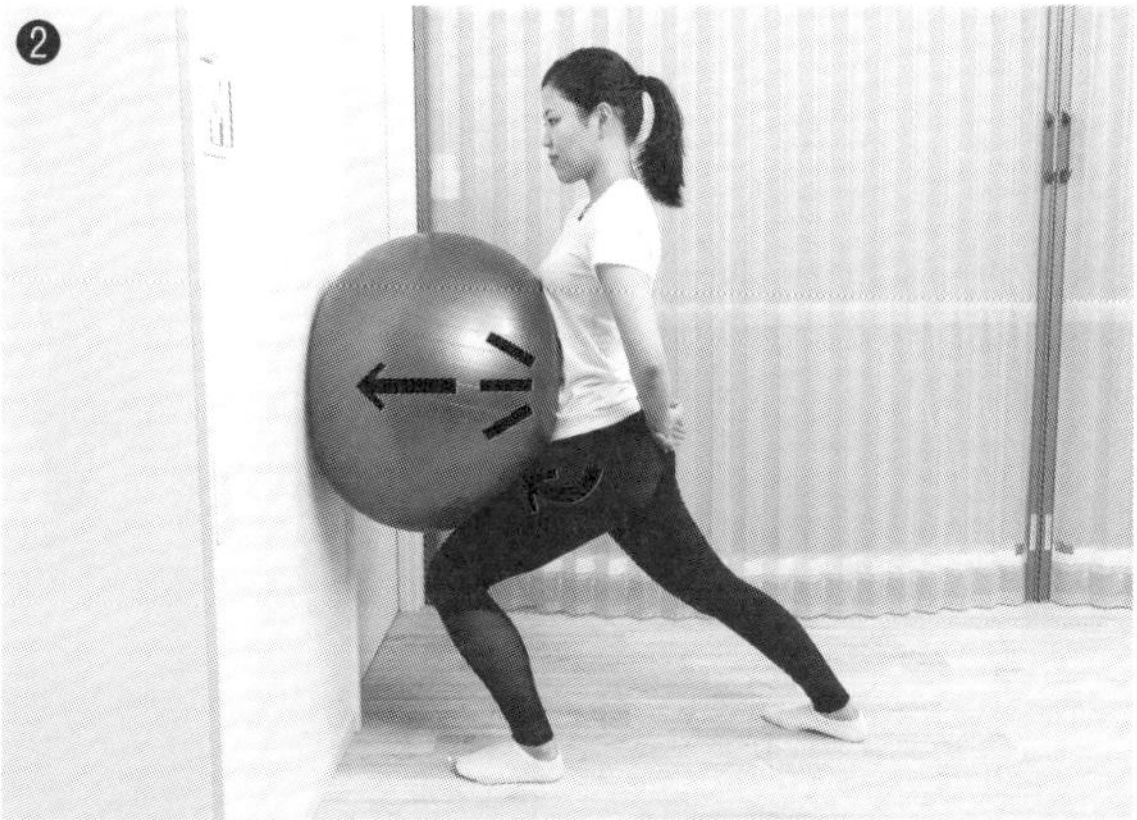

意識は、丹田《たんでん》（おへそのすぐ下）に。ボールを押しながら骨盤はわずかに上に傾ける（後傾）。

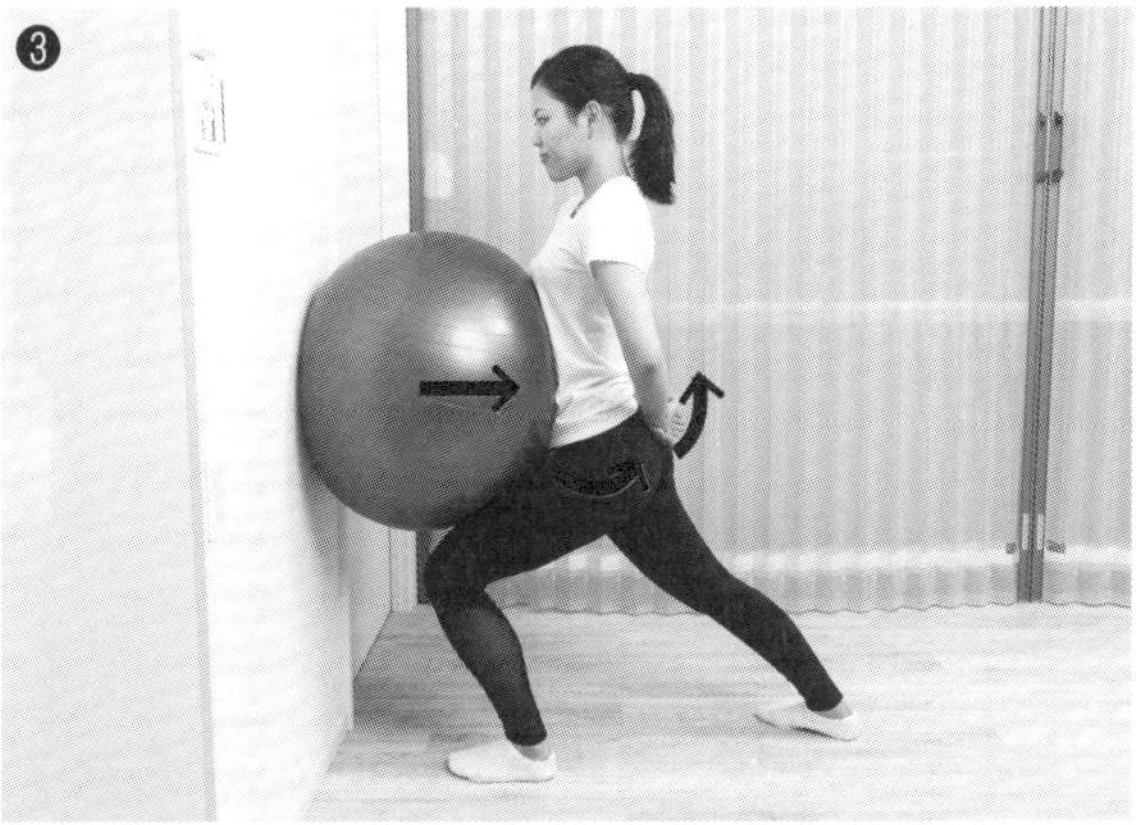

バランスボールからの圧力によって、腹部は小さな抵抗（エキセントリックコントラクション）がかかりながら押し戻される（骨盤は前傾のイメージ）。最初は、無理に骨盤を傾斜させようとするよりも、骨盤や周囲の筋肉の微妙な動き感じるようにするとよい。❷と❸を10回×2セット行う。

ペルビックロッキング

脊椎の横方向の側屈、主に腰方形筋、腹斜筋群など、体側へ刺激があります。このエクササイズは、バランスボール、またはデスクチェアでも行うことができます。

❶

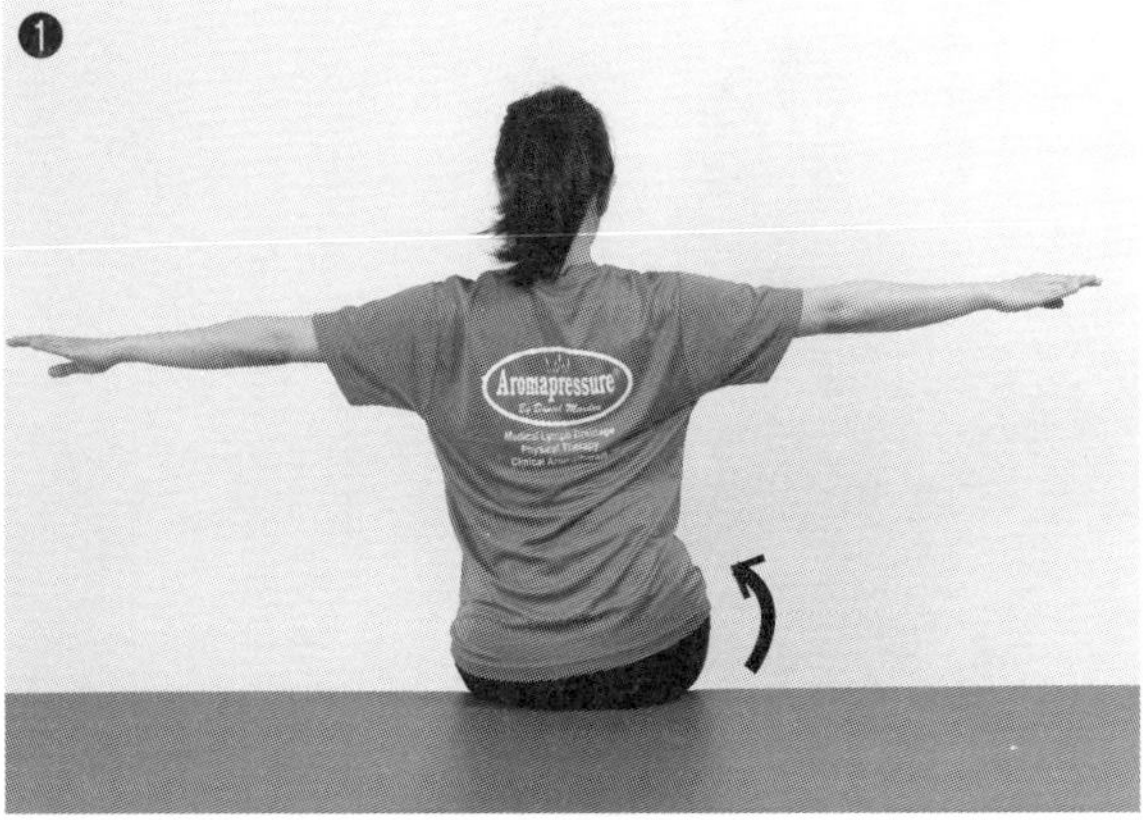

背筋を伸ばして座り深呼吸する。両腕は床と水平になるようにまっすぐにして、左側にロッキング（骨盤を左側に揺り動かす）し、同時に右側を静かに上方へ引き上げる。

❷

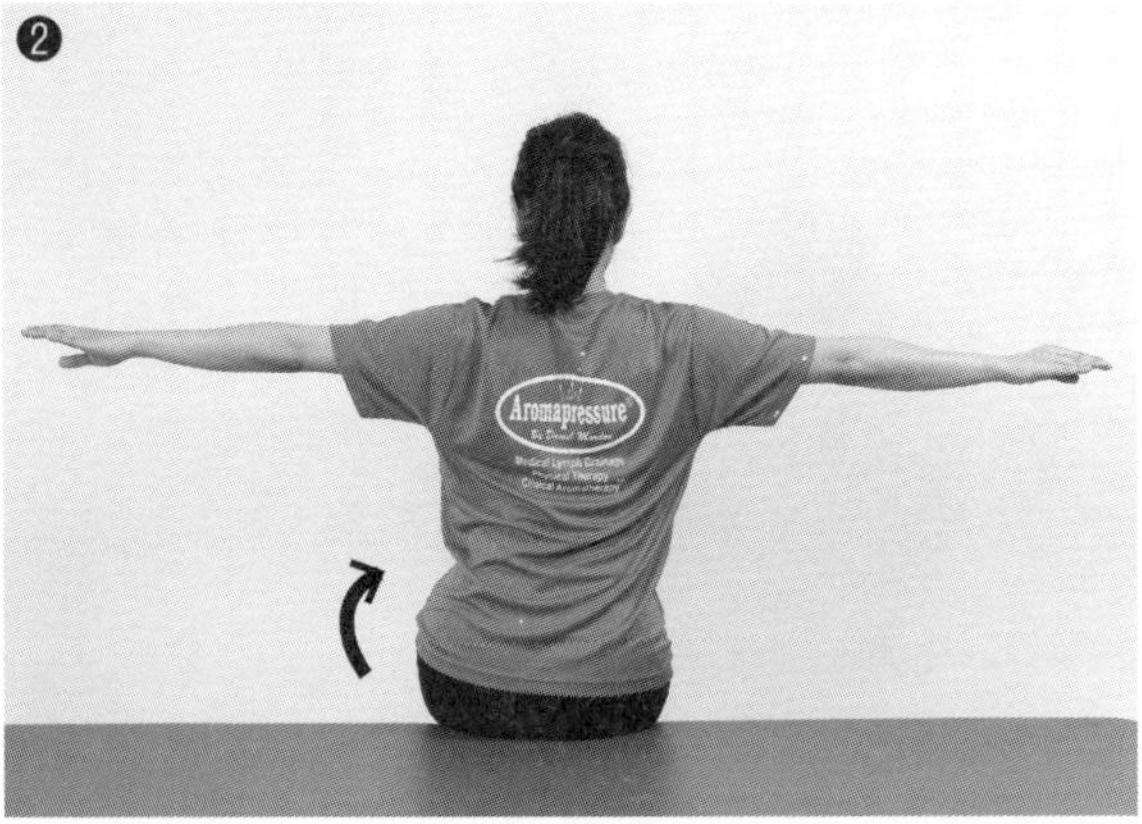

次に逆側へ行う。右側へのロッキング。揺れる側の腕は、外方向へ伸ばすイメージ。

腹部、ハムストリングス、大臀筋、下腿三頭筋のエクササイズ

腹部のセルフアイソメトリック・コントラクション

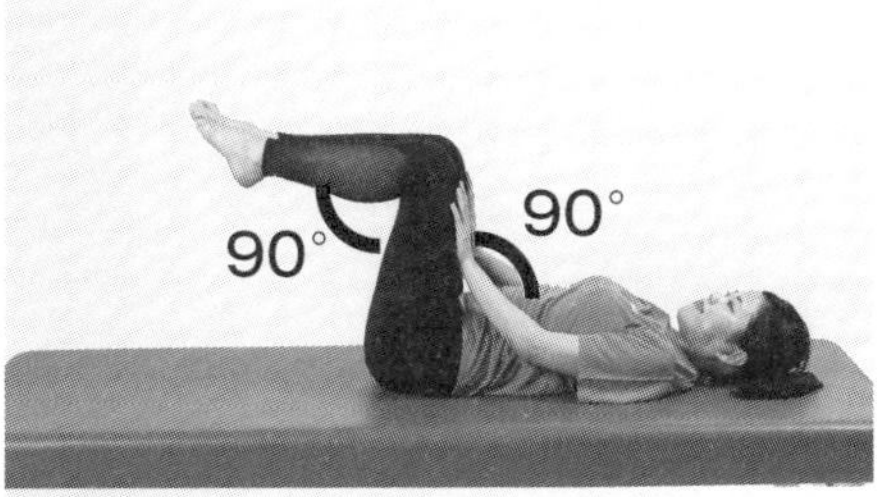

❶ゆっくり両足を持ち上げ、股関節の屈曲が約90度になるように膝を曲げる。

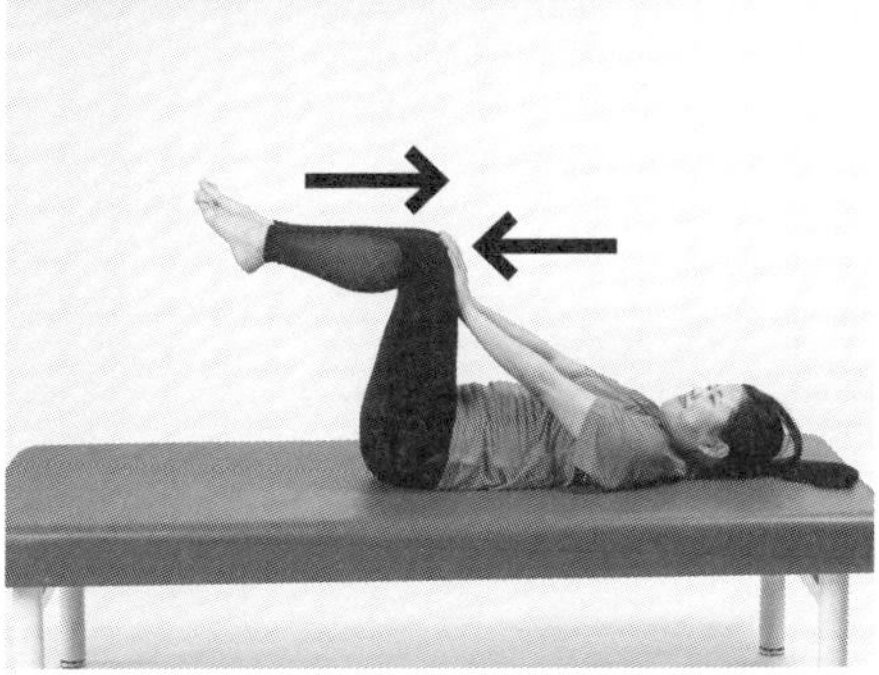

❷両腕をまっすぐ伸ばし、両手のひらを膝につけて膝を押す。膝は逆方向へ力を入れて抵抗する。10カウントで5回行う。

セルフコントラクト・ホールド・リラックス

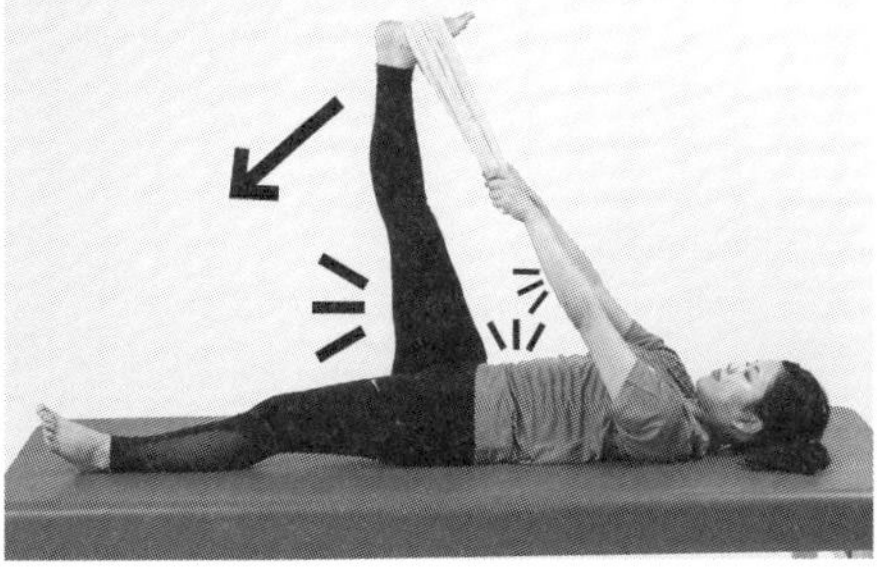

❶足底にタオルを置き、しっかりと両手でつかむ。タオルを引いて足を引き上げ、膝が曲がりはじめる直前でストップ。次に、脚を床方向へ押し下げる（空手のかかと落とし）。10カウントで5回行う。

column

リハビリベッドとマッサージテーブル

リハビリベッドの高さは、幅が広く、低めで頑丈なつくりになっています。サイズは変更できません。マッサージテーブル（正式にはマッサージベッドとはいわない）は、簡単に移動したり、持ち運んだりできるものもつくられています。いろいろなメーカーがあり、価格は、2～20万円くらい（電動式は含まない）。品質は金額に伴うように思います。写真下は、カナダのケベック産の軽量バーチ材でつくられた、非常に優れたマッサージテーブルです。

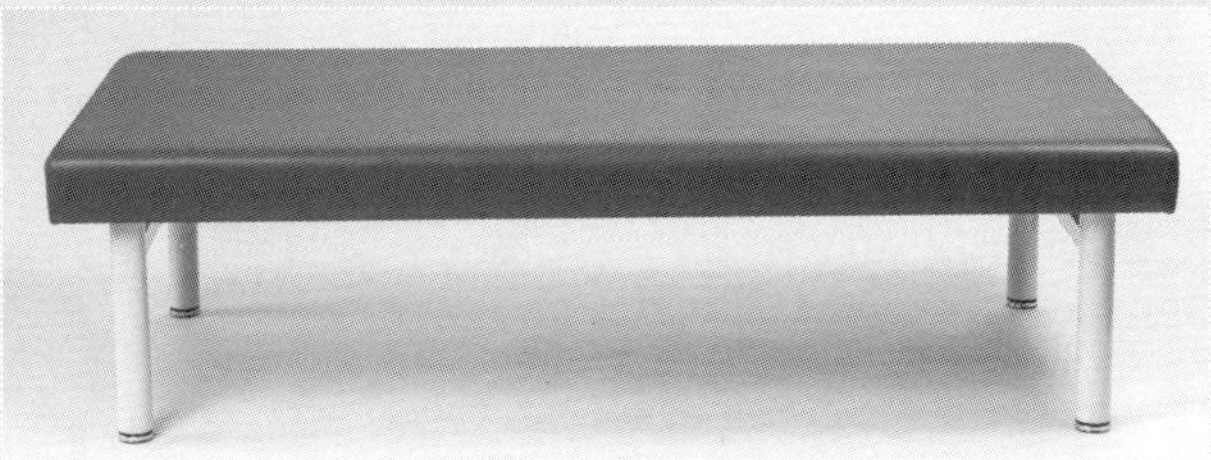

リハビリベッド

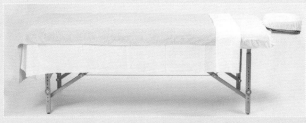

マッサージテーブル

おわりに

最後まで読んでくださった読者の皆さん、どうもありがとうございました。

本書では、ダニエル先生の全原稿を訳し、マッサージの章は私自身で書くという挑戦をしました。

原稿には、言語の違いに加えて、歴史的にも文化的にも大きく異なる世界が広がっていて、どの言葉を選んだら読者の方にわかりやすく伝えられるか、メッセージを伝えることができるかを、考えながら進めました。

今は、知りたいことをすぐにインターネットでチェックできる時代で、現代の人は非常に多くの情報を持っています。本書では、情報を並べることよりも、フィジオセラピーの本質を理解できるようにしたいと思いました。

本書には、ダニエル先生の経験による解釈、長くセラピストをしていく中で築かれてきた、私たちの考えも盛り込まれています。

ある理学療法士さんから、理学療法はアメリカで生まれたと聞かされたとき、非常に驚きました。本書を読んでくださった方は、フランスは、料理やファッションだけの国ではないことに、驚かれたかもしれません。

古いヨーロッパの時代に生まれたフィジオセラピーは、フランスが中心になり、医療、科学の分野で研究され、発達してきた身体療法なのです。

私は5年前、仕事とは関係のないところで右手首にTFCC（三角線維軟骨複合体）の損傷を負ってしまい、手術を受けています。生活に支障はありませんが、やはりどこか、以前と同じではないという感覚があります。実際には、筋肉が少し萎縮して肩が以前よりも小さくなっています。

不思議なことに、今も右肩は元の位置を覚えているようで、肩関節があるべき位置の感覚は少し外側でやや上だといつも感じます。鏡を見ると、元の肩の位置は、そのあたりであったことがわかります。

本書のプロプリオセプションのところを訳していたとき、関節の感覚が脳の体性感覚野に投影されて認識していることがよく理解できました。けがや病気によって四肢を切断した人に起こることがある幻肢痛も、実際に感覚としてあることが、理解できるように思います。

私は子どもの頃から読書が大好きで、小学校低学年で高学年の図書室の利用を特別に許可されました（とてもうれしかったです）。広い図書室で世界地図を広げ、海外のさまざまなこと

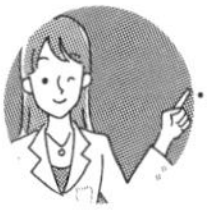

CLOSING SENTENCE
おわりに

を知るのが大好きでした。

今回本書を訳して、フィジオセラピーと歴史とのつながり、身体の世界を改めて深く知ることができ、セラピーの世界がまた広がりました。そして、その当時のワクワクした気持ちがよみがえったような気がしました。

皆さんにも、本書でフィジオセラピーの世界を旅していただけると幸いです。

世の中は多くの情報であふれています。

しかしその情報に振りまわされることなく、真髄を見極め、まわりの人、そして自分自身にも寄り添えるセラピストになっていただきたいと思います。

この本を出版するにあたり、お世話になった皆様へお礼を申し上げます。

いつも応援してくれている全国の認定サロンと卒業生の皆さん、私たちの活動をいつも暖かく見守って応援してくださる沖縄の皆さん、医療関係の皆さん、学校関係者の皆さん、どうもありがとうございます。

本書への寄稿を快くお引き受けくださいました保坂隆先生に、心から感謝申し上げます。

ダニエル先生には、ラテン語をはじめ、多くの情報をシェアしてくださり、心より感謝いたします。

そして、ＢＡＢジャパンの東口様、辛抱強く訳稿と原稿を待って本書をつくり上げてくださった編集者の福元さん、そのほか、すべての関係者の方に、心より感謝いたします。

体と心のケアがさらに必要とされる時代になります。この本をきっかけに、また多くの方と出会えることを楽しみにしています。

２０２１年４月吉日

高橋結子

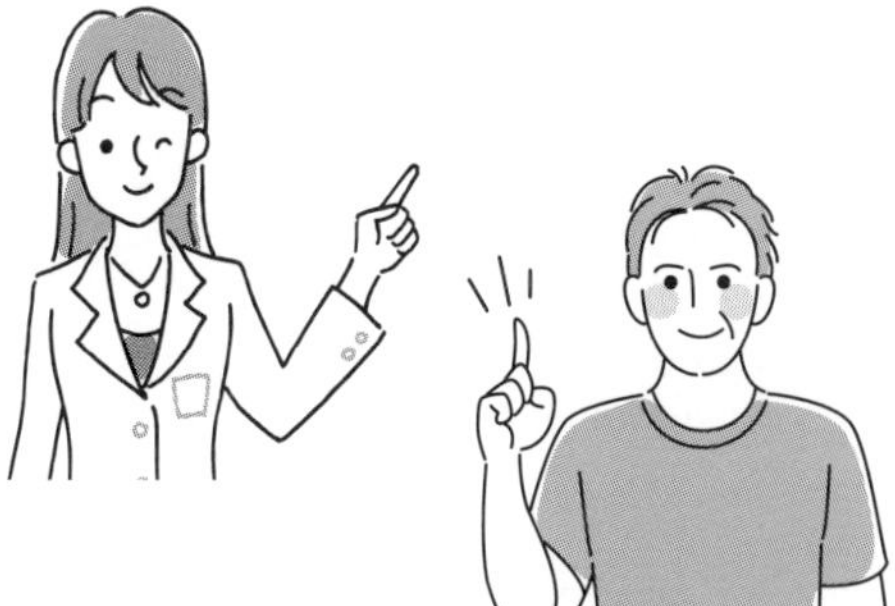

参考文献

『目で見るからだのメカニズム』
堺章著（医学書院）

『プロメテウス解剖学アトラス』
酒井建雄監訳　松村譲兒訳（医学書院）

『カラースケッチ解剖学』
嶋井和世監訳（廣川書店）

『ダニエル・マードン式アロマプレッシャー　脚・ヒップ・腕編』
ダニエル・マードン著（扶桑社）

『ダニエル・マードン式アロマプレッシャー　顔・頭・おなか編』
ダニエル・マードン著（扶桑社）

『ダニエル・マードン式　モダンリンパドレナージュ　リンパの解剖生理学』
高橋結子著（小社刊）

『ダニエル・マードン式　モダンリンパドレナージュ
リンパとホルモンの解剖整理』
高橋結子著（小社刊）

Daniel Mardon（ダニエル・マードン）
アロマプレッシャー考案者。フィジオセラピスト。USA公認ライセンスセラピスト。パリ生まれ。フランスの医療機関でがん患者が放射線治療を受けたあとのリンパ浮腫や皮下組織へのダメージケア、術前術後の皮下組織循環トリートメントを行う。パリを本拠地とするサッカーチーム「パリ サンジェルマン」、19世紀創立の名門スポーツクラブ「Racing Club de Paris」のテラピストとしても活躍。その後、活躍の舞台を世界に移し、カリフォルニア、ハワイ、東京などを拠点に幅広く活動。ハワイではリンパドレナージュを初めて紹介、セレブリティを多数顧客に持つ。2005年からは日本を主な拠点とし、国内トップクラスのホテルスパのプロデュースや、プロフェッショナル、医療従事者を対象としたフィジオセラピーの教育・啓発活動に注力してきている。主な著書に、『ダニエル・マードン式アロマプレッシャー 脚・ヒップ・腕編』『ダニエル・マードン式アロマプレッシャー　顔・頭・おなか編』（いずれも共著。扶桑社）。ＤＶＤ「ダニエル・マードン式　アロマプレッシャー」（ポニーキャニオン）。テレビ、ラジオの出演、雑誌等のメディア掲載多数。

高橋結子（たかはし　ゆうこ）
アロマプレッシャー代表。フィジオセラピスト（リンパドレナージュ専門家）。統合医療学会会員。米国ハワイ州公認ライセンスセラピスト。一般社団法人沖縄県がん患者会連合会療養支援相談員。フランスとハワイでリンパドレナージュを学び、アロマプレッシャー全コースを修得。現在は、国内のホテルスパやサロンのコンサルタント、セラピストへの研修指導、リンパ浮腫ケア・セルフマッサージ講習会、アロマプレッシャーの技術及び商品開発を行う。著書に『ダニエル・マードン式　モダンリンパドレナージュ　リンパの解剖生理学』『ダニエル・マードン式　メディカルリンパドレナージュ　リンパとホルモンの解剖生理』（ともに小社刊）、ＤＶＤ「ダニエル・マードン式　モダンリンパドレナージュ」監修（小社刊）。『ダニエル・マードン式アロマプレッシャー　顔・頭・おなか編』『ダニエル・マードン式アロマプレッシャー　脚・ヒップ・腕編』（いずれも共著。扶桑社）、ＤＶＤ「ダニエル・マードン式　アロマプレッシャー」翻訳・監修（ポニーキャニオン）。

公式サイト　WWW.aromapressure.jp/
ブログ　https://ameblo.jp/aromapressure-newsletter/

ダニエル・マードン式フィジオセラピーメソッド
身体療法の生理学とボディワーク

2021年5月10日　初版第1刷発行

著　者　ダニエル・マードン　高橋結子
発行者　東口敏郎
発行所　株式会社BABジャパン
〒151-0073 東京都渋谷区笹塚1-30-11　4・5F
TEL　03-3469-0135　　FAX　03-3469-0162
URL　http://www.bab.co.jp/
E-mail　shop@bab.co.jp
郵便振替　00140-7-116767
印刷・製本　中央精版印刷株式会社

ISBN978-4-8142-0386-4 C2077

モデル　輿儀あおい
撮　影　島袋常貴
イラスト　佐藤末摘
デザイン　石井香里

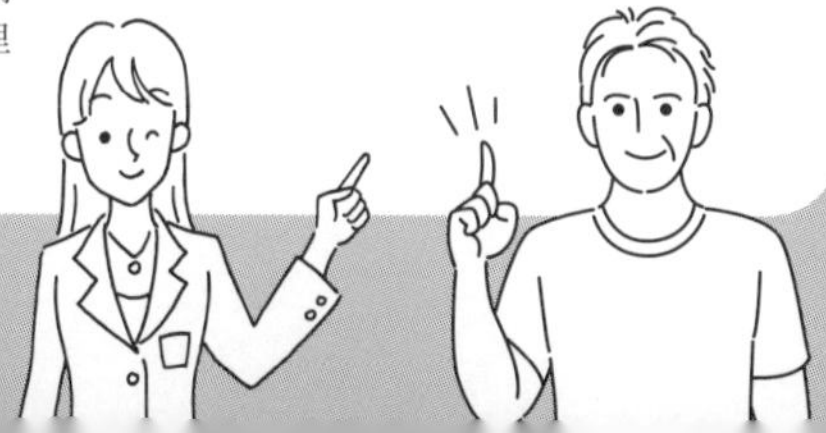

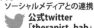

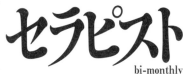

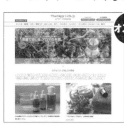